腹腔镜和机器人胰脾手术
难 点 突 破

主　　编　黄鹤光　林荣贵

副 主 编　陆逢春　林贤超　王丛菲

编　　者（以姓氏笔画为序）

王丛菲　文　实　方海宗　杨媛媛　陆逢春　陈燕昌

林贤超　林荣贵　黄鹤光　滕天鸿　潘　誉　潘茂恩

绘　　图　王丛菲　潘茂恩

编者单位　福建医科大学附属协和医院基本外科（胰脾疝外科）

人民卫生出版社

·北　京·

版权所有，侵权必究！

图书在版编目（CIP）数据

腹腔镜和机器人胰脾手术难点突破 / 黄鹤光，林荣贵主编 . —北京：人民卫生出版社，2023.6
ISBN 978-7-117-34876-8

Ⅰ. ①腹… Ⅱ. ①黄… ②林… Ⅲ. ①腹腔镜-应用-胰腺疾病-外科手术②腹腔镜-应用-脾疾病-外科手术③机器人技术-应用-胰腺疾病-外科手术④机器人技术-应用-脾疾病-外科手术 Ⅳ. ①R656

中国国家版本馆 CIP 数据核字（2023）第 101585 号

人卫智网	www.ipmph.com	医学教育、学术、考试、健康，购书智慧智能综合服务平台
人卫官网	www.pmph.com	人卫官方资讯发布平台

腹腔镜和机器人胰脾手术难点突破
Fuqiangjing he Jiqiren Yi-Pi Shoushu Nandian Tupo

主　　编：黄鹤光　林荣贵
出版发行：人民卫生出版社（中继线 010-59780011）
地　　址：北京市朝阳区潘家园南里 19 号
邮　　编：100021
E - mail：pmph @ pmph.com
购书热线：010-59787592　010-59787584　010-65264830
印　　刷：人卫印务（北京）有限公司
经　　销：新华书店
开　　本：889×1194　1/16　印张：12
字　　数：363 千字
版　　次：2023 年 6 月第 1 版
印　　次：2023 年 7 月第 1 次印刷
标准书号：ISBN 978-7-117-34876-8
定　　价：198.00 元

打击盗版举报电话：010-59787491　E-mail：WQ @ pmph.com
质量问题联系电话：010-59787234　E-mail：zhiliang @ pmph.com
数字融合服务电话：4001118166　E-mail：zengzhi @ pmph.com

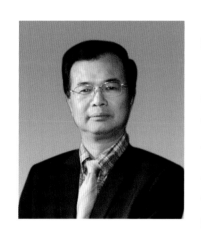

黄鹤光 主任医师、二级教授、医学博士、博士研究生导师。福建医科大学附属协和医院基本外科（胰脾疝外科）主任，福建医科大学附属协和医院外科教研室主任。福建医科大学外科学课程负责人。中华医学会外科学分会委员，中国医师协会外科医师分会常务委员，中华医学会外科学分会胰腺外科学组委员，中国研究型医院学会胰腺病专业委员会副主任委员，中国抗癌协会胰腺癌专业委员会常务委员，中国医师协会外科医师分会疝与腹壁外科专业委员会副主任委员。原福建省医学会外科学分会主任委员，现任福建省医师协会普通外科医师分会会长。兼任《中华外科杂志》编委；《中国实用外科杂志》编委；《中华普通外科杂志》编委；《中华肝胆外科杂志》编委；《中华胰腺病杂志》编委；《中华肝脏外科手术学杂志》编委；《肠内肠外营养杂志》编委；《中国普外基础与临床杂志》编委；《中华疝与腹壁外科杂志》编委；《中华内分泌外科杂志》编委。

黄鹤光教授，于1984年毕业于福建医科大学。1995年开始从事胰腺外科研究。2007年开始腹腔镜胰腺手术临床研究。2014年开展腹腔镜胰十二指肠切除术和腹腔镜腹膜后肿瘤切除。属国内最早开展该术式的医师之一。2016年开展机器人胰腺手术、腹外疝手术和腹膜后肿瘤切除术，是国内同时掌握腹腔镜和机器人胰腺手术少数几个专家之一。参与制定全国首个《腹腔镜胰十二指肠切除手术专家共识》，将腹腔镜下胰十二指肠切除术的步骤和关键技术介绍给国内同行，是共识编写的主要发起者和组织者之一。已施行腹腔镜和机器人胰腺手术超过1 000例，省内外各级医院推广超过1 000例。通讯作者和第一作者发表论文200篇，被SCI收录60余篇，中科院1区论文8篇。第一完成人获福建省青年科技奖、福建省科技进步奖四项。国家发明专利一项。获国家自然科学基金资助（面上）三项。

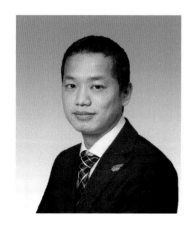

林荣贵 副主任医师、医学博士、硕士研究生导师。美国科罗拉多大学安舒茨医学院访问学者，中国研究型医院学会加速康复外科医学专业委员会青年委员，中国研究型医院学会医学动物实验专家委员会委员，中国胰腺青年精英俱乐部成员，中国普通外科青年学者攀登计划1.0、2.0成员，福建省医师协会普通外科医师分会青年委员兼秘书，福建省医师协会胰腺肿瘤学组委员，福建省医学会外科学分会外科手术学学组成员，福建省海峡医药卫生交流协会疝与腹壁外科专业委员会常委，*Journal of Pancreatology* 第一届学术委员会委员、国际青年联盟成员。

林荣贵，于2009年毕业于福建医科大学，毕业后从事胰脾疝外科临床、教学及科研工作,在腹腔镜和机器人胰脾手术方面有一定的临床经验。曾获"2017 中华外科青年学者奖"全国总决赛三等奖、2017 年"ERAS 最强纷 - 加速康复外科病例演讲点评交流赛"全国总决赛三等奖及 2018 年"腹腔镜疝手术视频大赛"全国总决赛三等奖。主持两项福建省自然科学基金面上项目,以第一作者发表 SCI 论文 10 余篇。

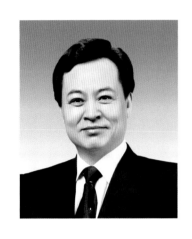

　　胰腺外科手术是普通外科中难度最大、并发症最多的手术之一,胰十二指肠切除术被誉为外科手术的珠穆朗玛峰。近十多年来,以腹腔镜和机器人等为代表的微创外科技术在外科领域已得到广泛应用。国内胰腺外科专家对腹腔镜和机器人胰腺手术开展了多方面的探讨和临床应用实践,取得了较为显著的进步。

　　黄鹤光教授团队主编的《腹腔镜和机器人胰脾手术难点突破》一书对腹腔镜和机器人胰脾手术,特别是胰腺手术难点进行解析,并提出解决方法,具有一定的实用性。与既往已出版的相关胰腺手术专著不同,本书的另一特色是将腹腔镜和机器人技术特点进行对比,分享从腹腔镜胰腺手术过渡至机器人胰腺手术的实践经验。本书呈现的手术图片和视频是作者团队在长期临床工作中积累的宝贵资料,特将本书推荐给从事胰腺外科诊治的医务工作者,为促进我国胰腺外科微创技术的应用和普及提供重要支持。

中国科学院院士
中华医学会会长
北京协和医院名誉院长
2023 年 6 月

前　言

近年来，微创胰腺手术已突破技术瓶颈，得到长足发展。有着"外科珠峰"之称的腹腔镜和机器人胰十二指肠切除术在国内多个胰腺中心已常规开展。随着国内机器人手术逐步普及，国内许多早期从事腹腔镜胰腺手术专家也逐步开展了机器人胰腺手术。由于胰腺手术的复杂性以及术后并发症的严重性，虽然技术水平有所提高，腹腔镜和胰腺手术仍推荐在高流量胰腺中心开展。

通过国内专家的不断探索，多个高流量胰腺中心已形成具有各自中心特色的手术流程和技术特点。笔者所在中心是国内最早开展腹腔镜胰腺手术的单位之一，同时也是国内较早同期开展腹腔镜和机器人胰腺手术的单位之一，手术技术水平获得了国内专家的一致认可，关于腹腔镜和机器人胰腺手术总结了相关手术经验，在国内外发表了多篇论文。

本书以高年资胰腺外科医师或普外科医师为对象，以腹腔镜和机器人胰腺手术为主题，阐述胰腺手术的步骤和流程，辅以术中高清图片及手术视频，详细介绍了关键手术步骤的技术特点和难点，以及围手术期并发症的防治和处理。着重介绍了腹腔镜和机器人胰腺手术的难点、腹腔镜和机器人技术特点对比，如何缩短学习曲线，以及从腹腔镜胰腺手术如何成功尽快过渡到机器人胰腺手术的经验。对于当前尚存争议的手术，如腹腔镜和机器人胰十二指肠切除术联合血管切除重建、腹腔镜和机器人胰体尾切除术联合血管切除重建等暂未予阐述。

值本书出版之际，谨向参与本书编写的各位同仁致谢，他们都是长期工作在临床一线的医师，具有丰富的临床经验；感谢他们克服种种困难，在繁忙的医教研工作之余参与本书撰写。

虽然笔者尽力编写，仍难免有错误，恳请广大读者批评指正。要成为一名优秀的胰腺外科医师，必须对胰腺周围解剖有深刻认识，不断地学习、锤炼外科技术，积累胰腺外科手术经验，同时还要有坚强的意志和心理素质，不断地探索和追求，精益求精，才能使腹腔镜和机器人胰腺手术技术艺术化，提高手术安全性，使患者获益。祝愿有志于该事业的同道们早日成为新时代优秀的微创胰腺外科医师！

黄鹤光

2023 年 3 月 1 日

目 录

视频目录

扫二维码观看网络增值服务：

1. 首次观看需要激活，方法如下：①刮开带有涂层的二维码，用手机微信"扫一扫"，按界面提示输入手机号及验证码登录，或点击"微信用户一键登录"；②登录后点击"立即领取"，再点击"查看"即可观看网络增值服务。

2. 激活后再次观看的方法有两种：①手机微信扫描书中任意二维码；②关注"人卫助手"微信公众号，选择"知识服务"，进入"我的图书"，即可查看已激活的网络增值服务。

第一章

胰脾外科应用解剖

胰腺（pancreas）是人体仅次于肝脏的第二大消化腺，呈长条形，长 17~20cm，宽 3~5cm，厚 1.5~2.5cm，重 82~117g。胰腺分为胰头、胰颈、胰体、胰尾 4 个部分，各部分相互移行，无明显的解剖界限，除胰尾被浆膜包绕，其余部分均位于腹膜后。

脾（spleen）是胚胎时期的造血器官，自骨髓开始造血后，脾演变成人体最大的淋巴器官。脾又是一个高度血管化的器官，质软而脆，外覆一层结缔组织被膜，在保留性脾手术时可用以缝合修补脾。正常成人脾的体积为（12~14）cm×（7~10）cm×（3~4）cm，重 100~250g，病理状态下脾可增大至正常体积的 10 倍甚至数 10 倍。

第一节　胰　腺　解　剖

一、胰腺位置

胰腺位于腹上区及左季肋区深部，胃和网膜囊的后方，斜向左上方横跨 L_1~L_2 前方，可分为胰头、胰颈、胰体、胰尾 4 个部分（图 1-1-1）。

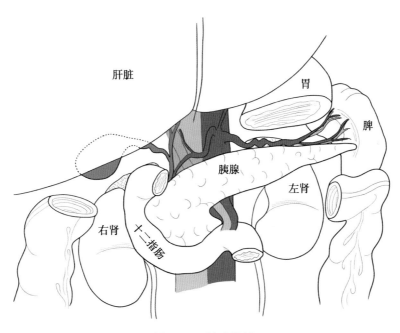

图 1-1-1　胰脾解剖

1

二、胰头

胰头较膨大,右侧被十二指肠C形包绕,紧贴十二指肠壁,故胰头部肿瘤有时可压迫十二指肠引起梗阻。胰头左下部经肠系膜上静脉后方向左突出至肠系膜上动脉右侧,称为钩突部(uncinate process),此处常有2~5支小静脉汇入肠系膜上静脉。胰头前面被横结肠系膜根部分为上、下两部,并与空肠毗邻,后面借疏松结缔组织与下腔静脉及右肾血管相邻,后上部有胆总管穿过。因此,胰头肿瘤可压迫胆总管导致梗阻性黄疸。

三、胰颈

胰颈短,较薄,前面与幽门相邻,肠系膜上静脉与脾静脉在其后方汇合成门静脉,临床上常以此处作为手术时识别胰颈的标志。胰颈部肿大时,可压迫门静脉起始部,继发门静脉高压症,出现脾大、腹水等症状。胰颈后方与静脉之间一般为疏松结缔组织,无重要血管支相连,故一般容易钝性分离,但忌用暴力撑开,以免撕破偶尔存在的分支小血管,导致止血困难。

四、胰体

胰体位于胰颈与胰尾之间,占胰腺的大部分(图1-1-2),前面隔网膜囊与胃后壁相邻,故胃癌或胃后壁溃疡穿孔时常与胰腺粘连。后面紧贴腹主动脉、左肾上腺、左肾、左肾血管及腰椎椎体,上腹部受外力冲击时易被挤压导致损伤。胰体上缘与腹腔干、脾动脉、腹腔丛相邻,胰体癌患者常因肿瘤侵袭腹腔丛引起不易缓解的腹痛和腰背痛。胰体部与脾血管关系密切,故胰腺疾病可引起脾血管改变,如脾静脉血栓形成、受压、扭曲,甚至动脉瘤形成,也可合并左侧门静脉高压症。胰体下缘与十二指肠空肠曲和空肠袢相邻。

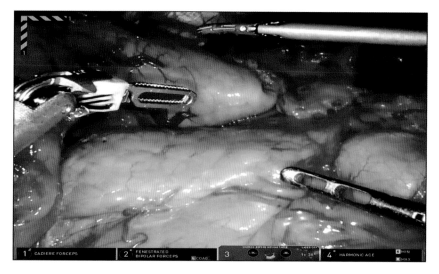

图1-1-2　显露胰腺

五、胰尾

胰尾为胰腺左端狭细部分,末端毗邻脾门,脾切除时胰尾易受损伤形成胰瘘或胰腺假性囊肿。

六、主胰管

主胰管（Wirsung 管）直径为 2~3mm，自胰尾沿胰腺长轴行至胰头，横贯胰腺全长，在胰体部多靠中央偏后，对术中寻找并处理胰管有着重要意义。主胰管沿途约有 20 条小叶间导管汇入，最终开口于十二指肠大乳头。约 85% 的主胰管在末端与胆总管汇合形成共同通道（图 1-1-3），下端膨大部分称为肝胰壶腹（法特壶腹），壶腹周围有奥迪（Oddi）括约肌包绕，奥迪括约肌收缩和舒张调节胰液排出。部分人虽有共同开口，但两者之间有分隔；少数人两者分别开口于十二指肠。这种共同通道是胰腺疾病和胆道疾病相互关联的解剖学基础。部分人在胰头部的主胰管上方可有副胰管（Santorini 管），通常与主胰管相连，引流胰头前上部的胰液，开口于十二指肠大乳头上方 2cm 的副乳头。

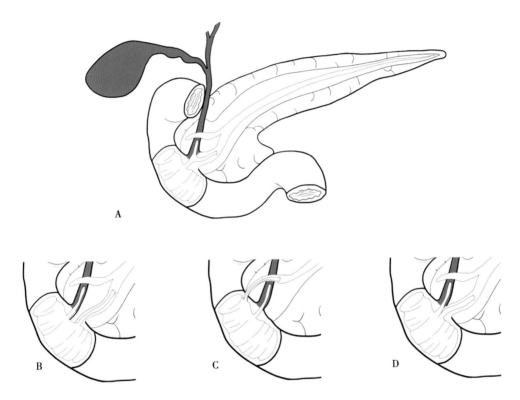

图 1-1-3　主胰管变异类型

A. 主胰管在末端与胆总管汇合形成共同通道；B. 主胰管和胆总管分别开口于十二指肠；C. 无主胰管，副胰管和胆总管分别开口于十二指肠；D. 主胰管和胆总管虽有共同开口，但两者之间有分隔。

第二节　胰腺血液供应和静脉回流

一、血液供应

胰腺的血液由胃十二指肠动脉（gastroduodenal artery，GDA）、肠系膜上动脉（superior mesenteric artery，SMA）和脾动脉（splenic artery，SpA）的分支形成的血管网提供（图 1-2-1）。

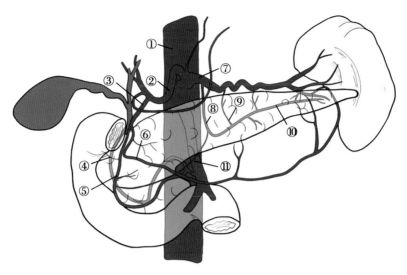

图 1-2-1　胰腺血供
①腹主动脉；②肝总动脉；③胃十二指肠动脉；④胰十二指肠后动脉；⑤胰十二指肠前动脉；⑥胃网膜右动脉；⑦脾动脉；⑧胰背动脉；⑨胰大动脉；⑩胰尾动脉；⑪肠系膜上动脉。

（一）胰头血供

胰头血供来源于胃十二指肠动脉的分支胰十二指肠上动脉（superior pancreaticoduodenal artery，SPDA）和肠系膜上动脉的分支胰十二指肠下动脉（inferior pancreaticoduodenal artery，IPDA），其前后分支分别吻合构成胰十二指肠前、后动脉弓。

（二）胰体尾血供

胰体尾部血供来自脾动脉的分支胰背动脉、胰大动脉和胰尾动脉。胰背动脉自脾动脉根部分出后向下达胰体背部，分出左、右 2 支。右支与胰十二指肠动脉弓相吻合，分布于胰头区；左支走行于胰体尾下缘背面，形成胰下动脉（又称胰横动脉），与脾动脉分出的胰大动脉、胰尾动脉构成胰腺内动脉网。

二、静脉回流

胰腺的静脉多与其同名动脉伴行，经肠系膜上静脉（superior mesenteric vein，SMV）和脾静脉（splenic vein，SpV）最后汇入门静脉（portal vein，PV）系统（图 1-2-2）。胰头及胰颈的静脉汇入胰十二指肠上、下静脉及肠系膜上静脉，胰体及胰尾的静脉以多个小支在胰后上部汇入脾静脉。

三、胰腺手术重要血管解剖

（一）肝动脉变异类型

目前比较经典的肝动脉分型主要有 Michels 肝动脉分型（表 1-2-1）和 Hiatt 肝动脉分型（表 1-2-2）。

1966 年美国 Michels 等[1]研究了 200 例尸体解剖，将肝动脉解剖分为 10 型（图 1-2-3）。1994 年美国 Hiatt 等[2]分析了 1 000 例肝移植患者的肝动脉，将 Michels 肝动脉分型简化为 6 型。其中，起源于胃左动脉的替代或副肝左动脉归为一大类，起源于肠系膜上动脉的替代或副肝右动脉归为一大类。

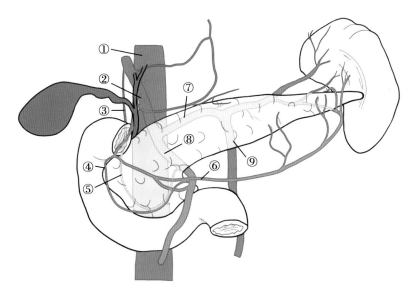

图 1-2-2　胰腺静脉回流

①下腔静脉;②门静脉;③胰十二指肠后静脉;④胰十二指肠前静脉;⑤胰十二指肠后静
脉;⑥胃网膜右静脉;⑦脾静脉;⑧肠系膜上静脉;⑨肠系膜下静脉。

表 1-2-1　Michels 肝动脉分型

分型	肝动脉分布	所占比例
Ⅰ型	肝固有动脉分出肝左、肝中及肝右动脉	55%
Ⅱ型	替代肝左动脉起源于胃左动脉	10%
Ⅲ型	替代肝右动脉起源于肠系膜上动脉	11%
Ⅳ型	替代肝左动脉起源于胃左动脉 + 替代肝右动脉起源于肠系膜上动脉	1%
Ⅴ型	副肝左动脉起源于胃左动脉	8%
Ⅵ型	副肝右动脉起源于肠系膜上动脉	7%
Ⅶ型	副肝左动脉起源于胃左动脉 + 副肝右动脉起源于肠系膜上动脉	1%
Ⅷa/b 型	替代肝右动脉起源于肠系膜上动脉,副肝左动脉起源于胃左动脉,肝固有动脉分出肝左、肝中动脉;副肝右动脉起源于肠系膜上动脉,肝左动脉起源于胃左动脉,肝固有动脉分出肝中、肝右动脉	2%
Ⅸ型	肝总动脉起源于肠系膜上动脉	2.5%
Ⅹ型	肝总动脉起源于胃左动脉	0.5%

表 1-2-2　Hiatt 肝动脉分型（1 000 例分析）

分型	肝动脉分布	所占比例
1 型	正常无变异（Michels Ⅰ型）	75.7%
2 型	替代或副肝左动脉起源于胃左动脉（Michels Ⅱ+Ⅴ型）	9.7%
3 型	替代或副肝右动脉起源于肠系膜上动脉（Michels Ⅲ+Ⅵ型）	10.6%
4 型	替代或副肝左动脉起源于胃左动脉 + 替代或副肝右动脉起源于肠系膜上动脉（MichelsⅣ+Ⅶ+Ⅷ型）	2.3%
5 型	肝总动脉起源于肠系膜上动脉（Michels Ⅸ型）	1.5%
6 型	肝总动脉起源于腹主动脉	0.2%

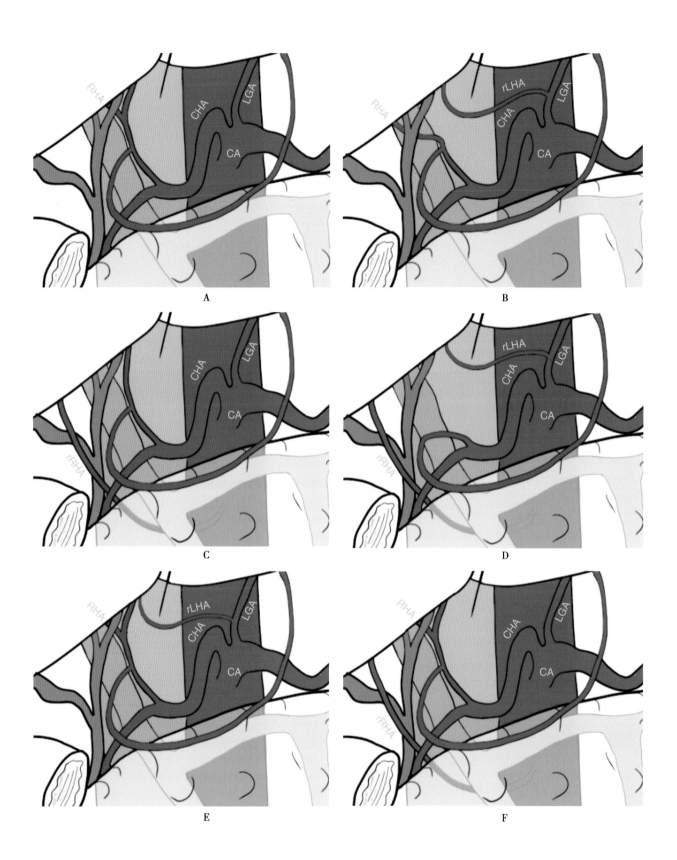

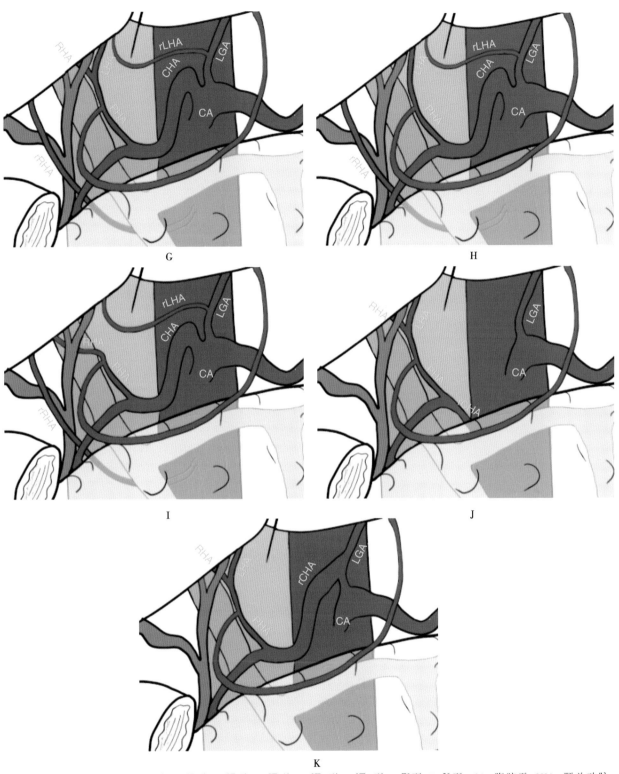

A. Ⅰ型；B. Ⅱ型；C. Ⅲ型；D. Ⅳ型；E. Ⅴ型；F. Ⅵ型；G. Ⅶ型；H. Ⅷa型；I. Ⅷb型；J. Ⅸ型；K. Ⅹ型。CA. 腹腔干；CHA. 肝总动脉；PHA. 肝固有动脉；LHA. 肝左动脉；RHA. 肝右动脉；LGA. 胃左动脉；r. 替代。

图 1-2-3　Michels 肝动脉分型

　　极少数变异类型在 Michels 肝动脉分型和 Hiatt 肝动脉分型中并未提及。如肝右动脉与胃十二指肠动脉共干，此肝动脉变异类型在腹腔镜和机器人胰十二指肠切除术时，切勿将肝右动脉和胃十二指肠动脉的共干当成胃十二指肠动脉离断，造成肝右动脉损伤。术前完善计算机体层血管成像（computed tomography angiography，CTA）有助于判断肝动脉变异类型（图 1-2-4）。

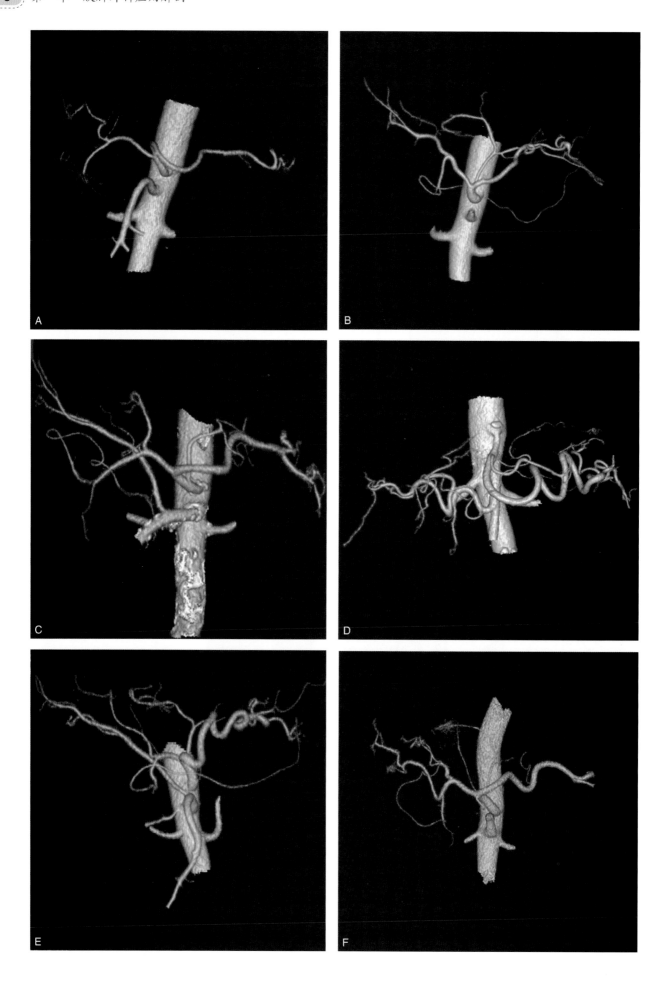

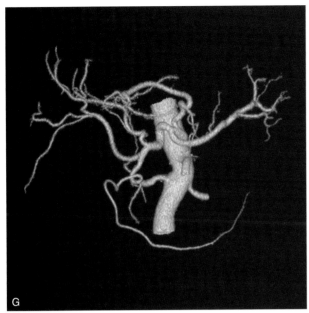
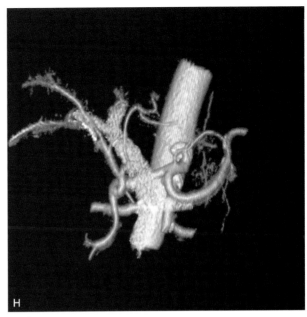
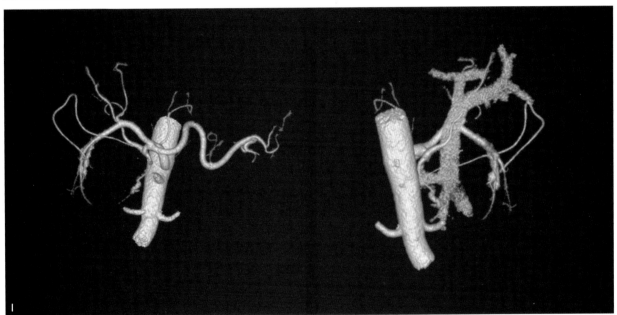

A. 正常无变异（LHA 细小）；B. rLHA 起源于 LGA；C. rRHA 起源于 SMA；D. rCHA 起源于 SMA；E. rLHA 起源于 LGA，rRHA 起源于 SMA，MHA 起源于 PHA；F. RHA 与 GDA 共干；G. RHA 与 GDA 共干，rLHA 起源于 LGA，PHA 发出 MHA；H. CHA 于 PV 后方起源于 CA；I. rRHA 于 PV 后方起源于 CA。

图 1-2-4 肝动脉类型 CTA 表现

（二）钩突动脉环

胰背动脉（dorsal pancreatic artery，DPA）分为左、右 2 支，左支向左延续为胰下动脉，右支供应钩突；右支在钩突为上、下 2 支，并形成完整动脉闭合环路，该动脉环分别与胰十二指肠动脉弓之间有吻合支[3]。熟悉钩突动脉环的解剖结构对腹腔镜和机器人胰十二指肠切除术中钩突的处理意义重大。

（三）胰十二指肠上、下动脉

胃十二指肠动脉发出的胰十二指肠上动脉和肠系膜上动脉发出的胰十二指肠下动脉,两者相互吻合形成胰十二指肠前、后动脉弓。该动脉弓可保证十二指肠、胰头甚至逆行供应肝脏的血供,因此意义重大。

在保留十二指肠胰头切除中,能否保留胰十二指肠上动脉、胰十二指肠下动脉及胰十二指肠后动脉弓是手术成败的关键。

在联合腹腔干切除的胰体尾切除术中（distal pancreatectomy with celiac axis resection, DP-CAR）,离断腹腔干及肝总动脉,由肠系膜上动脉—胰十二指肠下动脉—胰十二指肠动脉弓—胰十二指肠上动脉—胃十二指肠动脉—肝固有动脉的动脉血流逆行供应肝脏。

术前掌握胰十二指肠下动脉的位置和类型对腹腔镜和机器人胰十二指肠切除术处理钩突时关系重大,可减少术中出血量。

Inoue 等[4]的一项结肠上方前入路动脉优先行胰腺癌全系膜切除的研究,纳入了 162 例胰十二指肠切除术,除 2 例术前影像学缺失外,134 例有 1 条胰十二指肠下动脉,25 例有 2 条胰十二指肠下动脉;71.6% 的病例胰十二指肠下动脉与第一空肠动脉共干,24.6% 的病例胰十二指肠下动脉与第一空肠动脉分别发出,3.8% 的病例胰十二指肠下动脉发自替代肝右动脉;65.6% 的病例胰十二指肠下动脉发自肠系膜上动脉背侧,20.8% 的病例胰十二指肠下动脉发自肠系膜上动脉右侧,13.7% 的病例胰十二指肠下动脉发自肠系膜上动脉左侧。

（四）胃左静脉汇入类型

胃左静脉（left gastric vein, LGV）常汇入门静脉或脾静脉,其汇入的位置和类型对胰腺手术也很重要。

在腹腔镜和机器人胰十二指肠切除术时,如胃左静脉于肝总动脉后方汇入门静脉,术中如未辨识清楚,可能在清扫 No.8 或 No.12 淋巴结时误断胃左静脉。

在腹腔镜和机器人胰体尾切除术时,如胃左静脉汇入门静脉,其汇入位置多在胰颈的右上方,一般不影响胰颈的离断,多能保留;如胃左静脉汇入脾静脉,其汇入位置多在胰颈的后方或左上方,胃左静脉需同脾静脉一并离断切除。

（五）胃结肠干类型

胃结肠干（gastrocolic trunk）,又称亨勒干（Henle trunk）,通常是由胃网膜右静脉、右结肠静脉、胰十二指肠上前静脉等组成。Stefura 等[5]的一项关于胃结肠干解剖的 Meta 分析显示,胃结肠干的出现率约为 86.9%,平均直径约为 4.2mm。最常见的类型为胃网膜右静脉、右结肠静脉、胰十二指肠上前静脉共同汇合形成胃胰结肠干（56.1%）,胃网膜右静脉与右结肠静脉形成胃结肠干的比例约为 17.8%,胃网膜右静脉与胰十二指肠上前静脉形成胃胰干的比例约为 12.7%,胰十二指肠上前静脉与右结肠静脉形成胰结肠干较为罕见,约占 0.9%。

胃结肠干及其主要分支在胰十二指肠切除术中多被离断,因此,胃结肠干变异的重要性不如肝动脉变异。

第三节　胰腺淋巴回流

胰腺的淋巴管极为丰富,故胰腺癌早期便常伴有广泛的淋巴结转移,影响手术切除的预后。

胰腺腺泡周围的毛细淋巴管,在小叶间汇成稍大的淋巴管,沿伴行血管达胰腺表面,经过胰十二指肠前后方淋巴结、胰腺上缘淋巴结及脾门淋巴结,然后注入腹腔淋巴结（图 1-3-1）。

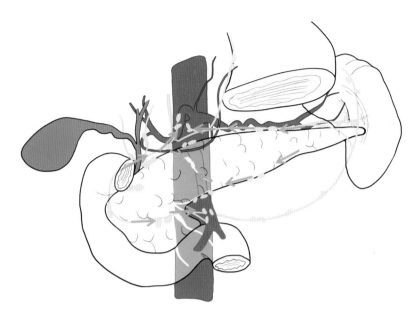

图 1-3-1　胰腺淋巴回流

一、胰头淋巴回流

胰头的淋巴液分别向上、下两个方向回流。

（一）向上回流

胰十二指肠前后淋巴结的上组和幽门下淋巴结向上汇入肝总动脉旁淋巴结和腹腔动脉周围淋巴结。

（二）向下回流

胰十二指肠前后淋巴结的下组向下汇入肠系膜上动脉周围淋巴结。

二、胰体尾淋巴回流

胰体尾的淋巴主要流向胰上淋巴结,沿脾动脉汇入腹腔动脉周围淋巴结,另有小部分先流向胰下淋巴结,再汇入肠系膜上动脉周围淋巴结。

三、胰周淋巴结分组

胰周淋巴结分组主要包括[6]:No.5,幽门上淋巴结;No.6,幽门下淋巴结;No.7,胃左动脉旁淋巴结;No.8a,肝总动脉前方淋巴结;No.8p,肝总动脉后方淋巴结;No.9,腹腔干周围淋巴结;No.10,脾门淋巴结;No.11p,脾动脉近侧旁淋巴结;No.11d,脾动脉远侧旁淋巴结;No.12a,肝动脉旁淋巴结;No.12p,门静脉旁淋巴结;No.12b,胆总管旁淋巴结;No.13a,胰头背侧上缘淋巴结;No.13b,胰头背侧下缘淋巴结;No.14p,肠系膜上动脉近侧淋巴结(肠系膜上动脉起始部至胰十二指肠下动脉起始部之间);No.14d,肠系膜上动脉远侧淋巴结(胰十二指肠下动脉起始部至结肠中动脉起始部之间);No.15,结肠中动脉旁淋巴结;No.16,腹主动脉周围淋巴结;No.16b1,左肾静脉下缘至肠系膜下动脉上缘之间腹主动脉周围淋巴结;No.17a,胰头腹侧上缘淋巴结;No.17b,胰头腹侧下缘淋巴结;No.18,胰腺下缘淋巴结。

四、胰头癌淋巴结清扫范围

标准的胰头癌淋巴结清扫范围包括[6]：幽门上及下淋巴结（No.5、No.6），肝总动脉前方淋巴结（No.8a），肝十二指肠韧带淋巴结（肝总管、胆总管及胆囊管淋巴结，No.12b），胰头背侧上缘及下缘淋巴结（No.13a、No.13b），肠系膜上动脉右侧淋巴结（部分No.14），胰头腹侧上缘及下缘淋巴结（No.17a、No.17b）。完整切除钩突，肠系膜上动脉右侧180°骨骼化。

不建议常规清扫肝总动脉后方淋巴结（No.8p）及腹主动脉旁淋巴结（No.16b1），不建议清扫腹腔干周围淋巴结（No.9）、胃左动脉旁淋巴结（No.7）及脾动脉周围淋巴结（No.11），不建议全周清扫肠系膜上动脉周围淋巴结（No.14p、No.14d）。

五、胰体尾癌淋巴结清扫范围

标准的胰体尾癌淋巴结清扫范围包括[6]：脾门淋巴结（No.10）、脾动脉周围淋巴结（No.11）及胰腺下缘淋巴结（No.18）与标本整块切除。对于病灶位于胰体部者，可清扫腹腔干周围淋巴结（No.9）。对于诊断明确的胰体尾癌患者，应行胰体尾联合脾切除术。

第四节　胰腺神经分布

胰腺的神经发自腹腔丛、肝丛、脾丛、肠系膜上丛及左肾丛。神经支配包括交感神经、副交感神经和内脏感觉神经（图1-4-1）。交感神经自腹腔神经节发出，支配内脏神经的传出纤维，是疼痛的主要通路。副交感神经自右迷走神经发出，对胰岛、腺泡和导管起调节作用。内脏感觉纤维通过腹腔丛，伴随交感神经回到相应的胸髓节段。这些神经纤维交织形成腹腔丛，随血管分布于胰腺，故胰腺内部产生的疼痛感觉可以表现为上腹部、两侧肋缘或背部疼痛。

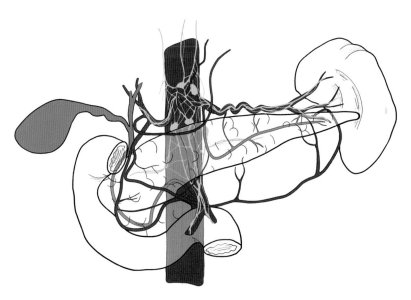

图 1-4-1　胰腺神经分布

第五节 胰腺生理功能

胰腺主要具有外分泌和内分泌两种功能。

一、胰腺外分泌功能

胰腺外分泌结构主要由腺泡和导管系统组成,胰腺的分泌物称为胰液,是一种无色透明的等渗液体,每天分泌量为 750~1 500ml,pH 值为 7.4~8.4。胰液是重要的消化液,其主要成分为腺泡细胞分泌的各种消化酶和中心腺泡细胞和导管细胞分泌的水和碳酸氢盐。

胰消化酶主要包括非活动性状态的胰蛋白酶、糜蛋白酶、胰磷脂酶、羧肽酶、弹性蛋白酶等,还包括活动性状态的胰淀粉酶、胰脂肪酶、胶原酶、核糖核酸酶、脱氧核糖核酸酶、胰麦芽糖酶等。当胰液受调控释放入十二指肠腔内时,非活动性蛋白酶可被肠激酶激活,便具有了强烈的分解消化作用,在蛋白质消化中占有重要地位。当胰液缺乏时,即使其他消化液分泌正常,食物中的脂肪和蛋白质仍不能被完全消化,但糖的消化一般不受影响。脂肪不能被消化和吸收,故会引起脂肪泻。

胰液的分泌受迷走神经和激素的控制,以激素调节为主。胰腺腺泡的分泌活动受小肠 I 细胞分泌的缩胆囊素(胆囊收缩素、促胰酶素)调节,胰腺导管上皮细胞的分泌活动则受小肠 S 细胞分泌的促胰液素的调节。

二、胰腺内分泌功能

胰腺内分泌结构的基本单位为胰岛。胰岛是大小不等、形状不定的细胞团,散布于腺泡之间。胰腺约有 100 万个胰岛,占胰腺体积的 1.5%,主要分布于胰体尾。

胰岛主要有 4 种细胞。

1. 胰岛 β 细胞(胰岛 B 细胞) 占胰岛细胞总数 70%,主要位于胰岛中央部,分泌胰岛素,可促进肝细胞、脂肪细胞等细胞吸收血液中的葡萄糖,合成糖原或转化为脂肪贮存,使血糖降低。

2. 胰岛 α 细胞(胰岛 A 细胞) 占胰岛细胞总数 20%,主要位于胰岛周边部,分泌胰高血糖素,能促进肝细胞的糖原分解为葡萄糖,并抑制糖原合成,使血糖升高,满足机体活动的能量需要。

3. 胰岛 δ 细胞(胰岛 D 细胞) 占胰岛细胞总数 5%,散在分布于 α 细胞、β 细胞之间,分泌生长抑素,以旁分泌方式或经缝隙连接直接作用于邻近的 α 细胞、β 细胞或 PP 细胞,抑制这些细胞的分泌活动。

4. PP 细胞(胰岛 F 细胞) 数量很少,主要存在于胰岛的周边部,分泌胰多肽,具有抑制胃肠运动、胰液分泌及胆囊收缩的作用。

胰腺内分泌细胞属于神经内分泌细胞,可发生肿瘤,肿瘤可为功能性或非功能性,但其分泌的激素通常不一定是其发生器官的固有激素。

第六节 脾 解 剖

一、脾位置

正常脾位于左季肋区,胃底与膈之间,膈面被第 9~11 肋遮盖,其长轴大体与第 10 肋平行,左季肋区受暴力打击时易导致脾破裂。瘦长体型较矮胖者脾所处的位置略深,这对于脾手术切口的选择有一定的意义。

二、脾毗邻

脾外面与膈相贴,称为膈面。内面为脏面,近中央处有脾门,脾的血管、淋巴结和神经由此进出。脾门以前的部分与胃底相邻,以后的部分邻接左肾及左肾上腺,脏面下部与胰尾及结肠脾曲相邻。

三、脾周韧带

脾除脾门与胰尾接触部位外,均有腹膜覆盖,属腹膜间位器官。其腹膜反折形成脾重要的韧带。

(一)膈脾韧带

与横膈之间形成膈脾韧带,自膈肌下面延伸至脾门并包绕胰尾,包含着所有脏血管和胃网膜左动脉的起始部,最后向下与脾结肠韧带连接,这部分又称脾胰韧带。

(二)胃脾韧带

与胃大弯之间形成胃脾韧带,为小网膜囊的腹侧面,其近侧部分有胃短动静脉,远侧有胃网膜左动脉通过。该韧带上段较短,使脾上极与胃底十分靠近,手术切断此韧带时易损伤胃壁。

(三)脾肾韧带

脾与左肾之间形成脾肾韧带。

(四)脾结肠韧带

与结肠脾曲构成的脾结肠韧带。脾大时,由于脾结肠韧带的阻止,脾朝右下方扩大。

脾借助其周围脏器及上述韧带得以保持位置固定,并能够缓和冲击。脾切除时须先切断上述韧带,才能游离脾。如韧带或脾蒂过长,可形成游走脾。在门静脉高压症等某些病理状态下,韧带内可出现广泛、丰富且扩张的侧支血管,构成脾重要的循环通路,手术分离或切断时容易引起严重的渗血。

四、副脾

5.8%~35% 的人有副脾,其位置、数目、大小均不恒定,多位于脾门、胃脾韧带、大网膜的左侧部、脾肾韧带、胰尾等。

第七节　脾血液供应和静脉回流

一、血液供应

脾有极丰富的血液循环,实际上是脾动脉与脾静脉间的一个血窦。脾动脉发自腹腔动脉,多沿胰腺上缘呈弓形走向胰尾,沿途发出若干条胰支,包括胰大动脉和胰尾动脉(图 1-7-1)。脾动脉经脾肾韧带向左行,在距离脾门 2~6cm 处发出胃短动脉和胃网膜左动脉,再分为二级或三级分支动脉经脾门入脾。

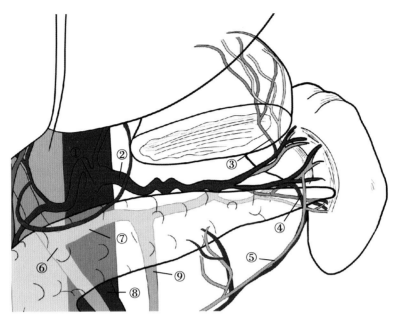

图 1-7-1　脾血液供应及静脉回流

①腹腔动脉；②脾动脉；③胃短动脉；④胃网膜左动脉；⑤胃网膜左静脉；⑥肠系膜上静脉；⑦脾静脉；⑧肠系膜上动脉；⑨肠系膜下静脉。

脾动脉一般在脾门前分为脾叶动脉，再延伸成脾段动脉、亚段动脉、终末动脉。脾动脉在脾门处分支类型主要有脾叶动脉较早分出的分散型和脾叶动脉紧贴脾门分出的集中型；脾叶动脉分支类型主要有一支型、二支型、三支型、四支型等。

二、静脉回流

脾静脉在脾门处由 2~6 条属支汇合，汇合后多位于脾动脉的后下方，走行于胰体尾的后上方，沿途收纳胃短静脉、胃网膜左静脉、胃后静脉、肠系膜下静脉及来自胰腺的一些小静脉，最终与肠系膜上静脉汇合成门静脉。

脾周血管丰富，多走行于各脾周韧带内，如脾动脉在近脾门处分出胃网膜左动脉和数支胃短动脉，走行于胃脾韧带中，在主干血管脾动、静脉阻断后对保证脾的血供具有重要意义。

相邻脾叶、脾段间动静脉吻合甚少，形成脾实质内相对无血管的平面，是多种保留性脾手术的解剖学基础。

第八节　脾生理功能

脾是体内最大的淋巴器官，约占全身淋巴组织总量的 25%，内含大量的淋巴细胞和巨噬细胞，其功能和结构与淋巴结有许多相似之处，故脾是一个重要的免疫器官。

脾的功能主要有以下几方面。

（一）滤血及毁血

脾窦壁上的滤孔可滤除细菌、缺损或衰老的红细胞、血小板和细胞碎片。进入脾索的血细胞大部分经变形后，穿过血窦内皮细胞间隙，回到血液循环。而衰老的血细胞，主要是红细胞，由于膜骨架蛋白变性，细胞的变形性降低，不能穿过内皮细胞间隙，则被阻滞在脾索中，最终被巨噬细胞清除。脾每天滤血量可达 350L,清除约 20g 红细胞。脾还能剔除红细胞内的铁颗粒、豪 - 乔小体(Howell-Jolly body)、海因茨小体(Heinz body)、疟原虫等。故当脾大或脾功能亢进时,红细胞破坏过多,可引起贫血,而脾切除后外周血内含豪 - 乔小体等异常结构及畸形不成熟的红细胞会大量增多。

（二）免疫功能

脾含有大量的免疫活性细胞,如巨噬细胞、T 细胞、B 细胞、NK 细胞、K 细胞,并能产生免疫球蛋白(特别是 IgM)、调理素、补体等免疫成分,是各类免疫细胞定居和增殖的场所,也是对血源性抗原物质产生免疫应答的部位。血液中的颗粒抗原、异物、细菌及原虫等,可在脾内滤过,并被巨噬细胞吞噬清除。脾内可产生促吞噬肽(脾白细胞激活因子)、备解素、内源性细胞毒因子等免疫活性因子,具有抗肿瘤免疫等重要功能。

（三）造血和储血

胚胎早期的脾有造血功能,成年后,脾内仍含少量造血干细胞,约为骨髓的 1/10,当机体严重缺血或某些病理状态下,脾索内可重新出现造血现象。脾通过血窦发挥储血作用,剧烈运动、失血或情绪激动时,脾窦内血液即可进入循环,但正常脾体积小,储血量仅 40ml 左右,意义不大。另外,正常脾可贮藏血小板循环总量的 1/3,可于需要时释放入血液循环内。

（四）其他功能

脾切除术后,周围血液中的白细胞和血小板在几小时内可迅速上升,可能与脾有控制血细胞自骨髓释放入血液循环的功能有关。临床上采用同种脾移植和脾细胞输注治疗血友病 A 获得成功,表明脾具有产生凝血因子Ⅷ的功能。副脾的功能与脾相同,在血小板减少性紫癜、溶血性黄疸行脾切除术时,应同时切除副脾,以免症状复发。

第九节　十二指肠和胆总管解剖

一、十二指肠解剖

十二指肠是连接幽门和空肠的小肠,长约 25cm,约"十二指"长,故名十二指肠。十二指肠是小肠最固定的部分,除头端和末端外,其余部分均位于腹膜后。十二指肠在 L_1~L_3,紧贴后腹壁,呈 C 形包绕胰头,与幽门和空肠相接。十二指肠和空肠以十二指肠悬韧带为分界。十二指肠可分为上部(D1)、降部(D2)、水平部(D3)和升部(D4)四个部分。

（一）上部

十二指肠上部上接幽门,表面有腹膜覆盖,属腹腔内位器官,可活动。球部黏膜平整光滑,是十二指肠溃疡的好发部位。

（二）降部

降部于 L_1~L_3 右侧下行,至 L_3 下缘向左移行为十二指肠水平部,长 7~8cm,除前外侧有部分腹膜覆盖外,其他部分均固定于后腹壁,属腹膜后位器官。十二指肠降部黏膜呈环形皱襞,内侧有十二指肠乳头,是胆总管和胰管共同汇入十二指肠的位置。

（三）水平部

十二指肠水平部自降部向左横行，至 L₃ 左侧延续为十二指肠升部。水平部长 12~13cm，完全位于腹膜后，属腹膜后位器官。肠系膜上血管紧贴水平部前面走行。

（四）升部

十二指肠升部自 L₃ 左侧向上，达 L₂ 左侧急转向前下方，形成十二指肠空肠曲，移行为空肠。十二指肠悬韧带（屈氏韧带）将十二指肠空肠固定于腹膜后，是术中确认空肠起始部的重要标志。

二、胆总管解剖

胆囊管和肝总管汇合后形成胆总管。胆总管直径 0.6~0.8cm，长 7~9cm。胆总管直径超过 1cm，一般为胆总管扩张。

胆总管根据其形成和毗邻关系，可分为四段（图 1-9-1）。

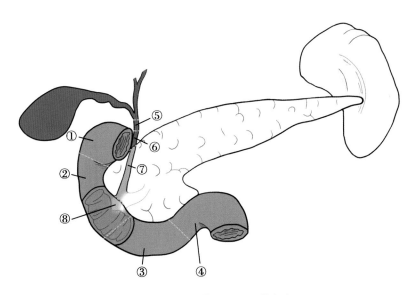

图 1-9-1 十二指肠和胆总管解剖
①十二指肠球部；②十二指肠降部；③十二指肠水平部；④十二指肠升部；⑤胆总管十二指肠上段；⑥胆总管十二指肠后段；⑦胆总管胰腺段；⑧胆总管十二指肠壁内段。

（一）第一段

为十二指肠上段，于肝总管和胆总管汇合点至十二指肠上缘，胆总管切开探查、取石及引流大多在十二指肠上段进行。

（二）第二段

为十二指肠后段，位于十二指肠球部后方。

（三）第三段

为胰腺段，起于胰腺上缘，在胰头后方胆管沟或胰腺实质内下行。胰头癌压迫胆总管时可导致梗阻性黄疸。

（四）第四段

为十二指肠壁内段,第三段胆总管在胰腺实质内下行至十二指肠降部中段,斜行进入十二指肠后内侧壁,长 1.5~2cm。

（王丛菲　林荣贵　黄鹤光）

参考文献

［1］MICHELS N A. Newer anatomy of the liver and its variant blood supply and collateral circulation［J］. Am J Surg, 1966, 112（3）: 337-347.

［2］HIATT J R, GABBAY J, BUSUTTIL R W. Surgical anatomy of the hepatic arteries in 1000 cases［J］. Ann Surg, 1994, 220（1）: 50-52.

［3］王巍,姜翀弋,陈寅涛,等. 腹腔镜胰十二指肠切除术钩突部位动脉解剖研究［J］. 中国实用外科杂志, 2016, 36（2）: 206-213.

［4］INOUE Y, SAIURA A, YOSHIOKA R, et al. Pancreatoduodenectomy with systematic mesopancreas dissection using a supracolic anterior artery-first approach［J］. Ann Surg, 2015, 262（6）: 1092-1101.

［5］STEFURA T, KACPRZYK A, DROS J, et al. The venous trunk of henle（gastrocolic trunk）: a systematic review and meta-analysis of its prevalence, dimensions, and tributary variations［J］. Clin Anat, 2018, 31（8）: 1109-1121.

［6］中华医学会外科学分会胰腺外科学组. 中国胰腺癌诊治指南（2021）［J］. 中华外科杂志, 2021, 59（7）: 561-577.

第二章

腹腔镜和机器人器械进展

外科手术的发展与手术设备及器械的发展密不可分,腹腔镜外科更是如此。随着腹腔镜设备、仪器的完善,腹腔镜手术才得以发展和普及。腹腔镜设备包括气腹系统、摄像成像系统、动力系统、冲洗吸引系统及各种手术器械,其中发展最为迅速、影响最大的就是手术器械及摄像成像系统。

第一节 手术器械的进展

(一)手术刀

手术刀从古罗马人在医疗领域中的应用开始,就成为了外科的代表。史前人类偶尔将石器用于医疗活动,希腊和罗马的高度文明创造出专门的外科刀具,早期由理发师充当的外科医师在实践中不断对刀具进行改良,灭菌术的规范又彻底改变了手术刀和外科实践的发展方向。随着腹腔镜技术的发展,腹腔镜手术逐渐成为普通外科手术的主流,但是腹腔镜手术对术野的清晰度要求较高,一旦发生出血,腹腔镜下止血是一项困难而烦琐的工作。各种止血医疗设备不断问世、性能不断改进、止血效果及可靠性不断增强,以及各种腹腔镜下手术器械不断发展为腹腔镜下微创手术提供了技术保障,超声切割止血刀和能量平台是腹腔镜下手术器械中最佳代表。

超声切割止血刀(简称超声刀)是外科手术设备的主要组成部分,适用于软组织的切开及止血,1993 年首次被应用于腹腔镜外科[1]。基本原理是通过超声频率发生器使金属刀头进行高频机械振动,引起接触的组织细胞内水汽化,蛋白氢键断裂,细胞崩解,最终组织被凝固或切开。无电流通过人体,因此其热损伤少,手术切割精度高,可凝闭细小血管和淋巴管(≤5mm),极少产生烟雾和焦痂,视野更清晰,且不会发生传导性组织损伤,手术安全性高。已广泛应用于普通外科、泌尿外科、心血管外科、妇产科等各种外科手术中。20 世纪 90 年代以后,超声聚焦刀(又称海扶刀,HIFU)逐步在临床上开始应用,被视为"21 世纪肿瘤治疗新技术"。目前,美国、日本、英国、法国、德国、挪威、芬兰等国家都在开展该技术的研究和应用。超声聚焦刀在人体内聚焦,导致焦域区域高声强,机械能转化成热能,使此处温度迅速升高,达到 65℃以上,杀死聚焦区域组织的肿瘤细胞。这主要是利用了超声波的热效应和空化效应,已被证实在弥漫性子宫肌瘤、膀胱癌等患者中具有良好的安全性和有效性,尤其适用于年老体弱、已失去根治性膀胱切除术时机的晚期膀胱癌患者,是有效治疗膀胱癌的一个新器械。

能量平台是最先研制生产的血管闭合系统,将电外科单双极切割、凝血和组织闭合功能集于一身[2]。该系统依靠电热能,以组织反应发生器作为电流和电压的能量来源。发生器控制系统可根据组织反应发生器感应的组织密度自动调整将要释放的能量,使血管和其周围组织的胶原蛋白和弹性蛋白变性造成永久性管腔闭合,可安全闭合 7mm 以内的血管、韧带和组织束。该系统可直接闭合组织束,无须切开和剥离,适合深部操作。其形成的闭合带可承受 3 倍于正常人体动脉收缩压的压力,热传导距离仅为 1~2mm,热扩散和副损伤极小。相比于超声刀,其凝固、切断血管更可靠、快捷,可最大限度减少术中出血量、降低手术难度、缩短手术时间。但其抓持功能不如超声刀,不能像超声刀或吻合器那样自动分离组织,且闭合一个血管时间明显长于超声刀(20 秒 vs. 4.8 秒)。

(二)外科缝合器

外科缝合器是替代传统手工缝合组织的机械缝合设备,可明显缩短手术时间、简化手术操作、降低术中组织损伤出血和手术感染的发生率,加快组织器官功能恢复,从而缩短住院时间。外科缝合器的应用是外科手术学的一大飞跃,为高难度手术、新手术及微创手术提供了必要的条件,使一些在通常条件下不能实施的手术得以进行。由于现代科技发展和制作技术改进,目前临床上使用的外科缝合器质量可靠,使用方便,严密、松紧合适,尤其是其缝合快速、操作简便及很少有副作用和手术并发症等优点,在欧美国家已经成为消化道手术的常规工具,在国内也逐渐普及。我国研制缝合器始于 1976 年,经过几十年的发展,无论是质量和稳定性方面都得到了很大的提高,已经成为胃肠道手术必不可少的工具。

公元前 14 世纪,阿拉伯医师 Albucasis 用巨蚁缝合伤口,将巨蚁放在对合好的伤口边缘,使巨蚁咬住伤口,然后去除巨蚁的身体,留下头部,使伤口缝合,可以说这是最早的缝合器。1908 年,第一部具有现代意义的缝合器由匈牙利医师 Hümer Hültl 发明,它由各种金属部件组装而成,重约 3.6kg,装配费时达 2 小时,但其双排缝合钉遵循的"B"原则与现代缝合器相同。1921 年,Aladár von Petz 增加了钳口压力并简化了设计,直线型缝合器问世,被认为是现代开放机械吻合器的先驱。1934 年德国的 H. Friederich 和 Neuffer 对缝合器进行了改进,使其可更换钉仓。1940 年以后,苏联实验外科器械研究所对缝合器进行了系统的研究,并在此领域处于领先水平。1951 年该研究所研制出第一把血管缝合器,随后缝合器种类逐步丰富,相继推出各种类型的外科缝合器,如支气管缝合器、胃肠吻合器等,1956 年第一把圆形吻合器诞生,这些缝合器均应用于临床并取得良好效果。但这些缝合器仍然显得笨重,装配费时。

1958 年美国 Ravitch 将缝合器技术引进美国。1967 年,美国 Locn Hirsch 以及他的工程师们从根本上解决了装配缝钉费时的问题,生产出一种可以方便应用于临床手术的吻合器。它是具有双排缝钉的缝合器,通常用于肺实质、胃肠的外翻缝合。其成功得益于 Locn Hirsch 和他的工程师们引进了"钉匣"的概念,将缝钉预先置于钉匣内并将其灭菌,使用时仅需把钉匣插入吻合器内即可,避免了复杂而耗时的装置过程,使吻合器的商业生产和普遍使用成为可能,是机械缝合技术发展史上里程碑式的产品。1968 年,另一个新产品切割缝合器(gastrointestinal anastomosis,GIA)问世。GIA 具有双组双排缝钉及刀片。在缝合的同时可以进行组织切割,通常用于肺实质、胃肠组织离断,或胃肠、肠肠内翻吻合。1978 年,该公司又首创了管型端端吻合器(end-to-end anastomosis,EEA),具有双排环形缝钉及刀片,刀片用于吻合时切断缝钉内侧组织,形成端端吻合口,用于不同直径腔道的环状吻合。与此同时,美国其他公司还研制和发展了多种缝合器和吻合器,并于 1979 年生产出第一个一次性使用的吻合器,大大降低了交叉感染的概率,使吻合器的大批生产和广泛应用又上了一个台阶。

1987 年法国妇科医师 Phililpe-Mouret 成功完成了世界上第一例临床腹腔镜胆囊切除术,揭开了微创外科领域的新篇章。此后,很多国家都全力投入到微创手术器械的研究和发展中。1988 年,第一把腔镜微创吻合器在美国推出,缝合器正式进入腔镜时代。1990 年以后,陆续生产内镜手术使用的钛夹钳、各种缝合器和吻合器,改变了内镜手术使用困难复杂的缝合结扎方法,大大提高了手术效率,降低手术难度,使内镜手术得以广泛开展。

随着精准化微创技术的进一步发展,电动缝合器于 2011 年问世,从此开启了电动吻合时代。相较于手动吻合,电动吻合操作更加稳定、便捷,能有效减少并发症,缩短患者住院时间。

机械缝合技术的出现和推广,是外科手术学的一大飞跃,不但大大简化了手术操作,减少了术后并发症,提高了手术安全性,而且促进了外科手术向微创化和自动化发展。缝合器的发展必将更加微型化和多功能化,向机器人的方向发展。目前,经电视胸腔镜和腹腔镜应用各种腔镜缝合器进行的手术只是初步意义上的微创手术。要达到真正意义上的微创,必须将机器人技术引入外科,直至纳米机器人来治疗外科疾病。近年来,先进的医用机器人技术已渗透到外科领域。这项技术在外科领域中应用不仅将为手术精确定位、手术最小损伤及手术质量等方面带来一系列变革,而且将改变传统外科的许多概念,对新一代机器人化的手术设备开发与制造、医学教学与研究、对临床或家庭护理及康复等方面都有十分重要的意义。

第二节　三维腹腔镜的应用

开腹手术视角相对单一,以直视为主,部分深层次的结构或位于背面的组织结构术中暴露困难,需术者调整患者及自身体位去探查,需要利用触觉去感知,给术者带来不便的同时也提高了手术误伤风险;而内镜系统因镜头具有旋转角度且镜头小、镜臂长等特点,能够让术者看到更多的层次和细节。二维腹腔镜与开腹手术相比降低了手术给患者带来的创伤,但牺牲了术者在术中的三维立体感,缺乏纵深感,影响了术者对空间的定位以及准确度的判断,不利于手术过程中精准解剖。随着科学技术的发展,20世纪90年代三维腹腔镜诞生。三维腹腔镜系统主要由高清显示器、三维摄像系统、光纤、冷光源和三维眼镜构成,通过双摄像头和数字图像处理技术,可提供三维立体手术的视野和最精确的空间定位。此外,三维腹腔镜可放大5~8倍,能更清晰地显示腹腔微小的、复杂的组织结构,而且三维腹腔镜与二维腹腔镜拥有相同的触觉及力学反馈,术者容易把握对组织的抓持、牵引力度,以及打结的可靠程度等,这也进一步使术者的每一步都可以做到有的放矢。裸眼三维腹腔镜的出现使术者摆脱了三维眼镜,通过人眼跟踪,在多个角度都可看到清晰的立体图像,增加了术者的舒适度。三维腹腔镜能够明显缩短年轻医师的学习曲线,尤其是缝合打结更加容易,不但能够完成更多更精密的微创手术,还能使患者更快恢复,生命质量更高,并发症更少。

胰腺解剖复杂,二维腹腔镜缺乏纵深感导致术者对胰腺尤其是胰头周围血管结构辨认和定位较困难,对手术层面深度把握也欠精准,增加了手术难度和操作风险。三维腹腔镜高倍、高清、立体的成像特点,有利于辨认及观察小胰管和细小血管,良好的立体视觉效果有利于术者准确地判断胰十二指肠与周围组织的解剖层次,更精确地寻找正确的手术层面。分离、裸化、结扎血管也更为精准,能有效地减少重要结构误伤。消化道重建时,三维立体成像提供了良好的空间层次感,帮助术者在行胰肠吻合时更加准确地判断器械头端与缝合目标的相对距离,更容易把握进针位置、进出针的方向角度,降低抓持、换手等操作难度,使缝合、打结整个过程更加流畅。有助于术者更精确、更快速地进行消化道重建,增加了吻合的可靠性和安全性,缩短了手术时间,以及降低吻合口并发症的发生率。2017年欧洲的一项多中心配比研究,纳入了680例接受胰体尾切除术的患者,对三维腹腔镜与开腹手术(微创与开腹手术比例为1:1)进行了比较。与传统开腹相比,三维腹腔镜胰体尾切除术的R0切除率更高。与普通二维腹腔镜相比,三维腹腔镜可以更好地判断不同组织及器官间的空间关系,尤其在游离胰后间隙以及辨认脾血管方面优势明显,显露脾门、脾血管和胰尾关系时更清晰,在进行血管分离、结扎操作时更有安全性,在淋巴结清扫方面有一定优势。

三维重建技术被应用到腹腔镜和机器人手术中,旨在增强现实感和提供图像覆盖导航。简单来说就是先对患者行CT并三维重建组织及器官。患者躺在手术台上后,利用专门的软件和设备将重建的组织及器官图像投射在患者身上,外科医师可以将病变区域或感兴趣区域做特殊标记,从而起到图像导航效果。另外,也有学者通过三维打印技术物理重建胰、脾的解剖关系来制订腹腔镜手术计划。虽然这样做可能会增加额外支出,但是物理模型更加直观,能更好地显示个体间解剖变异,提高医师对手术的信心,也便于医师与患者及家属进行术前沟通并取得配合,这一点在外科医师的日常工作中尤为重要。总之,运用三维重建技术能方便患者及家属理解病情,使患者及家属积极配合。

第三节　达芬奇机器人手术操作系统

在腹腔镜技术的发展基础上,人工智能技术为微创水平提升提供了可能。机器人手术的出现开启了微创手术的新篇章,其发展经历了一个漫长的过程。1992 年美国推出第 1 个被食品药品监督管理局通过的手术机器人——ROBODOC。该机器人可完成全髋关节替换、髋关节置换及修复,膝关节置换等手术,髋关节置换过程中,其对股骨的调整精确度高达 96%,远高于医师 75% 的手工精确度,ROBODOC 成为历史上第 1 个真正的医疗机器人。1997 年美国研发成功由手术医师声控的"扶镜"机械手,即可避免扶镜手生理疲劳造成镜头不稳定的机器人——伊索,同年伊索在比利时布鲁塞尔完成了第 1 例腹腔镜手术。1998 年,伊索配备了腹腔镜,医师可坐位操控手柄,并通过控制台上的显示器观察患者体内情况。1999 年达芬奇机器人手术系统获得欧洲统一(Conformite Europeenne, CE)认证,并迅速投入临床应用,以其全新的理念和技术优势被认为是外科发展进程中的又一次革命。

机器人手术克服了腹腔镜手术的一些固有不足。首先,机器人创建了三维视野,并可将术野放大 10~15 倍。其次,机器人的机械臂稳定且灵活,良好地过滤了人手颤抖,保证了手术精确性。再次,机器人可减轻主刀医师疲劳、减少助手数量、节约医疗资源。机器人还可进行远程手术,对难度较高的手术可以预约专家,降低术中中转率,保证手术安全性。机器人手术也有其需要面临的挑战,如安装机器人手术系统需要占用较长时间导致手术时间延长,但随着外科医师经验与技术累积和学习曲线缩短,机器人手术时间会明显缩短。机器人手术系统缺乏力反馈,医师只能通过观察判断器械臂对组织的牵拉力度,就算是经验丰富的医师稍有不慎也会造成组织撕裂或损伤。新研发的 Senhance 机器人手术系统[3]具有触觉反馈,是目前唯一接近人手感知系统的设备。相信随着科学技术的发展,机器人系统的触觉反馈问题终将被克服。另外,阻碍机器人手术广泛普及最主要原因就是高昂的手术费用,只有我国加强医疗设备创新能力,尽早生产出自己的机器人手术系统,降低成本并将手术费用纳入医疗保险报销范围内,才能让更多患者有能力去选择机器人手术,使其能够被广泛应用。

达芬奇 Xi 是目前国内应用的最新型号设备,设备由医师控制台、患者手术平台和影像处理平台 3 部分组成:①医师控制台为达芬奇 Xi 系统控制中心。主要包括主控制器、立体观察器、触摸板、左侧和右侧机盒、足踏开关面板,外科医师坐在医师控制台无菌区外,利用眼睛、手和足,通过两个主控制器和足踏板控制三维内镜和器械。控制器可过滤手术医师在手术过程中颤抖,可更好地保护微小的血管神经,提高手术安全性,保护患者各项生理功能。②患者手术平台是达芬奇手术机器人系统的操作执行部件,其主要功能是执行分析系统并通过高速光纤传输分析数据。操作人员根据数据实现多关节全自动机械臂精细手术动作,机械臂可加装各种仿真手腕器械。仿真手腕器械具有 7 个自由度,可完全模拟人手动作,从而完美再现操作员手部动作,实现人手无法达到的极小空间的全自由度动作处理能力。③影像处理平台用于对内镜影像成像系统提供的三维立体高清晰影像进行快速精确的数字化像素融合分析,提供放大 10 倍的真实三维立体图像,使手术医师能够更清晰地看到深部的解剖结构。

机器人手术系统已广泛用于各个外科系统,将微创手术引入全新的一个领域,这将是外科手术发展的终极目标和必然趋势。2003 年 Melvin 等[4]报道了第 1 例机器人胰体尾切除术,同年 Giulianotti 等[5]报道了包括 8 例胰十二指肠切除术和 5 例胰体尾切除术共 13 例机器人胰腺手术,2009 年我国周宁新等[6]最早发表了机器人胰腺手术相关文章。此后,相继报道了越来越多的机器人胰腺手术,机器人平台已广泛应用于几乎所有胰腺手术,机器人胰腺手术经验超百例的中心数量逐渐增加。机器人手术系统在各个手术中的安全性和有效性基本达到甚至超越了腹腔镜技术。尽管与传统开腹手术相比,机器人胰腺手术的平均手术时间较长,但术后恢复优于传统开腹手术。目前,全球各地的外科医师越来越趋向于对良性及低度恶性的胰腺肿瘤使用微创技术,由于此类肿瘤具有胰管较细、胰腺质地较软等特点,机器人在吻合上具有优势,可提供良好的人机互动平台。但目前机器人手术尚无法完全避免术后并发症的发生,尤其是胰瘘。其肿瘤学根治效果及远期评价仍需更大样本量归纳总结。另外,机器人手术最大的缺陷就是手术费用高,现在各国都加快了国产机器人研发进度,我国国产的"妙手"机器人手术系统已成功完成了Ⅰ期临床试验并取得了良好的临床效果,相信其他国家也都会逐步拥有自己的机器人手术系统,从根源上降低机器人手术的昂贵费用,未来机器人手术系统将大范围实现远程精准操作,相信可以在各国广泛使用并造福患者。

(王丛菲　黄鹤光)

参考文献

[1] HEILI M J, FLOWERS S A, FOWLER D L. Laparoscopic-assisted colectomy: a comparison of dissection techniques[J]. JSLS, 1999, 3(1): 27-31.

[2] PEKER K, INAL A, GULLU H, et al. Comparison of vessel sealing systems with conventional[J]. Iran Red Crescent Med J, 2013, 15(6): 488-496.

[3] MONTLOUIS-CALIXTE J, RIPAMONTI B, BARABINO G, et al. Senhance 3-mm robot-assisted surgery: experience on first 14 patients in France[J]. J Robot Surg, 2019, 13(5): 643-647.

[4] MELVIN W S, NEEDLEMAN B J, KRAUSE K R, et al. Robotic resection of pancreatic neuroendocrine tumor[J]. J Laparoendosc Adv Surg Tech A, 2003, 13(1): 33-36.

[5] GIULIANOTTI P C, CORATTI A, ANGELINI M, et al. Robotics in general surgery: personal experience in a large community hospital[J]. Arch Surg, 2003, 138(7): 777-784.

[6] 周宁新."达·芬奇"机器人系统肝胆胰手术52例[J].中华临床医师杂志(电子版), 2009, 3(10): 1747-1748.

第三章

腹腔镜和机器人胰脾手术进展

从胰腺手术的复杂性和安全性考虑，微创胰腺手术的发展较其他外科手术进展缓慢。随着腹腔镜和机器人手术技术水平不断进步，腹腔镜和机器人胰腺手术得到了快速发展。近 20 年来，微创胰腺手术经历了从无到有、从简单到复杂的转变，进入了快速发展阶段。

微创胰十二指肠切除术、微创胰体尾切除术、微创脾切除术已经在我国大型胰腺中心常规开展。腹腔镜和机器人下保留功能的胰腺、十二指肠、脾手术等，如保脾胰体尾切除术、胰腺中段切除术、保留十二指肠的胰头切除术、胰腺肿瘤剜除术、脾部分切除术等，也是目前众多胰腺外科医师关注的热点。

本章将介绍目前腹腔镜和机器人胰脾手术进展。

第一节　胰十二指肠切除术

胰十二指肠切除术（pancreaticoduodenectomy，PD）是治疗十二指肠、胆总管、胰头、壶腹部等肿瘤的成熟术式。其手术复杂，切除腹腔脏器多，涉及胰肠、胆肠、胃肠三个吻合口，难度大，术后并发症的发生率高。在 20 世纪初，腹腔镜胰十二指肠切除术（laparoscopic pancreaticoduodenectomy，LPD）和机器人胰十二指肠切除术（robotic pancreaticoduodenectomy，RPD）令很多胰腺外科医师望而却步。

随着手术经验不断积累、微创技术不断完善，以及高清、三维腹腔镜和机器人手术操作系统等出现，腹腔镜和机器人胰腺手术技术水平得到很大提高。通过不断尝试，少数胰腺中心成功开展了腹腔镜和机器人胰十二指肠切除术。

通过学术会议交流、手术直播交流等，腹腔镜和机器人胰十二指肠切除术被逐渐推广。为规范手术技术和流程，中华医学会外科学分会胰腺外科学组 2017 年发布了《腹腔镜胰十二指肠切除手术专家共识》[1]，对手术的适应证、禁忌证、围手术期处理及手术主要步骤和流程均提出了推荐性意见。通过规范化、流程化操作，腹腔镜和机器人胰十二指肠切除术的手术安全性也有了保证。此后，国内部分胰腺中心也已度过早期的学习曲线，常规化开展腹腔镜和机器人胰十二指肠切除术。

在腹腔镜和机器人胰十二指肠切除术不断完善的过程中，我国各胰腺中心也摸索出有各自中心特色的手术流程和技术细节。主要包括手术细节优化和步骤流程化，如各种动脉入路优先的腹腔镜和机器人胰十二指肠切除术；并且对关键技术进行改良，如腹腔镜和机器人下的胰肠吻合，各个中心方法不一，但胰瘘率相似。

在技术不断完善的基础上，我国部分胰腺中心拓宽了腹腔镜和机器人胰十二指肠切除术的手术适应证。不同于早期选择肿瘤较小、无血管侵袭的病例，对部分肿瘤侵袭重要血管的病例，少数中心还成功开展了联合血管重建的腹腔镜和机器人胰十二指肠切除术。

第二节　胰体尾切除术

一、胰体尾切除术

胰体尾切除术（distal pancreatectomy，DP）是治疗胰腺良性、恶性肿瘤的经典术式。腹腔镜和机器人胰体尾切除术的技术成熟、学习曲线短、术后恢复快，在各大胰腺中心已常规开展。腹腔镜和机器人胰体尾切除术也是腹腔镜和机器人胰腺手术的基础，在开展腹腔镜和机器人胰十二指肠切除术前多先成熟掌握腹腔镜和机器人胰体尾切除术。对恶性肿瘤，出于根治性切除的目的，多采用胰体尾联合脾切除术（distal pancreatosplenectomy，DPS）。

二、根治性顺行模块化胰脾切除术

根治性顺行模块化胰脾切除术（radical antegrade modular pancreatosplenectomy，RAMPS）最早由 Strasberg 等[2]于 2003 年提出，旨在提高肿瘤的 R0 切除率和增加淋巴结清扫数目。然而，其生存获益尚缺乏高级别循证医学证据。海军军医大学附属长海医院金钢教授团队和约翰·霍普金斯医院何进教授团队[3]的双中心回顾性研究结果显示，根治性顺行模块化胰脾切除术较标准胰体尾脾切除术淋巴结清扫数目更多，R0 切除率更高，但出血量更多。两者术后胰瘘及术后出血等相似，术后无复发生存期及总生存期差异无统计学意义。其肿瘤学预后与韩国 Kim 等[4]的一项回顾性多中心倾向匹配研究结果相仿。北京协和医院戴梦华教授团队等[5]研究结果显示，和传统胰体尾脾切除术相比，根治性顺行模块化胰脾切除术清扫淋巴结数目更多，总生存期和无病生存期更长。

腹腔镜和机器人根治性顺行模块化胰脾切除术得到不断推广。Ome 等[6]采用经十二指肠悬韧带入路行左侧动脉优先入路的腹腔镜根治性顺行模块化胰脾切除术。通过优先解剖分离左肾静脉、肠系膜上动脉，可早期确定肿瘤的可切除性，更好地清扫区域淋巴结。刘荣等[7]将机器人根治性顺行模块化胰脾切除术分为标准化十一步法，采用动脉优先入路和"向上翻转"策略，有利于标本游离和淋巴结清扫。

三、联合腹腔干切除的胰体尾切除术

联合腹腔干切除的胰体尾切除术（distal pancreatectomy with celiac axis resection，DP-CAR），又称改良 Appleby 手术，适用于侵袭腹腔干的进展期胰体尾癌。Appleby 手术最早由 Appleby 医师于 1952 年提出，对进展期胃癌行联合腹腔干的全胃、胰体尾脾切除术。此后，该术式被改良并应用于局部进展期胰体尾癌。联合腹腔干切除的胰体尾切除术联合切除了腹腔干及其分支、肝总动脉，胃左动脉和脾动脉，保留了肠系膜上动脉、胰十二指肠下动脉、胰十二指肠动脉弓、胃十二指肠动脉等，以保证逆向供应胰头、十二指肠及肝脏的血供。Murakami 等[8]报道了 32 例新辅助化疗后接受联合腹腔干切除的胰体尾切除术的病例，其中位生存期达 37 个月，5 年生存率约为 41.1%。

腹腔镜和机器人联合腹腔干切除的胰体尾切除术难度较大，风险高，术后并发症发生率高，其远期生存是否受益仍存在一定争议。目前报道多为个案报告或小宗病例报告[9-10]，缺乏大宗病例报道。也有学者尝试[11]将联合腹腔干切除的胰体尾切除术和根治性顺行模块化胰脾切除术两种技术联合应用，治疗腹腔干受侵的胰体尾癌病例。建议联合腹腔干切除的胰体尾切除术或联合腹腔干切除的胰体尾切除术联合根治性顺行模块化胰脾切除术两种技术仅限应用于接受新辅助治疗后病情稳定或有降期、生物学行为良好的患者。

第三节 全胰腺切除术

全胰腺切除术（total pancreatectomy，TP），又称全胰十二指肠切除术（total pancreaticoduodenectomy，TPD），其手术适应证主要包括胰腺癌、胰腺导管内黏液性乳头状瘤、慢性胰腺炎或多灶性胰腺神经内分泌肿瘤等[12-14]。全胰腺切除可导致术后胰腺内、外分泌功能全部丧失，需终身补充胰酶和胰岛素。因此，应严格掌握手术适应证。

全胰腺切除术的手术步骤和流程相当于胰十二指肠切除联合胰体尾、脾切除术。因此，随着腹腔镜和机器人胰十二指肠切除术、胰体尾切除术的成熟应用，腹腔镜和机器人全胰腺切除术在少数胰腺中心逐渐开展。

相比于开放全胰腺切除术，腹腔镜全胰腺切除术（laparoscopic total pancreatectomy，LTP）和机器人全胰腺切除术（robotic total pancreatectomy，RTP）术后住院时间更短，30 天、90 天死亡率更低；三种术式的R0 切除率、淋巴结清扫数目差异无统计学意义[15]。另一研究表明机器人全胰腺切除术与开放全胰腺切除术相比，两组 30 天、90 天死亡率及术后生活质量相似，但机器人组手术时间更短，保脾率更高[16]。

第四节 全脾切除术

脾切除术（splenectomy）的手术适应证主要包括：①血液系统疾病，如遗传性球形红细胞增多症、保守治疗无效的原发免疫性血小板减少症等；②脾疾病，如脾良性、恶性肿瘤；③继发性脾功能亢进；④脾损伤等。

微创脾切除术，包括腹腔镜脾切除术（laparoscopic splenectomy，LS）和机器人脾切除术（robotic splenectomy，RS）。与开腹手术相比，微创脾切除术具有微创、切口小、视野清晰、术后恢复快等优点，优势明显，已成为非重度脾大病例行脾切除的标准术式。Tastaldi 等[17]回顾性分析了 104 例腹腔镜脾切除术，术后并发症的发生率约 7.2%，其中包括 1 例出血再次手术，2 例门静脉血栓。唐勇等[18]施行了 31 例"隧道法"机器人脾切除术，所有病例围手术期均未发生相关并发症。陈为凯等[19]对比分析了机器人和腹腔镜脾切除术，结果显示机器人脾切除术较腹腔镜脾切除术微创优势更加明显，但费用高，耗时更长。

对肝硬化门静脉高压症，腹腔镜和机器人脾切除联合贲门周围血管离断术在许多中心也成为常规术式。崔然等[20]应用腹腔镜脾切除联合贲门周围血管离断术治疗肝硬化门静脉高压症，与开腹手术相比，两种术式术后并发症的发生率及住院时间差异均无统计学意义。蒋国庆等[21]对 10 例肝硬化门静脉高压症合并食管 - 胃底静脉曲张破裂出血和脾功能亢进的患者行机器人保留迷走神经脾切除联合贲门周围血管离断术，术后出现门静脉血栓 2 例，脾静脉血栓 3 例，没有病例再次发生消化道出血。

第五节 保留功能的胰腺、十二指肠、脾手术

除了常规术式之外，保留功能的胰腺、十二指肠、脾手术也是目前胰腺外科医师关注的热点之一。对良性、交界性或低度恶性肿瘤，采用保留功能的手术，可以更好地保留原来的生理解剖结构，更多地保留器官功能和完整性，提高远期生活质量。

一、胰腺肿瘤剜除术或局部切除术

胰腺肿瘤剜除术（pancreatic enucleation）或局部切除术（local resection），是指切除胰腺肿瘤及周围少

许正常胰腺组织的手术。适用于胰腺任何位置的肿瘤切除,尤其适用于胰腺肿瘤直径 <2cm、位于胰腺表面且与主胰管距离至少 2mm 的胰腺良性、交界性或低度恶性肿瘤,如胰腺囊性肿瘤(浆液性囊腺瘤、黏液性囊腺瘤),实性假乳头状肿瘤和胰腺神经内分泌肿瘤。采用胰腺肿瘤剜除术或局部切除术,既保证切除了病灶,又能最大限度地保留胰腺内外分泌功能,防止术后腹泻或糖尿病的发生。Heidsma[22]等的一项回顾性研究纳入了 1 034 例胰腺神经内分泌肿瘤病例,对比了胰腺肿瘤剜除术(13.8%)、胰十二指肠切除术(29.4%)和胰体尾切除术(56.8%),发现三种术式的临床预后相似,但胰腺肿瘤剜除术后胰瘘的发生率更高。

目前,腹腔镜和机器人胰腺肿瘤剜除术或局部切除术已得到广泛的应用。山东大学齐鲁医院王磊教授团队等[23]施行 66 例腹腔镜胰腺肿瘤剜除术,术后胰瘘发生率约 19.7%。上海交通大学医学院附属瑞金医院彭承宏教授团队等[24]对比了机器人和开放胰腺肿瘤剜除术,发现机器人组手术时间更短、出血更少,但术后胰瘘的发生率仍较高。

二、保脾的胰体尾切除术

胰体尾切除术可分为保脾和不保脾两种术式。脾动静脉与胰体、胰尾与脾解剖关系密切,保脾手术操作相对复杂,操作不当易发生大出血,因此更多选择的是胰体尾、脾切除术,导致更多"无辜性脾切除"。随着对脾功能的认识及微创胰腺外科手术技术的提高,腹腔镜和机器人保脾的胰体尾切除术受到越来越多胰腺外科医师的认可。

保脾胰体尾切除术(spleen-preserving distal pancreatectomy, SPDP)主要有两种方法:一种是完整保留脾动静脉的 Kimura 法[25],另一种是分别在根部及近脾门处切断脾动静脉、保留胃网膜左血管和胃短血管,以保证脾血供的 Warshaw 法[26]。

在保脾成功率上,机器人较腹腔镜更有优势,特别是完整保留脾动静脉的 Kimura 法。彭承宏等[27]报道,在计划保脾的病例中,机器人胰体尾切除术比腹腔镜胰体尾切除术有更高的保脾率(95.7% vs. 39.4%)和 Kimura 法占比(72.3% vs. 21.2%),而且手术时间更短、出血更少、住院时间更短,而在计划联合脾切除的胰体尾切除病例中,手术时间、术中出血和住院时间方面相比较,差异无统计学意义。刘荣等[28]报道,对中等大小的胰体尾肿瘤(直径 3~5cm),机器人胰体尾切除术的保脾率和 Kimura 法占比都更高(95.5% vs. 52.4%, 59.1% vs. 19.0%)。

三、胰腺中段切除术

肠系膜上静脉右侧和主动脉左侧之间的胰腺部分一般称为胰腺中段,包括胰颈及胰体的近端,是门静脉和肠系膜上静脉右缘连线与距胰尾侧 4~5cm 的胰腺组织。对胰腺中段的良性或低度恶性肿瘤,若肿瘤体积过大或位置较深紧邻主胰管,胰腺中段切除术(central pancreatectomy, CP)可以解决胰腺局部剜除带来的高胰瘘风险,同时也避免了胰十二指肠切除术或胰体尾切除带来的过多胰腺组织损失。

腹腔镜胰腺中段切除术(laparoscopic central pancreatectomy, LCP)主要适用于难以剜除的位于胰颈或胰体近端的良性肿瘤、低度恶性肿瘤或非肿瘤性病变。远端至少应保留 5cm 的正常胰腺组织,并且需保证手术切缘阴性,实现 R0 切除的目的。Machado 等[29]报道了 51 例腹腔镜胰腺中段切除术,术后胰瘘发生率约为 46%,但术后均未出现胰腺内外分泌功能不全。

机器人胰腺中段切除术(robotic central pancreatectomy, RCP)相较于腹腔镜胰腺中段切除术吻合优势较为明显。一项 Meta 分析[30]纳入了 265 例机器人胰腺中段切除术,结果显示术后胰瘘发生率约为 42.3%,术后新发糖尿病发生率约为 0.3%。Huynh 等[31]的一项回顾性研究表明微创胰腺中段切除术与开放胰腺中段切除术相比,两者术后并发症的发生率和胰瘘发生率相似。

机器人胰腺中段切除术中胰腺断缘端端吻合是由中国人民解放军总医院刘荣首先提出[32],适用于胰腺中段切除后两侧胰腺断缘吻合无张力的病例。该术式胰腺断缘端端吻合需要缝合确切,精度高,多角度进针,缝合要求高,且胰腺实质和胰管易撕裂,因此缝合难度极大,更推荐在机器人下行胰腺断缘端端吻合术。

四、保留十二指肠胰头切除术

保留十二指肠胰头切除术(duodenum-preserving pancreatic head resection,DPPHR)通过完整切除胰头,保留了十二指肠,避免了行胰十二指肠切除术,具有保留消化道完整性的优势,其主要手术适应证包括:①胰头良性或低度恶性肿瘤,特别是与主胰管关系密切,无法剜除或局部切除;②胰头慢性肿块型胰腺炎;③胰头胰管结石等。

随着腹腔镜和机器人下胰腺局部解剖认识的不断加强,腹腔镜和机器人下保留十二指肠的胰头切除术开展越来越广泛。河北医科大学第二医院刘建华教授团队[33]回顾性分析了25例行腹腔镜保留十二指肠胰头切除术(laparoscopic duodenum-preserving pancreatic head resection,LDPPHR)的临床资料,结果显示术后B级胰瘘发生率约为12%,胆瘘发生率约为16%,无胆管狭窄或结石等远期并发症。上海交通大学医学院附属瑞金医院彭承宏教授团队等[34]对比了34例机器人保留十二指肠胰头切除术(robotic duodenum-preserving pancreatic head resection,RDPPHR)和34例机器人胰十二指肠切除术,发现前者手术时间更短、术中出血量更少,但术后总体并发症的发生率和术后胰瘘的发生率相对较高(差异无统计学意义)。远期胰腺内外分泌功能不全方面,前者优于后者。

五、十二指肠局部和节段切除术

保留胰腺的十二指肠切除术(pancreas-sparing duodenectomy,PSD)主要包括十二指肠局部切除术、十二指肠节段切除术和全十二指肠切除术等。其中,以壶腹部为界,十二指肠节段切除术还可分为近端十二指肠切除术和远端十二指肠切除术。

目前,腹腔镜和机器人十二指肠手术应用较成熟的术式主要有十二指肠局部切除术和十二指肠节段切除术。十二指肠局部切除术最大的优点在于完整保留了十二指肠解剖学的连续性,术后对生理功能影响很小。十二指肠节段切除术保留了胰头、十二指肠乳头等重要解剖结构,避免行胰十二指肠切除术,最大限度地保留了腹腔脏器及其功能。

文献关于腹腔镜和机器人保留胰腺的十二指肠切除术的报道多为小宗病例报告,缺乏大宗病例报告。Dhaduk等[35]对7例十二指肠神经内分泌肿瘤行腹腔镜十二指肠切除术,其中6例行十二指肠局部切除,1例行十二指肠球部切除,手术预后较好。Kokosis等[36]报道了12例腹腔镜下十二指肠切除术,包括5例节段切除术(取辅助切口行端端吻合)和7例楔形切除术。术后仅1例出现胆道狭窄,无其他严重并发症。

六、脾部分切除术

脾在机体抗感染、免疫调节、抗肿瘤、造血等多方面发挥重要作用,全脾切除术后可能导致诸多并发症,常见的包括腹腔大出血、膈下感染、血小板增多、门静脉血栓,甚至脾切除术后凶险性感染等。因此,对于脾损伤和某些脾疾病可保留部分脾的患者,可选择行脾部分切除术(partial splenectomy,PS)。主要适用于局限于脾上极或下极的良性肿瘤、非寄生虫性囊肿等。保留部分脾,既保留了脾的部分功能,还可以维持血小板数量及功能的稳定,降低血栓发生的风险。但至少应保留原脾体积的1/3才可保证脾正常功能,故术前应充分评估保留脾的体积。

腹腔镜脾部分切除术(laparoscopic partial splenectomy,LPS)手术难度大,风险高,要求术者熟悉脾的主要分区段血供,术中需完整保留健侧脾血供。故准确掌握手术适应证,术中精细、熟练的手术操作与配合,才能保证手术安全、高效地完成。另外,若保脾手术困难,应果断改为腹腔镜全脾切除术或中转开腹手术。四川大学华西医院彭兵教授团队等[37]采用术中临时阻断脾动脉的方法,施行了 51 例腹腔镜脾部分切除术。术后无脾梗死、脾静脉血栓等。一篇文献综述[38]回顾了 457 例腹腔镜脾部分切除术,并发症的发生率约为 5.7%,中转率约为 3.9%,仅 3.7% 转为腹腔镜下全脾切除术。

机器人脾部分切除术(robotic partial splenectomy, RPS)文献报道较少,多为个案报告或小宗病例报告[39]。机器人手术系统可通过较好可视化和平稳性精准有效地解剖脾血管,可以很好地控制出血,因此可提高脾部分切除术的成功率。

（林荣贵　黄鹤光）

参考文献

［1］中华医学会外科学分会胰腺外科学组.腹腔镜胰十二指肠切除手术专家共识［J］.中华外科杂志,2017,55(5):335-339.

［2］STRASBERG S M, DREBIN J A, LINEHAN D. Radical antegrade modular pancreatosplenectomy［J］. Surgery 2003, 133(5): 521-527.

［3］SHAM J G, GUO S, DING D, et al. Radical antegrade modular pancreatosplenectomy versus standard distal pancreatosplenectomy for pancreatic cancer, a dual-institutional analysis［J］. Chin Clin Oncol, 2020, 9(4): 54-64.

［4］KIM H S, HONG T H, YOU Y K, et al. Radical antegrade modular pancreatosplenectomy(RAMPS)versus conventional distal pancreatectomy for left-sided pancreatic cancer: findings of a multicenter, retrospective, propensity score matching study［J］. Surg Today, 2021, 51(11): 1775-1786.

［5］DAI M H, ZHANG H Y, LI Y T, et al. Radical antegrade modular pancreatosplenectomy(RAMPS)versus conventional distal pancreatosplenectomy(CDPS)for left-sided pancreatic ductal adenocarcinoma［J］. Surg Today, 2021, 51(7): 1126-1134.

［6］OME Y, HASHIDA K, YOKOTA M, et al. Laparoscopic radical antegrade modular pancreatosplenectomy for left-sided pancreatic cancer using the ligament of Treitz approach［J］. Surg Endosc, 2017, 31(11): 4836-4837.

［7］LIU Q, ZHAO G D, ZHAO Z M, et al. The standardized technique in robotic radical antegrade modular pancreatosplenectomy using the flip-up approach［J］. Langenbecks Arch Surg, 2021, 406(5): 1697-1703.

［8］MURAKAMI Y, NAKAGAWA N, KONDO N, et al. Survival impact of distal pancreatectomy with en bloc celiac axis resection combined with neoadjuvant chemotherapy for borderline resectable or locally advanced pancreatic body carcinoma［J］. Pancreatology, 2021, 21(3): 564-572.

［9］RAO P, SCHMIDT C R, BOONE B A. Robot assisted distal pancreatectomy with celiac axis resection(DP-CAR)for pancreatic cancer: surgical planning and technique［J］. J Vis Exp, 2021, 14(174).

［10］KIM Y S, KIM J S, KIM S H, et al. Laparoscopic radical distal pancreatosplenectomy with celiac axis excision following neoadjuvant chemotherapy for locally advanced pancreatic cancer［J］. Ann Hepatobiliary Pancreat Surg, 2022, 26(1): 118-123.

［11］SALEHI O, VEGA E A, KUTLU O C, et al. Combining appleby with RAMPS - laparoscopic radical antegrade modular pancreatosplenectomy with celiac trunk resection［J］. J Gastrointest Surg, 2020, 24(11): 2700-2701.

［12］POIRAUD C, EL AMRANI M, BARBIER L, et al. Total pancreatectomy for presumed intraductal papillary mucinous neoplasms：a multicentric study of the French Surgical Association（AFC）[J]. Ann Surg, 2018, 268（5）：823-830.

［13］BELLIN M D, ABU-EL-HAIJA M, MORGAN K, et al. A multicenter study of total pancreatectomy with islet autotransplantation（TPIAT）：POST（prospective observational study of TPIAT）[J]. Pancreatology, 2018, 18（3）：286-290.

［14］JANOT M S, BELYAEV O, KERSTING S, et al. Indications and early outcomes for total pancreatectomy at a high-volume pancreas center[J]. HPB Surg, 2010, 2010：686702.

［15］KONSTANTINIDIS I T, JUTRIC Z, ENG O S, et al. Robotic total pancreatectomy with splenectomy：technique and outcomes[J]. Surg Endosc, 2018, 32（8）：3691-3696.

［16］WENG Y, CHEN M, GEMENETZIS G, et al. Robotic-assisted versus open total pancreatectomy：a propensity score-matched study[J]. Hepatobiliary Surg Nutr, 2020, 9（6）：759-770.

［17］TASTALDI L, KRPATA D M, PRABHU A S, et al. Laparoscopic splenectomy for immune thrombocytopenia（ITP）：long-term outcomes of a modern cohort[J]. Surg Endosc, 2019, 33（2）：475-485.

［18］唐勇，万赤丹.“隧道法”机器人辅助脾切除术31例[J]. 中华肝胆外科杂志, 2019, 25（10）：768-770.

［19］陈为凯，张亚男，于建平，等. 机器人脾切除术与腹腔镜脾切除术的对比分析[J]. 中华普通外科杂志, 2020, 35（1）：30-33.

［20］崔然，叶伦河，王旭菁，等. 腹腔镜脾切除联合贲门周围血管离断术治疗肝硬化门静脉高压症的近期临床结果[J]. 外科理论与实践, 2021, 26（3）：221-225.

［21］蒋国庆，柏斗胜，钱建军，等. 达芬奇机器人手术系统辅助保留迷走神经脾切除联合贲门周围血管离断术的临床疗效[J]. 中华消化外科杂志, 2021, 20（12）：1331-1336.

［22］HEIDSMA C M, TSILIMIGRAS D I, VAN DIEREN S, et al. Indications and outcomes of enucleation versus formal pancreatectomy for pancreatic neuroendocrine tumors[J]. HPB（Oxford）, 2021, 23（3）：413-421.

［23］XU J W, LI F, ZHAN H X, et al. Laparoscopic enucleation of pancreatic tumours：a single-institution experience of 66 cases[J]. ANZ J Surg, 2021, 91（1-2）：106-110.

［24］SHI Y S, PENG C H, SHEN B Y, et al. Pancreatic enucleation using the da Vinci robotic surgical system：a report of 26 cases[J]. Int J Med Robot, 2016, 12（4）：751-757.

［25］KIMURA W, YANO M, SUGAWARA S, et al. Spleen-preserving distal pancreatectomy with conservation of the splenic artery and vein：techniques and its significance[J]. J Hepatobiliary Pancreat Sci, 2010, 17（6）：813-823.

［26］WARSHAW A L. Conservation of the spleen with distal pancreatectomy[J]. Arch Surg, 1988, 123（5）：550-553.

［27］CHEN S, ZHAN Q, CHEN J Z, et al. Robotic approach improves spleen-preserving rate and shortens postoperative hospital stay of laparoscopic distal pancreatectomy：a matched cohort study[J]. Surg Endosc, 2015, 29（12）：3507-3518.

［28］LIU R, LIU Q, ZHAO Z M, et al. Robotic versus laparoscopic distal pancreatectomy：a propensity score-matched study[J]. J Surg Oncol, 2017, 116（4）：461-469.

［29］MACHADO M A, SURJAN R C, EPSTEIN M G, et al. Laparoscopic central pancreatectomy：a review of 51 cases[J]. Surg Laparosc Endosc Percutan Tech, 2013, 23（6）：486-490.

［30］ROMPIANESI G, MONTALTI R, GIGLIO M C, et al. Robotic central pancreatectomy：a systematic review and meta-analysis[J]. HPB（Oxford）, 2022, 24（2）：143-151.

［31］HUYNH F, CRUZ C J, HWANG H K, et al. Minimally invasive（laparoscopic and robot-assisted）versus open approach for central pancreatectomies: a single-center experience[J]. Surg Endosc, 2022, 36(2): 1326-1331.

[32] 刘荣, 王子政, 高元兴, 等. 机器人"荣氏"胰腺中段切除术一例报道[J]. 中华腔镜外科杂志(电子版), 2017, 10(5): 319-320.

[33] 刘学青, 梁云飞, 秦建章, 等. 腹腔镜保留十二指肠胰头切除术的应用价值[J]. 中华消化外科杂志, 2021, 20(4): 445-450.

[34] JIANG Y, JIN J B, ZHAN Q, et al. Robot-assisted duodenum-preserving pancreatic head resection with pancreaticogastrostomy for benign or premalignant pancreatic head lesions: a single-centre experience[J]. Int J Med Robot, 2018, 14(4): e1903.

[35] DHADUK VR, JOHRI V, MAJESTY SRH, et al. Laparoscopic resection of duodenal carcinoid: A feasible method: Single institute case series[J]. J Minim Access Surg, 2020, 16(1): 24-29.

[36] KOKOSIS G, CEPPA EP, TYLER DS, et al. Laparoscopic duodenectomy for benign nonampullary duodenal neoplasms[J]. Surg Laparosc Endosc Percutan Tech, 2015, 25(2): 158-162.

[37] OUYANG G, LI Y, CAI Y, et al. Laparoscopic partial splenectomy with temporary occlusion of the trunk of the splenic artery in fifty-one cases: experience at a single center[J]. Surg Endosc, 2021, 35(1): 367-373.

[38] ROMBOLI A, ANNICCHIARICO A, MORINI A, et al. Laparoscopic Partial Splenectomy: A Critical Appraisal of an Emerging Technique. A Review of the First 457 Published Cases[J]. J Laparoendosc Adv Surg Tech A, 2021, 31(10): 1130-1142.

[39] BALAPHAS A, BUCHS NC, MEYER J, et al. Partial splenectomy in the era of minimally invasive surgery: the current laparoscopic and robotic experiences[J]. Surg Endosc, 2015, 29(12): 3618-3627.

第四章

腹腔镜和机器人脾切除术

对部分造血系统疾病、脾肿瘤、脾外伤、继发性脾功能亢进等,脾切除术(splenectomy)仍是治疗的主要手段。1991年,Delaitre[1]首次报道了腹腔镜脾切除术(laparoscopic splenectomy, LS)。相比开腹手术,腹腔镜脾切除术具有创伤小、术中出血少、术后恢复快、并发症发生率低等优点。腹腔镜脾切除术成为非重度肿大脾疾病的标准术式。

微创脾切除术(minimally invasive splenectomy, MIS)包括腹腔镜脾切除术和机器人脾切除术(robotic splenectomy, RS)。Tastaldi等[2]回顾性分析了104例腹腔镜脾切除术,术后并发症的发生率约为7.2%,其中包括1例出血再次手术,2例门静脉血栓。唐勇等[3]施行了31例"隧道法"机器人脾切除术,所有病例围手术期均未发生相关并发症。陈为凯等[4]对比分析了机器人和腹腔镜脾切除术,结果显示机器人脾切除术较腹腔镜脾切除术微创优势更加明显,但费用更高,耗时更长。

对肝硬化门静脉高压症,腹腔镜和机器人脾切除联合贲门周围血管离断术在许多中心也成为常规术式。阴继凯团队[5]总结了单中心6年对124例肝硬化门静脉高压症、脾功能亢进的患者行腹腔镜脾切除联合贲门周围血管离断术,其中,4例中转开腹手术,19例术后再次出现食管-胃底静脉曲张破裂出血,大部分患者长期预后较好。

鉴于脾功能的重要性,对于局限于脾上极或下极的良性肿瘤等,腹腔镜脾部分切除术(laparoscopic partial splenectomy, LPS)和机器人脾部分切除术(robotic partial splenectomy, RPS)是保留脾功能的理想术式。

对脾疾病,具体实施中选择何种手术方式,应根据术者的技术、经验,结合现有条件,以及患者的具体情况进行个体化选择。

本章将详细介绍腹腔镜和机器人脾切除术的手术细节和难点。

第一节　腹腔镜和机器人脾切除术详解

一、手术适应证

1. 血液系统疾病,如遗传性球形红细胞增多症、保守治疗无效的原发免疫性血小板减少症等。
2. 脾良性、恶性肿瘤,如错构瘤、肉瘤等。
3. 继发性脾功能亢进,如门静脉高压症、巨脾等。
4. 脾损伤等。

二、手术禁忌证

1. 既往腹部大手术史,预计腹腔严重粘连者。
2. 心肺功能差,无法耐受全身麻醉手术或气腹者。

三、术前准备

1. 肝胆胰脾薄层 CT 平扫及增强扫描,评估病变性质、大小、位置、毗邻和脾动静脉走行及脾门血管分布等。
2. 肝胆胰 MRI 平扫及增强扫描,评估肿瘤性质,以及肿瘤与脾门血管、胰尾的关系。
3. 血肿瘤标志物等检查。

四、麻醉及围手术期镇痛

1. 气管插管,静脉吸入复合全身麻醉。
2. 实施"多模式"镇痛方案,手术切口使用罗哌卡因局部浸润麻醉,或者由麻醉医师行腹横肌平面阻滞镇痛。
3. 若无禁忌,术后常规使用镇痛泵和氟比洛芬酯静脉滴注。

五、体位

患者取仰卧分腿位,头高脚低 20°~30°,左侧高 20°~30°。

六、套管放置

1. 腹腔镜脾切除术　采用五孔法,脐下取 10mm 横弧形切口,气腹针穿刺建立气腹,刺入 12mm 套管,作为观察孔,置入 30°腹腔镜。右上腹分别置入 5mm、12mm 套管,左侧腹直肌外侧缘脐上 1~2cm 水平置入 5mm 套管,左腋前线肋缘下 2cm 置入 12mm 套管(图 4-1-1A)。若为巨脾,可将整体套管位置下移,根据脾大小调整相应套管位置。

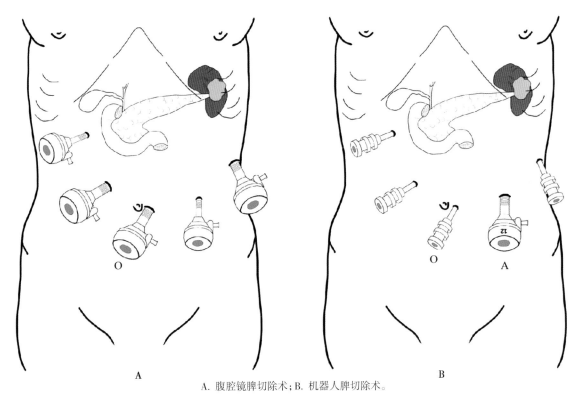

A. 腹腔镜脾切除术;B. 机器人脾切除术。

图 4-1-1　腹腔镜和机器人脾切除术套管布局

2. 机器人脾切除术　一般采用五孔法(含一个辅助孔)。脐下取 8mm 横弧形切口,建立气腹,置入套管,置入机器人腹腔镜镜头。右上腹分别置入 8mm 套管(卡地尔钳)、8mm 套管(双极钳),左腋前线肋缘下 2~3cm 取 8mm 切口,作为主操作孔(超声刀),左锁骨中线平脐取 12mm 套管作为助手辅助孔(图 4-1-1B)。

如为巨脾,可将整体套管位置下移,根据脾大小调整相应套管位置。

七、手术步骤

1. 探查　腹腔镜探查有无肝脏、肠系膜及腹盆壁种植转移;机器人手术同样先行腹腔镜探查,若未发现转移,再行机器人手术操作系统装机。

2. 离断胃网膜左血管　打开胃结肠韧带(图 4-1-2A),向左切开,离断胃网膜左血管。

3. 夹闭脾动脉　于胰腺上缘解剖显露脾动脉主干,夹闭脾动脉(图 4-1-2B),有利于脾血液回流,体积缩小。

4. 离断脾下极分支血管　分离脾下缘,离断脾结肠韧带(图 4-1-2C),离断脾下极分支血管(图 4-1-2D)。

5. 离断胃短血管　离断胃脾韧带及胃短血管(图 4-1-2E),游离并显露脾上极(图 4-1-2F)。

6. 离断脾周韧带　游离脾下极及脾后方间隙,离断脾肾韧带、膈脾韧带(图 4-1-2G)。

7. 离断脾蒂　贯通脾门后方间隙,直线切割闭合器(白钉)离断脾门血管(图 4-1-2H),切除脾。也可用血管夹逐一离断脾门血管分支。

8. 标本取出　标本装袋,自脐周小切口分块取出。

9. 放置引流管　检查术区,脾窝放置引流管(图 4-1-2I,视频 4-1)。

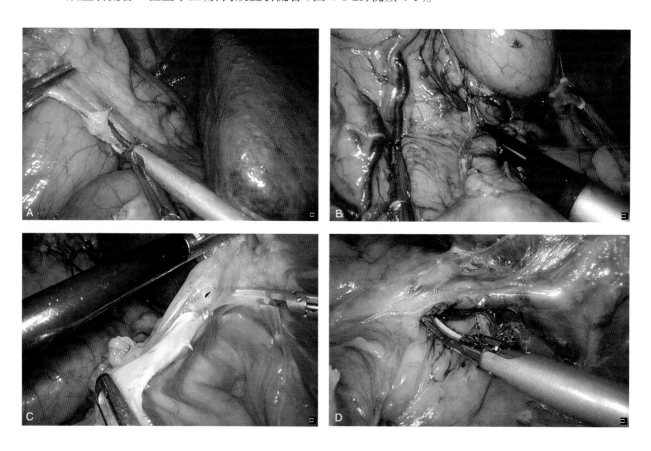

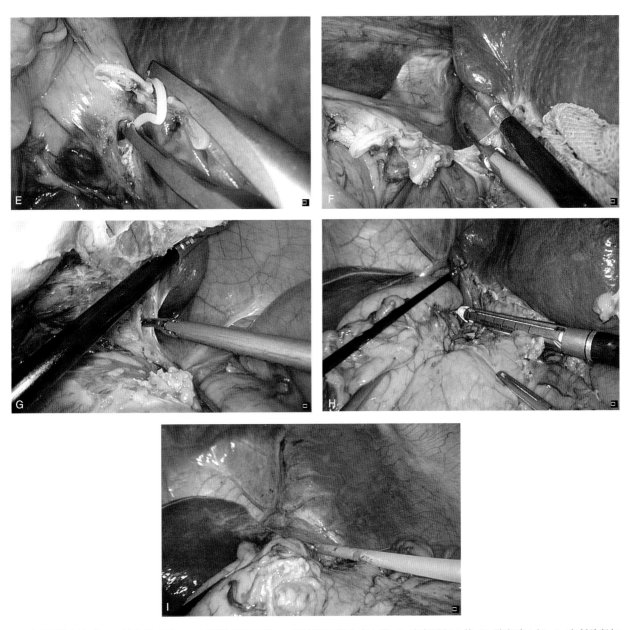

A. 离断胃结肠韧带；B. 结扎脾动脉；C. 离断脾结肠韧带；D. 游离脾下极分支血管；E. 离断胃短血管；F. 游离脾上极；G. 离断脾肾韧带、膈脾韧带；H. 离断脾门血管；I. 脾窝放置引流管。

图 4-1-2　腹腔镜脾切除术

视频 4-1　腹腔镜脾切除术

第二节　腹腔镜和机器人脾切除
联合贲门周围血管离断术

一、手术适应证

1. 术前已确诊肝硬化门静脉高压症,经胃镜、钡剂检查发现重度食管静脉曲张。
2. 肝硬化门静脉高压症或脾功能亢进导致食管 - 胃底曲张静脉破裂出血。
除上述适应证外,肝功能蔡尔德 - 皮尤(Child-Pugh)改良评分 A 级或 B 级。

二、手术禁忌证

1. 既往腹部大手术史,预计腹腔严重粘连者。
2. 心肺功能差,无法耐受全身麻醉手术或气腹者。
3. 肝功能蔡尔德 - 皮尤改良评分 C 级,凝血功能障碍难以纠正。

三、术前准备

1. 肝胆胰脾薄层 CT 平扫及增强扫描,评估病变性质、大小、位置、毗邻和脾动静脉走行及脾门血管分布等。
2. 肝胆胰 MRI 平扫及增强扫描,评估脾门血管、胰尾的关系。
3. 血清肿瘤标志物等检查。

四、麻醉及围手术期镇痛

1. 气管插管,静脉吸入复合全身麻醉。
2. 实施"多模式"镇痛方案,手术切口使用罗哌卡因局部浸润麻醉,或者由麻醉医师行腹横肌平面阻滞镇痛。
3. 若无禁忌,术后常规使用镇痛泵和氟比洛芬酯静脉滴注。

五、体位

患者取仰卧分腿位,头高脚低 20°~30°,左侧高 20°~30°。

六、套管放置

套管放置和布局同腹腔镜和机器人脾切除术,若为巨脾,可将整体套管位置下移。

七、手术步骤

1. 探查　机器人手术同样先行腹腔镜探查,若无异常,再行机器人手术操作系统装机。同时,应观察肝硬化程度、食管 - 胃底静脉曲张情况及脾的位置与形态。

2. 离断胃网膜左血管　打开胃结肠韧带,向左切开,离断胃网膜左血管。

3. 夹闭脾动脉　于胰腺上缘解剖显露脾动脉主干,夹闭脾动脉,有利于脾血液回流,体积缩小。

4. 离断脾下极分支血管　分离脾下缘,离断脾结肠韧带,下移结肠脾曲,离断脾下极分支血管。

5. 离断胃短血管　离断胃脾韧带及胃短血管,游离并显露脾上极。

6. 离断脾周韧带　游离脾下极及脾后方间隙,离断脾肾韧带、膈脾韧带。

7. 离断脾蒂　贯通脾门后方间隙,直线切割闭合器(白钉)离断脾门血管,切除脾。若脾门较宽,或脾门血管迂曲明显,可用多把直线切割闭合器离断脾蒂。也可用血管夹逐一离断脾门血管分支。

8. 离断胃左血管　于根部离断胃左动、静脉,离断胃底和胃后曲张静脉。

9. 离断贲门周围血管　离断胃冠状静脉,离断贲门周围的曲张静脉,离断食管下段旁曲张静脉,并离断胃冠状静脉的高位食管支(图 4-2-1)。

10. 标本取出　标本装袋,自脐周小切口分块取出。

11. 放置引流管　检查术区,脾窝放置引流管。

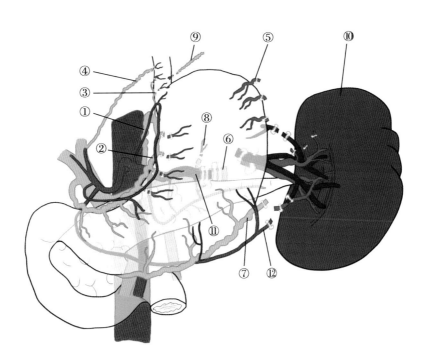

图 4-2-1　脾切除联合贲门周围血管离断术
①冠状静脉食管支;②冠状静脉胃支;③冠状静脉高位食管支;④异位高位食管支;⑤胃短静脉;⑥脾静脉;⑦胃网膜左静脉;⑧胃后静脉;⑨左膈下静脉;⑩脾;⑪脾动脉;⑫胃网膜左动脉。

第三节　腹腔镜和机器人脾部分切除术

一、手术适应证

局限于脾上极或下极的良性肿瘤等。

二、手术禁忌证

1. 脾恶性肿瘤。
2. 既往腹部大手术史,预计腹腔严重粘连者。
3. 心肺功能差,无法耐受全身麻醉手术或气腹者。

三、术前准备

1. 肝胆胰脾薄层 CT 平扫及增强扫描,评估病变性质、大小、位置、毗邻和脾动静脉走行及脾门血管分布等。
2. 肝胆胰 MRI 平扫及增强扫描,评估肿瘤性质,以及肿瘤与脾门血管、胰尾的关系。
3. 血清肿瘤标志物等检查。

四、麻醉及围手术期镇痛

1. 气管插管,静脉吸入复合全身麻醉。
2. 实施"多模式"镇痛方案,手术切口使用罗哌卡因局部浸润麻醉,或者由麻醉医师行腹横肌平面阻滞镇痛。
3. 若无禁忌,术后常规使用镇痛泵和氟比洛芬酯静脉滴注。

五、体位

患者取仰卧分腿位,头高 20°~30°,左侧高 20°~30°。

六、套管放置

套管放置和布局同腹腔镜和机器人脾切除术。

七、手术步骤

1. 探查　腹腔镜探查有无肝脏、肠系膜及腹盆壁种植转移(图 4-3-1A);机器人手术同样先行腹腔镜探查,若未发现转移,再行机器人手术操作系统装机。
2. 离断胃网膜左血管　打开胃结肠韧带,向左切开,离断胃网膜左血管。

3. 离断胃短血管　离断胃脾韧带及胃短血管,游离并显露脾上极。

4. 离断脾周韧带　分离脾下缘,离断脾结肠韧带,游离脾下极及脾后方间隙,离断脾肾韧带、膈脾韧带。

5. 离断脾上/下极血管　根据肿瘤所在位置,离断脾上/下极血管(图4-3-1B);若肿瘤为外生性生长,拟行局部切除术,则无须离断脾上/下极血管。

6. 切除脾上/下极　根据肿瘤位置,沿着脾缺血线逐步切除脾上/下极(图4-3-1C)。切除过程中超声刀和双极钳密切配合,减少出血,保持术野清晰。必要时可暂时阻断脾动脉主干。

7. 标本取出　标本装袋,自脐周小切口分块取出。

8. 放置引流管　检查术区,脾创面旁放置引流管。

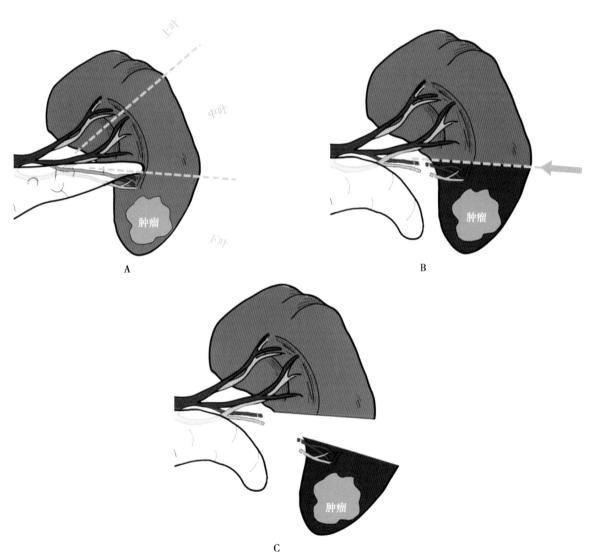

A. 脾肿瘤;B. 离断脾下叶血管,切除脾下极;C. 脾下叶切除。

图 4-3-1　脾部分切除术

第四节　腹腔镜和机器人脾切除术难点

一、脾血管解剖

（一）脾动脉解剖

不管是普通脾或巨脾,采用一级脾蒂离断或二级脾蒂离断的方法,脾动脉结扎都是腹腔镜和机器人脾切除术首要而关键的步骤。脾动脉结扎后有利于脾血液回流,缩小脾体积,减少术中出血量。

Manatakis 等[6]分析总结了 3 132 例尸体样本资料,结果显示脾动脉起源于腹腔干的病例占 97.2%,仅有 2.1% 起源于肠系膜上动脉,0.7% 起源于肝总动脉。脾动脉走行与胰腺的关系有四种类型,脾动脉走行于胰腺上方最常见,约占 88.8%,胰腺后方型约占 5.8%,胰腺前方型约占 4.2%,胰内型仅为 1.2%。因此,在大部分病例中,可依据解剖走行、搏动特点、周围组织薄弱处定位在胰体上缘显露脾动脉主干,然后用丝线结扎或血管夹夹闭。

（二）脾静脉解剖

脾静脉紧贴在胰腺后缘静脉沟内走行,但走行的部位并不固定。脾静脉走行于胰体尾背侧以上 1/3 者居多,中 1/3 和下 1/3 均较少,但有部分脾静脉走行过程中被胰体尾胰腺实质包绕。大部分脾静脉在脾门处位于胰尾头侧的表面,可在此处单独结扎脾静脉,或用直线切割吻合器离断脾门后再间断缝合加固残端。

二、脾蒂离断

离断脾蒂常采用一级脾蒂离断和二级脾蒂离断的方法。其解剖学基础是:一级脾蒂为脾血管主干,二级脾蒂为脾血管主干在脾门处发出的脾上/下极血管或多支脾叶血管。对腹腔镜和机器人脾切除术脾蒂的处理应尽量采用二级脾蒂离断术,精细分离,并选择适宜的血管闭合方式,确切、可靠的结扎可有效减少胰瘘的发生。为避免损伤胰尾、胃肠道等周围脏器组织,处理脾蒂还应遵循"紧贴脾实质处理"的原则。朱江等[7]对比了腹腔镜脾切除术中一级脾蒂离断和二级脾蒂离断的方法,结果显示有门静脉高压症的病例,使用二级脾蒂离断法或两种离断法联合使用比单纯使用一级脾蒂离断法更加安全。

脾蒂脾门血管的离断可采用血管夹夹闭离断或直线切割吻合器离断的方法。对脾大不明显、脾周无迂曲血管、脾门血管清楚的病例,可在充分游离脾后,逐一解剖脾门血管,并用血管夹夹闭离断。该方法解剖层次清楚,也可降低胰尾损伤的风险。对脾门较宽、脾门血管较多的病例,可在离断脾周围韧带,充分贯通脾后及脾蒂后方间隙后,用直线切割吻合器离断脾蒂,可快速离断脾蒂,使用白钉,血管残端闭合牢靠。

肝硬化门静脉高压症病例由于脾门及脾周血管明显扩张、迂曲,脾蒂较为粗大,腹腔镜和机器人下常难以完整结扎,此时可采用直线切割吻合器(白钉)离断脾蒂,在操作空间不足的情况下快速离断脾门,缩短手术时间,也可避免脾蒂不可控制的大出血,减少术中出血量。移除标本后仔细检查闭合断端,必要时间断缝合加固断端,降低术后出血的风险。

三、巨脾处理

巨脾在腹腔镜和机器人手术中占据操作空间,手术操作难度较大,稍有不慎容易损伤出血,常使手术被迫中转开腹。因此,腹腔镜和机器人巨脾切除术,第一个关键步骤是解剖并结扎脾动脉。脾动脉结扎后有利于脾血液回流,达到"自体输血"的目的,使脾体积缩小,与周围组织的间隙显露更清晰,间接增加术野和操作空间,也可有效减少术中出血量。

对肝硬化门静脉高压症的病例,胃短血管粗大、压力高、易出血,在离断胃脾韧带显露脾上极时避免暴力撕扯导致大出血。此外,脾周血管迂曲明显,血管压力增高,血管壁薄,特别是胃冠状静脉和脾门区域静脉,可能形成血管球,处理不清楚极易导致术中大出血。可丝线结扎、血管夹夹闭后再离断,降低单纯血管夹夹闭后滑脱出血的风险。若脾门区血管迂曲变形,脾门增宽,可用直线切割吻合器(白钉)离断脾门血管。部分巨脾病例由脾周围炎导致粘连,或者腹膜后有较多侧支循环分支,分离时应小心,避免暴力操作导致大出血。

贲门周围血管离断除注意离断胃周围血管外,还应离断食管下端旁曲张静脉,注意找寻胃冠状静脉的食管支、高位食管支,并离断。腹腔镜和机器人下局部放大视野,有助于局部血管解剖和离断,保证断流效果。

四、标本取出

对无肿大或轻度肿大的脾病例,可利用标本取出器简单快捷取出标本。对巨脾病例,不仅缺乏合适的标本取出器,且若助手配合不当,取脾多困难又耗时。

取脾可采用自制标本袋,改装 3L 袋或其他合适大小的标本袋,袋口翻转,丝线预先缝合袋口呈缩口状,置入腹腔。助手将完整游离的脾移出脾窝。主刀将标本袋平铺于脾窝,下叶展平并置于最低位,标本袋开口朝下,张大。调整体位为头低脚高位,借助脾自身重力及体位坡度使脾缓慢移入标本袋,收紧袋口拉出体外,剪碎脾,分块取出。

对有血液系统疾病的病例,脾装袋剪碎取出时切勿剪破标本袋,使脾碎块遗留腹腔,自体脾种植,可能会影响脾切除的手术效果,应特别注意。

第五节 腹腔镜和机器人脾切除术对比

一、对非重度肿大脾,机器人脾切除术更有优势

腹腔镜和机器人脾切除术手术步骤和流程相同,但达芬奇机器人的三维视野增加了组织辨认的准确性,稳定的机械臂增加了手术操作的精细度,在游离脾与处理脾动脉时更具优势,可以精准有效地解剖脾血管,使游离结扎脾动脉和脾静脉更安全,采用二级脾蒂离断法时手术更精准,减少术中出血。尤其对门静脉高压症、脾门血管迂曲扩张严重的患者,可以更好地显露脾门,更精确地解剖,降低了胰尾部损伤的可能。

二、对巨脾,腹腔镜和机器人脾切除术各有优劣

1. 操作空间 巨脾占据腹腔相当大空间,套管位置和布局应根据脾大小位置调整。与腹腔镜脾切除术相比,机器人脾切除术套管布局更宽,套管间距至少 10cm,以避免机械臂互相干扰。因此,机器人脾切除术所需空间更大,为不利因素。

2. 术野 由于巨脾占据,使腹腔剩余的操作空间大为缩小。加上腹腔镜多为二维视角,并不利于组织的辨认和血管的解剖、处理。而机器人的裸眼三维视野,可使局部视野放大 10~15 倍,机器人在空间不

足的情况下能做到精细解剖、轻柔操作。

3. 出血控制 巨脾常伴有脾周血管迂曲,血管粗大,腹腔镜下分离时如操作不慎易导致撕裂出血。相对而言,机器人手术系统在血管解剖和出血控制方面更有优势。若有出血,机器人在缝合止血方面优势更明显。机械臂旋转角度大,缝合、打结等操作更容易,可明显提高手术效率。

因此,对巨脾,腹腔镜和机器人脾切除术各有优缺点。

（林荣贵　黄鹤光）

参考文献

［1］DELAITRE B, MAIGNIEN B. Splenectomy by the laparoscopic approach: report of a case［J］. Presse Med, 1991, 20（44）: 2263.

［2］TASTALDI L, KRPATA D M, PRABHU A S, et al. Laparoscopic splenectomy for immune thrombocytopenia（ITP）: long-term outcomes of a modern cohort［J］. Surg Endosc, 2019, 33（2）: 475-485.

［3］唐勇,万赤丹. "隧道法" 机器人辅助脾切除术31例［J］. 中华肝胆外科杂志, 2019, 25（10）: 768-770.

［4］陈为凯,张亚男,于建平,等. 机器人脾切除术与腹腔镜脾切除术的对比分析［J］. 中华普通外科杂志, 2020, 35（1）: 30-33.

［5］WANG D, CHEN X, LV L, et al. Laparoscopic splenectomy and devascularization for massive splenomegaly in portal hypertensive patients: a retrospective study of a single surgical team's experience with 6-year follow-up data［J］. Ann Transl Med. 2022, 10（4）: 207.

［6］MANATAKIS D K, PIAGKOU M, LOUKAS M, et al. A systematic review of splenic artery variants based on cadaveric studies［J］. Surg Radiol Anat, 2021, 43（8）: 1337-1347.

［7］朱江,比拉力丁,宋思凯,等. 脾蒂离断方式在全腹腔镜脾切除术中的应用研究［J］. 中华普通外科杂志, 2021, 36（5）: 371-373.

第五章

腹腔镜和机器人胰腺局部切除术

胰腺局部切除术是指沿着胰腺病损边缘将其完整切除,可包括周围少量正常胰腺组织的切除。胰腺局部切除术能够完整切除肿瘤,但一般不包括行周围淋巴结的清扫,因此该手术主要适用于胰腺的良性肿瘤、低度恶性肿瘤,而不适用于胰腺癌。

胰腺局部切除术是相对于标准胰腺切除术(standard pancreatic resection)而言的。标准的胰腺切除术主要包括胰十二指肠切除术和胰体尾切除术。胰腺局部切除术主要包括胰腺肿瘤剜除术(pancreatic enucleation)、保留十二指肠的胰头切除术(duodenum-preserving pancreatic head resection,DPPHR)、钩突切除术、胰腺中段切除术(central pancreatectomy,CP)等[1]。

胰腺局部切除术的优势在于可以保留更多的胰腺实质和功能,降低了胰腺术后内外分泌功能不全的风险。以胰腺肿瘤剜除术为例,一项德国研究显示[2],与胰十二指肠切除术和胰体尾切除术相比,胰腺肿瘤剜除术的手术时间更短、术中出血更少、住院时间更短,术后发生内外分泌功能不全的概率更低。

腹腔镜和机器人手术在胰腺肿瘤剜除术中体现出明显的微创优势,微创胰腺肿瘤剜除术的手术时间更短、出血更少。张人超等[3]对比了15例腹腔镜和22例开放胰腺肿瘤剜除术,结果显示腹腔镜组手术时间更短、术中出血更少、术后排气时间和进食时间更早、住院时间更短,两组的术后并发症和胰瘘的发生率无差别。金佳斌等[4]回顾性对比了31例机器人胰腺肿瘤剜除术和25例开放胰腺肿瘤剜除术,结果显示两组胰瘘发生率和并发症发生率差异无统计学意义,而机器人手术组手术时间更短、术中出血更少。田锋等[5]应用倾向配比评分比较了各60例的机器人和开放胰腺肿瘤剜除术治疗直径小于2cm的胰腺神经内分泌瘤,结果显示两组胰瘘发生率相似,并发症发生率和术后住院时间无明显差别,而机器人组术中出血更少,手术时间更短。

总体来说,胰腺局部切除术适用于较小的胰腺良性和低度恶性肿瘤,具体术式应根据肿瘤位置及其与主胰管关系决定。

第一节　腹腔镜和机器人胰头局部切除术

一、手术适应证

1. 直径小于2cm、距离主胰管至少2mm的胰头良性和低度恶性肿瘤,行胰腺肿瘤剜除术。

2. 直径小于2cm、紧贴或累及主胰管的钩突良性和低度恶性肿瘤,行钩突切除术,备主胰管架桥修复术,无须行消化道重建。

二、手术禁忌证

1. 既往腹部大手术史,预计腹腔严重粘连者。
2. 心肺功能差,无法耐受全身麻醉手术或气腹者。
3. 术前诊断可疑胰腺癌者。
4. 肿瘤累及胆总管者。

三、术前准备

1. 胰腺薄层 CT 平扫及增强扫描,评估病变性质、大小、位置、毗邻、与脾动静脉的关系等。
2. 肝胆胰 MRI 平扫及增强扫描 + 磁共振胰胆管成像(magnetic resonance cholangiopancreatography, MRCP)、超声内镜等,评估肿瘤性质及其与主胰管的关系。
3. 血清肿瘤标志物等检查。
4. 若怀疑功能性神经内分泌肿瘤,则完善相关检查。

四、麻醉及围手术期镇痛

1. 气管插管,静脉吸入复合全身麻醉。
2. 实施"多模式"镇痛方案,手术切口使用罗哌卡因局部浸润麻醉,或者由麻醉医师行腹横肌平面阻滞镇痛。
3. 若无禁忌,术后常规使用镇痛泵和氟比洛芬酯静脉滴注。

五、体位

患者取仰卧分腿位,头高脚低 20°~30°。

六、套管放置

1. **腹腔镜胰头局部切除术**　采用五孔法(图 5-1-1A),脐下 12mm 套管为观察孔,左、右腋前线肋弓下 5cm 各有 1 个 5mm 套管,左、右锁骨中线平脐分别有 1 个 5mm 和 1 个 12mm 套管,其中右锁骨中线 12mm 套管为主操作孔。主刀术者站于患者右侧,一助站于患者左侧,扶镜手站于患者两腿中间。
2. **机器人胰头局部切除术**　一般采用五孔法(图 5-1-1B),脐下 8mm 套管为观察孔,右肋缘下腋前线 8mm 套管接机械臂(双极钳),左肋缘下腋前线 8mm 套管接机械臂(卡地尔钳),左锁骨中线平脐 8mm 套管接机械臂(超声刀),右锁骨中线平脐 12mm 套管为助手操作孔。

七、手术步骤

(一)基本流程

显露部分胰头部及肿瘤,切除肿瘤,检查胰腺创面及主胰管,必要时行主胰管架桥修复术。

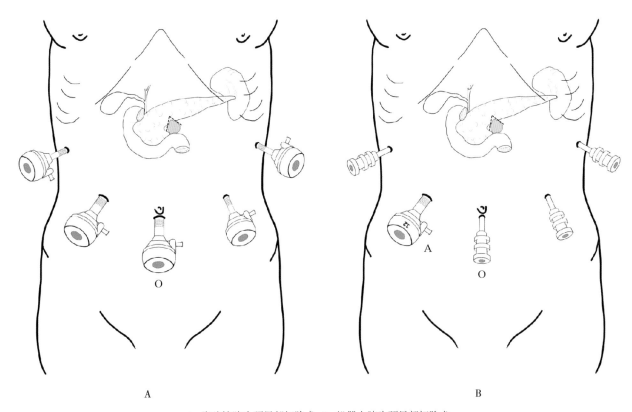

A. 腹腔镜胰头颈局部切除术；B. 机器人胰头颈局部切除术。

图 5-1-1　腹腔镜和机器人胰头颈局部切除术套管布局

（二）具体步骤

以机器人胰头颈部肿瘤局部切除为例（视频 5-1）。

1. 探查　腹腔镜探查有无肝脏、肠系膜及腹盆壁种植转移；机器人手术同样先行腹腔镜探查，若未发现转移，再行机器人手术操作系统装机。

2. 显露胰头颈　切开胃结肠韧带，向右侧拓展，显露胰颈及部分胰头，显露胰腺肿瘤（图 5-1-2A）。

3. 显露肠系膜上静脉　分离胰颈下方，显露肠系膜上静脉。

4. 分离胰头颈肿瘤　沿胰头颈肿瘤边缘游离，分离肿瘤与胃网膜左血管、胃十二指肠动脉之间粘连（图 5-1-2B~ 图 5-1-2D）。

5. 切除胰头颈肿瘤　完整切除胰头颈肿瘤（图 5-1-2E），送术中快速冷冻诊断。

6. 胰腺创面处理　检查胰腺创面，注意辨认是否有主胰管损伤，创面彻底止血，必要时缝扎止血，间断缝合对合胰腺创面（图 5-1-2F、图 5-1-2G），放置引流管。

视频 5-1
机器人胰头
颈肿物局部
切除术

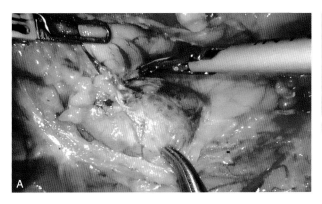
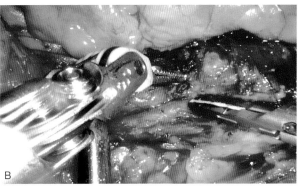

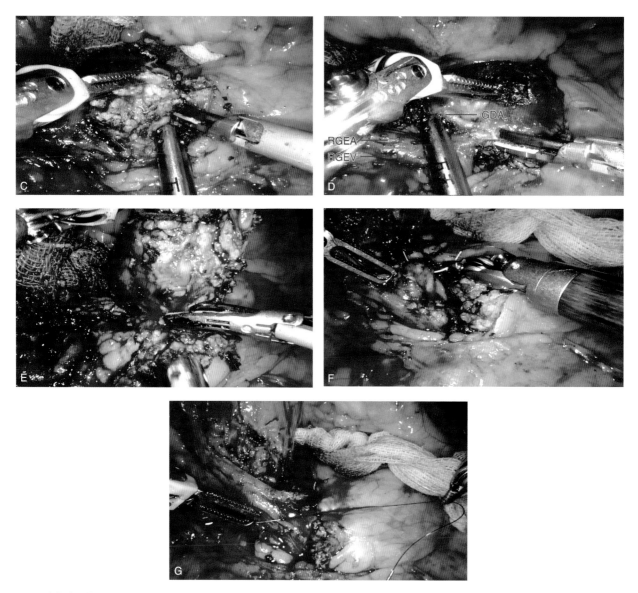

A. 显露胰腺肿瘤；B. 分离胰腺肿瘤与胃网膜左血管粘连；C. 游离胰腺肿瘤；D. 胰腺肿瘤与胃十二指肠动脉粘连；E. 切除胰腺肿瘤；F、G. 缝合胰腺创面。

图 5-1-2　机器人胰头颈肿物局部切除术
GDA. 胃十二指肠动脉；RGEA. 胃网膜右动脉；RGEV. 胃网膜右静脉。

第二节　腹腔镜和机器人胰颈局部切除术

一、手术适应证

1. 直径小于 2cm、距离主胰管至少 2mm 的胰颈部良性和低度恶性肿瘤，行胰腺肿瘤剜除术。

2. 直径小于 4cm 的胰颈部良性和低度恶性肿瘤，行胰颈部局部切除 + 主胰管架桥修复术。

二、手术禁忌证

1. 既往腹部大手术史,预计腹腔严重粘连者。
2. 心肺功能差,无法耐受全身麻醉手术或气腹者。
3. 术前诊断可疑胰腺癌。
4. 胰颈局部切除后胰腺创面缺损最大径超过 5cm。

三、术前准备

1. 胰腺薄层 CT 平扫及增强扫描,评估病变性质、大小、位置、毗邻、与脾动静脉的关系等。
2. 肝胆胰 MRI 平扫及增强扫描 +MRCP、超声内镜等,评估肿瘤性质及其与主胰管的关系。
3. 血清肿瘤标志物等检查。
4. 若怀疑功能性神经内分泌肿瘤,则完善相关检查。

四、麻醉及围手术期镇痛

1. 气管插管,静脉吸入复合全身麻醉。
2. 实施 "多模式" 镇痛方案,手术切口使用罗哌卡因局部浸润麻醉,或者由麻醉医师行腹横肌平面阻滞镇痛。
3. 若无禁忌,术后常规使用镇痛泵和氟比洛芬酯静脉滴注。

五、体位

患者取仰卧分腿位,头高脚低 20° ~30°。

六、套管放置

套管放置和布局同腹腔镜和机器人胰头局部切除术。

七、手术步骤

(一)基本流程

显露胰颈及肿瘤,切除肿瘤,检查胰腺创面及主胰管,必要时行主胰管架桥修复术。

(二)具体步骤

以腹腔镜胰颈局部切除 + 主胰管架桥修复术为例(视频 5-2)。

1. 探查　腹腔镜探查有无肝脏、肠系膜及腹盆壁种植转移;机器人手术同样先行腹腔镜探查,若未发现转移,再行机器人手术操作系统装机。

2. 显露胰颈及肿瘤　切开胃结肠韧带,显露胰腺颈部及肿瘤(图 5-2-1A)。

3. 分离胰后间隙　分离胰颈下方,显露肠系膜上静脉(图 5-2-1B),分离胰颈部后方间隙。

视频 5-2
腹腔镜胰颈
局部切除 +
主胰管架桥
修复术

4. 分离胰颈肿瘤右侧 于肿瘤右侧离断胰腺实质（图 5-2-1C），剪刀剪断主胰管。

5. 分离胰颈肿瘤左侧 于肿瘤左侧离断胰腺实质（图 5-2-1D），剪刀剪断主胰管。

6. 切除胰颈肿瘤 分离肿物背侧及上缘，切除胰颈部肿物（图 5-2-1E、图 5-2-1F）。将肿瘤标本装入标本袋，经辅助孔取出。

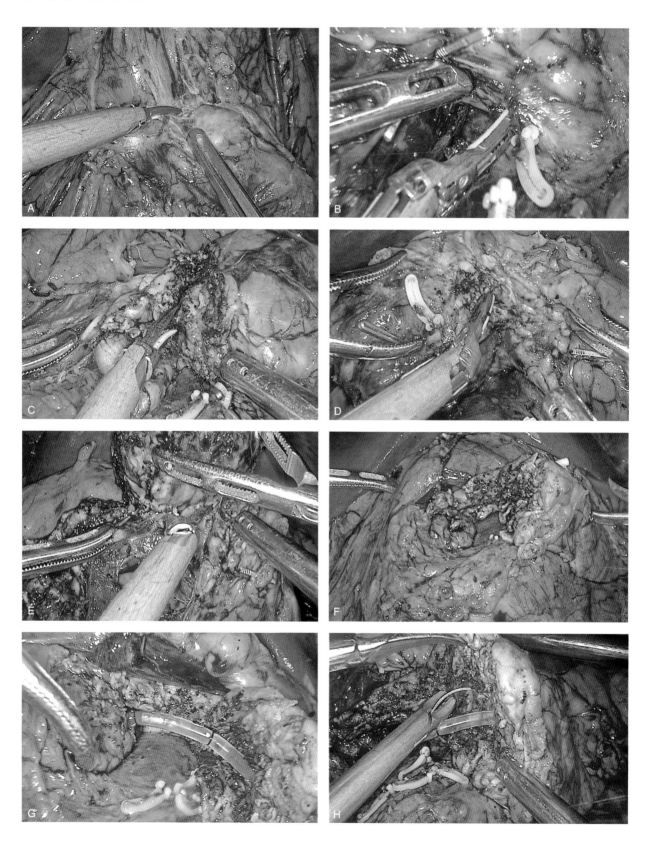

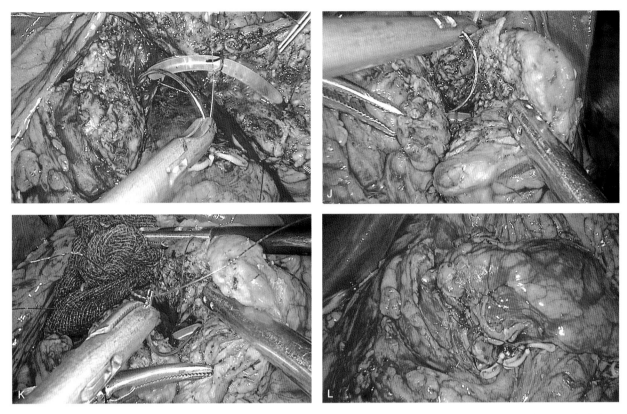

A. 显露胰腺颈部及肿瘤；B. 显露肠系膜上静脉；C. 于肿瘤右侧离断胰腺；D. 于肿瘤左侧离断胰腺；E. 切除胰颈肿物；F. 标本移除后；G. 近远端主胰管置入支架管；H. 两侧胰腺断缘后壁间断缝合；I. 两侧胰腺断缘后壁间断缝合；J. 两侧胰腺断缘前壁间断缝合；K. 两侧胰腺断缘前壁间断缝合；L. 完成主胰管架桥修复。

图 5-2-1　腹腔镜胰颈局部切除 + 主胰管架桥修复术

7. 置入内支架管　检查胰腺创面，寻找远近端主胰管，置入合适尺寸的支架管（图 5-2-1G）。

8. 主胰管架桥修复　近远端胰腺断缘拉拢缝合。自制 25cm 长的双针 4-0 不可吸收缝线，经胰管进针，胰腺被膜出针，将近远端主胰管靠拢。先缝合后壁，缝线先预置不打结，后壁缝合结束一起打结。缝合前壁，缝线暂不打结，缝合结束一并打结，完成主胰管架桥修复（图 5-2-1H~ 图 5-2-1L）。

9. 放置引流管　于胰颈上缘及下缘分别放置引流管。

第三节　腹腔镜和机器人胰体尾局部切除术

一、手术适应证

1. 直径小于 2cm、距离主胰管至少 2mm 的胰体尾良性和低度恶性肿瘤。

2. 直径小于 4cm、距离主胰管至少 2mm 的部分胰体尾外生性胰腺良性和低度恶性肿瘤。

二、手术禁忌证

1. 既往腹部大手术史，预计腹腔严重粘连者。

2. 心肺功能差，无法耐受全麻手术或气腹者。

3. 术前诊断可疑胰腺癌者。

三、术前准备

1. 胰腺薄层 CT 平扫及增强扫描,评估病变性质、大小、位置、毗邻、与脾动静脉的关系等。
2. 肝胆胰 MRI 平扫及增强扫描 +MRCP、超声内镜等,评估肿瘤性质及其与主胰管的关系。
3. 血清肿瘤标志物等检查。
4. 若怀疑功能性神经内分泌肿瘤,则完善相关检查。

四、麻醉及围手术期镇痛

1. 气管插管,静脉吸入复合全身麻醉。
2. 实施"多模式"镇痛方案,手术切口使用罗哌卡因局部浸润麻醉,或者由麻醉医师行腹横肌平面阻滞镇痛。
3. 若无禁忌,术后常规使用镇痛泵和氟比洛芬酯静脉滴注。

五、体位

患者取仰卧分腿位,头高脚低 20°~30°,左侧高 20°~30°。

六、套管放置

1. 腹腔镜胰体尾局部切除术　采用五孔法(图 5-3-1A),脐下 12mm 套管为观察孔,左、右腋前线肋弓下 5cm 各有 1 个 5mm 套管,左、右锁骨中线平脐分别有 1 个 5mm 和 1 个 12mm 套管,其中右锁骨中线 12mm 套管为主操作孔。主刀术者站于患者右侧,一助站于患者左侧,扶镜手站于患者两腿中间。

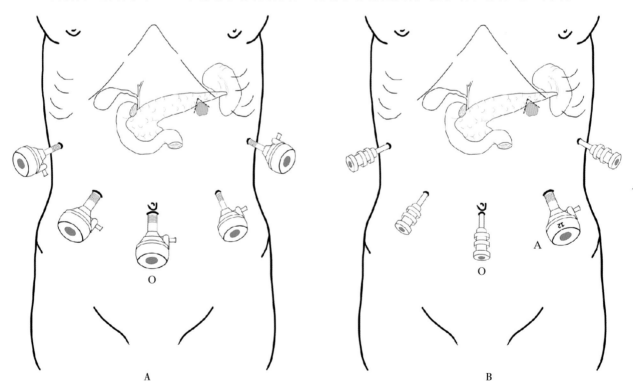

A. 腹腔镜胰体尾局部切除术;B. 机器人胰体尾局部切除术。

图 5-3-1　腹腔镜和机器人胰体尾局部切除术套管布局

2. 机器人胰体尾局部切除术　一般采用五孔法（图 5-3-1B），脐下 8mm 套管为观察孔，右肋缘下腋前线 8mm 套管接机械臂（卡地尔钳），右锁骨中线平脐 8mm 套管接机械臂（双极钳），左肋缘下腋前线 8mm 套管接机械臂（超声刀），左锁骨中线平脐 12mm 套管为助手操作孔。

七、手术步骤

（一）基本流程

显露胰体尾及肿瘤，沿肿瘤边缘切除，检查胰腺创面。

（二）具体步骤

以机器人胰体尾肿瘤剜除术为例（视频 5-3）。

视频 5-3 机器人胰体尾肿瘤剜除术

1. 探查　腹腔镜探查有无肝脏、肠系膜及腹盆壁种植转移；机器人手术同样先行腹腔镜探查，若未发现转移，再行机器人手术操作系统装机。

2. 显露胰体尾　切开胃结肠韧带，向左侧扩大，显露胰体尾。

3. 显露胰腺肿瘤　显露胰体尾肿瘤（图 5-3-2A），若肿瘤位于胰腺背侧，则需游离胰体尾后方间隙。

4. 切除胰腺肿瘤　沿肿瘤边缘完整剜除肿瘤（图 5-3-2B），可使用超声刀，机器人下可使用电剪刀，一般紧贴肿瘤包膜进行分离，避免损伤主胰管。可在肿瘤实质缝合一针（图 5-3-2C），作为提拉牵引，便于暴露和切除（图 5-3-2D）。

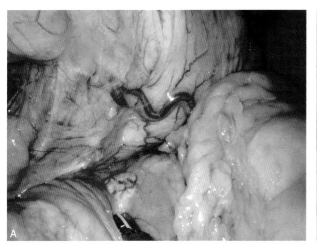
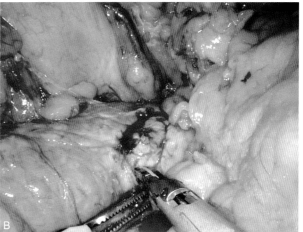
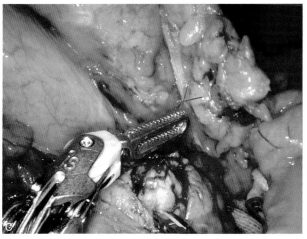
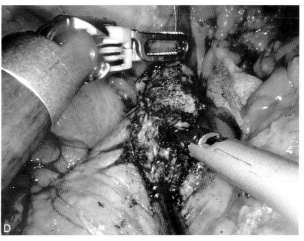

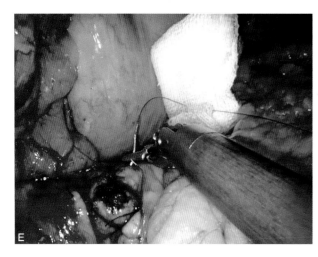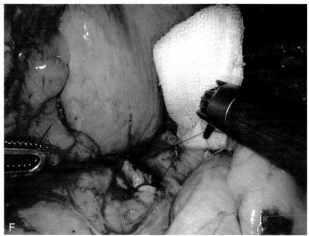

A. 显露胰腺肿瘤；B. 游离胰腺肿瘤；C. 缝合牵拉肿瘤；D. 剜除胰腺肿瘤；E、F. 缝合胰腺创面。

图 5-3-2　机器人胰体尾肿瘤剜除术

5. 取出标本　将肿瘤标本装入标本袋,经辅助孔取出。送术中快速冷冻诊断,初步明确肿瘤性质,若为腺癌,则行胰体尾脾切除术。

6. 胰腺创面处理　检查胰腺创面,确切止血,观察有无主胰管损伤。若高度怀疑主胰管损伤,可选择放置胰管内支架或行保脾胰体尾切除术。缝合对合胰腺创面(图 5-3-2E、图 5-3-2F)。

7. 放置引流管　于胰体尾表面或胰体尾后方放置引流管,关闭切口。

第四节　腹腔镜和机器人胰腺局部切除难点

一、腹腔镜和机器人胰头局部切除术的难点和处理方法

(一)严格掌握胰腺钩突切除术的手术适应证

1996 年,日本学者[6]率先报道了 1 例开放胰腺钩突切除术治疗分支胰管型胰腺导管内乳头状黏液瘤,截至目前关于钩突切除术的报道仍然很少,均多为个案报告或小宗报告[7-10]。该术式属于少见的非常规胰腺手术术式,手术难度高,若处理不当,可能导致胰瘘、胆瘘、十二指肠瘘等严重并发症。钩突切除术仅适用于局限于胰腺钩突、直径较小、非邻近胰胆管的良性肿瘤或低度恶性肿瘤。该术式可避免施行复杂的胰十二指肠切除术或保留十二指肠的胰头切除术,保留更多的胰腺实质,且无须消化道重建;而术中需重点预防损伤主胰管导致严重的术后胰瘘,并注意保护胆总管和十二指肠血供。

对较大的胰头良性和低度恶性肿瘤、与胰管关系密切、局部切除后缺损较大无法行主胰管架桥修复术的病例,可选择行腹腔镜和机器人保留十二指肠的胰头切除术。浙江省人民医院牟一平教授团队[11]报道了 14 例腹腔镜保留十二指肠的胰头切除术和 19 例机器人保留十二指肠的胰头切除术,采用胰肠吻合 28 例,胰胃吻合 5 例。术后出现 8 例胰瘘(7 例 B 级胰瘘,1 例 C 级胰瘘)。术中应用吲哚菁绿引导避免胆管损伤,19 例使用吲哚菁绿组均未出现胆瘘,仅未使用吲哚菁绿组出现 1 例胆瘘。四川大学华西医院彭兵教授团队[12]报道了 24 例腹腔镜保留十二指肠的胰头切除术,仅 1 例术后出现 B 级胰瘘,1 例术后吻合口出血再次手术。

开展腹腔镜和机器人保留十二指肠的胰头切除术的关键点在于术中保证十二指肠的完整性及其血供,避免损伤胆总管及其血供,胰腺创面确切止血,保证胰腺消化道重建质量[11]。

(二)主胰管损伤的预防和处理

钩突切除术损伤主胰管的风险很高,开展该手术,需有丰富的微创胰十二指肠切除术和主胰管架桥修复术经验。术中在需要切除部分主胰管或不慎损伤主胰管的情况下,应将胰管支架管置入断裂的近远端主胰管内进行主胰管架桥修复。钩突切除术中,可使用术中超声来定位主胰管,但一般此类病例主胰管并无扩张,术中主胰管定位存在一定难度。有学者报道在术中采用吲哚菁绿荧光成像技术显示肝胰壶腹作为指引,可以避免术中损伤主胰管、胆总管和肝胰壶腹,在有条件的中心可选择使用。还可以选择术前行经内镜逆行胰胆管成像(endoscopic retrograde cholangiopancreatography, ERCP)放置主胰管支架管预防主胰管损伤。国外一项双中心前瞻性研究[13],选择了10例位置较深、靠近主胰管的胰头颈神经内分泌肿瘤,在术前行 ERCP 放置主胰管支架管,以预防术中损伤主胰管。结果显示仍有6例术后出现 B 级胰瘘。该研究中有4例在 ERCP 放置主胰管支架后出现轻型急性胰腺炎,ERCP 属于有创操作,有一定的并发症的发生率,不容忽视。预防性放置主胰管支架管可能有助于预防主胰管损伤,但仍无法降低胰瘘的发生率,其价值有待进一步评估。

二、腹腔镜和机器人胰颈局部切除术的难点和处理方法

(一)手术适应证把握

胰颈局部切除术的手术适应证主要包括:①较小的胰颈肿瘤;②胰颈外生性肿瘤;③胰颈肿瘤与主胰管距离≥2mm,可保留主胰管。对操作熟练的微创胰腺外科医师,手术适应证可适当放宽,即使肿瘤侵袭主胰管,也可切除后行主胰管架桥修复术。若肿瘤较大,或切除后胰腺创面缺损最大径超过5cm,可改行胰腺中段切除术,胰腺断缘端端吻合或胰腺空肠 Roux-en-Y 吻合。

此外,胰颈肿瘤的位置也与手术难度相关。由于腔镜角度由下往上的限制,胰颈局部切除对于胰颈外生性肿瘤或胰颈下缘肿瘤更为合适,胰颈上缘实质内肿瘤操作难度则大大增高。在分离胰腺上缘肿瘤时,还应注意胰颈上缘主要血管的游离和保护,如肝总动脉、胃左血管、脾血管等,必要时悬吊保护,避免损伤。

(二)主胰管架桥修复术

主胰管架桥修复术缝合方法一般采用笔者中心特色的"胰管黏膜对黏膜6针法"。置入内支架管后,使用自制双头针,胰管黏膜进针,胰腺被膜出针,行单层胰管、胰腺实质全层间断缝合,使两侧胰腺、胰管紧密对合,同时使两侧胰管黏膜对黏膜可靠吻合,以更快地促进主胰管黏膜愈合。腹腔镜下行主胰管架桥修复难度较机器人大得多,特别是胰腺上缘部分进针角度受限,重建难度较大。主胰管架桥修复术中两侧胰腺应尽量贴近,可多游离近远端胰腺,以减少吻合张力。缝合、打结过程中胰管易撕裂,或打结后两侧胰管未靠近,术后长期胰瘘的风险高得多。主胰管架桥修复术术后大多会发生较长时间的胰瘘,因此,术中引流管放置十分重要,一般于胰颈上、下缘各放一根引流管,以达到充分引流的目的。由于仅有胰液外漏,胰酶不会被激活,胰瘘局限快,延长带管时间胰瘘多能自愈。

此外,胰腺局部切除术后应注意胰腺创面的处理。胰腺创面多采用间断缝合靠拢的方法,消除死腔,降低术后胰瘘的发生率。缝合时应注意进针深度,特别是肿瘤邻近主胰管的病例,分离创面紧贴主胰管,缝合时切勿进针过深,损伤或缝闭主胰管。

三、腹腔镜和机器人胰体尾局部切除术的难点和处理方法

（一）如何预防主胰管损伤

应重视术前影像学检查评估肿瘤与主胰管的关系。一般术前影像学显示肿瘤与主胰管距离超过 2mm 者，术中紧贴肿瘤包膜剜除，损伤主胰管的可能性较低。适合行局部切除术的病例，一般肿瘤体积较小（直径多小于 2cm），CT 甚至难以显示病灶，MRI 比 CT 更能清晰显示肿瘤，以及主胰管与肿瘤的关系。MRCP 有助于显示主胰管轮廓、有无扩张或狭窄、有无受压等情况，协助明确肿瘤与主胰管之间的关系（图 5-4-1A），但在部分病例中，主胰管太细，MRCP 也无法显示主胰管（图 5-4-1B）。可以利用术中超声，协助明确肿瘤与主胰管的关系。

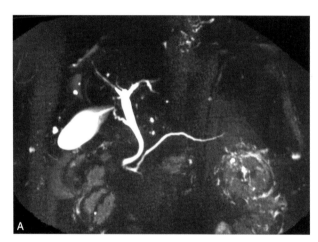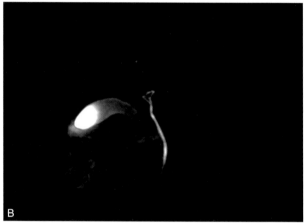

A. MRCP 显示肿瘤与主胰管之间的关系；B. MRCP 中主胰管太细难以显示。

图 5-4-1 术前 MRCP 表现

（二）术中主胰管损伤的处理

术中若发现主胰管损伤，可根据主胰管损伤位置决定处理方式。胰尾的主胰管较细，即使损伤也很难发现，术后可能导致胰瘘，切除后胰腺创面若观察到可疑胰尾主胰管损伤，可以直接缝合拉拢创面。若主胰管损伤位置位于胰体，需妥善处理，以免术后出现严重胰瘘。可选择合适尺寸的支架管置入主胰管内，细针缝合修补主胰管黏膜，再将胰腺创面间断缝闭（图 5-4-2），术区充分引流（视频 5-4）。

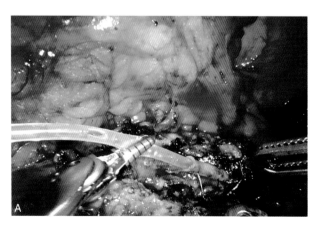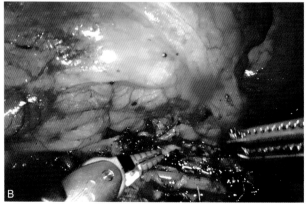

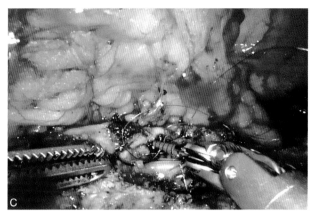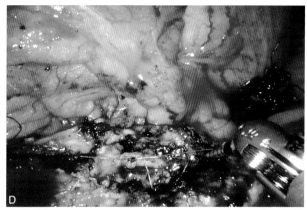

A. 术中主胰管损伤；B. 主胰管置入支架管；C、D. 主胰管架桥修复。

图 5-4-2　机器人主胰管架桥修复术

视频 5-4　机器人胰
体肿物局部切除 +
主胰管架桥修复术

第五节　腹腔镜和机器人胰腺局部切除术对比

一、腹腔镜和机器人胰腺肿瘤剜除术

腹腔镜和机器人胰腺肿瘤剜除术技术上均已证实安全可行。目前关于腹腔镜和机器人胰腺肿瘤剜除术对比的研究较少。一项回顾性研究对比了 8 例腹腔镜和 11 例机器人胰腺肿瘤剜除术,结果显示两组在手术时间、术中出血、住院时间、术后并发症发生率均相似[14]。该研究样本较小且为回顾性研究,有待更高级别的循证医学证据。

笔者认为,机器人胰腺肿瘤剜除术比腹腔镜更具优势[15]。

1. 视野优势　腹腔镜镜头由扶镜手单独控制,操控方便、移动范围广,对需要反复变换视野、涉及多个腹腔脏器的手术更具有优势。机器人手术系统由术者控制,视野相对集中,局部放大效应明显,更适合于局部区域的精细操作。胰腺肿瘤剜除术正是在胰腺局部进行肿瘤的分离切除,更适合机器人手术系统发挥其优势。

2. 出血控制和缝合优势　机器人手术在剜除术中控制出血和缝合时也更具优势。直径小于 2cm 的胰腺神经内分泌肿瘤是腹腔镜和机器人肿瘤剜除术的主要适应证之一。这类肿瘤多属于富血供肿瘤,切除过程中常有明显创面渗血或供瘤血管的出血。机器人手术中术者一般左手控制双极电凝,右手控制超声刀,均有止血功能,出现出血时可以迅速止血。需要缝合止血时,机器人系统的缝合操作更加精准稳定。另外,机器人手术系统在缝合胰腺创面时也很简便。

二、腹腔镜和机器人下主胰管架桥修复术

机器人手术系统行主胰管架桥修复术比腹腔镜更具优势。

1. 机器人手术系统术中可以更清晰地辨别主胰管。机器人手术成像系统拥有高清三维视野,具备更高的放大倍数(可高达10倍),更容易识别主胰管,避免术中遗漏主胰管损伤。

2. 机器人手术系统的缝合也更具优势。主胰管架桥修复术需要精准地缝合主胰管黏膜,对缝合的要求很高。机器人手术系统机械手有7个自由度,可以各个角度进针,缝合操作精准且稳定,还可以减少术者手疲劳,更有利于主胰管修复时的操作。因此,对于术前计划可能需要行主胰管修复的病例,选择机器人手术可能更加适合。

(林贤超　黄鹤光)

参考文献

[1] MARCHESE U, TZEDAKIS S, ABOU ALI E, et al. Parenchymal sparing resection: options in duodenal and pancreatic surgery [J]. J Clin Med, 2021, 10(7): 1479-1490.

[2] HACKERT T, HINZ U, FRITZ S, et al. Enucleation in pancreatic surgery: indications, technique, and outcome compared to standard pancreatic resections [J]. Langenbecks Arch Surg, 2011, 396(8): 1197-1203.

[3] ZHANG R C, ZHOU Y C, MOU Y P, et al. Laparoscopic versus open enucleation for pancreatic neoplasms: clinical outcomes and pancreatic function analysis [J]. Surg Endosc, 2016, 30(7): 2657-2665.

[4] JIN J B, QIN K, LI H, et al. Robotic enucleation for benign or borderline tumours of the pancreas: a retrospective analysis and comparison from a high-volume centre in Asia [J]. World J Surg, 2016, 40(12): 3009-3020.

[5] TIAN F, HONG X F, WU W M, et al. Propensity score-matched analysis of robotic versus open surgical enucleation for small pancreatic neuroendocrine tumours [J]. Br J Surg, 2016, 103(10): 1358-1364.

[6] ICHIHARA T, SHIMADA M, HORISAWA M, et al. A case report: resection of the uncinate process of the pancreas for ultra-small pancreatic mucin-producing carcinoma of the branch type [J]. Nihon Shokakibyo Gakkai Zasshi, 1996, 93(6): 445-450.

[7] MACHADO M A, MAKDISSI F F, SURJAN R C, et al. Laparoscopic resection of uncinate process of the pancreas [J]. Surg Endosc, 2009, 23(6): 1391-1392.

[8] SURJAN R C, BASSERES T, MAKDISSI F F, et al. Laparoscopic uncinatectomy: a more conservative approach to the uncinate process of the pancreas [J]. Arq Bras Cir Dig, 2017, 30(2): 147-149.

[9] MACHADO M A C, SURJAN R, BASSERES T, et al. Robotic resection of the uncinate process of the pancreas [J]. J Robot Surg, 2019, 13(5): 699-702.

[10] 施昱晟, 彭承宏, 詹茜, 等. 机器人手术系统行胰腺钩突肿瘤切除术疗效评价(附6例报告)[J]. 中国实用外科杂志, 2015, 35(3): 308-312.

[11] 鲁超, 金巍巍, 牟一平, 等. 微创保留十二指肠的胰头切除术治疗胰头良性和交界性肿瘤的临床效果分析 [J]. 中华外科杂志, 2022, 60(1): 39-45.

[12] CAI Y Q, ZHENG Z J, GAO P, et al. Laparoscopic duodenum-preserving total pancreatic head resection using real-time indocyanine green fluorescence imaging [J]. Surg Endosc, 2021, 35(3): 1355-1361.

[13] GIULIANI T, MARCHEGIANI G, GIRGIS M D, et al. Endoscopic placement of pancreatic stent for "Deep"

pancreatic enucleations operative technique and preliminary experience at two high-volume centers［J］. Surg Endosc, 2020, 34（6）: 2796-2802.

［14］NAJAFI N, MINTZIRAS I, WIESE D, et al. A retrospective comparison of robotic versus laparoscopic distal resection and enucleation for potentially benign pancreatic neoplasms［J］. Surg Today, 2020, 50（8）: 872-880.

［15］黄鹤光, 林贤超. 机器人手术系统在胰腺局部切除术中的应用［J］. 腹部外科, 2020, 33（5）: 339-341.

第六章

腹腔镜和机器人胰腺中段切除术

胰腺中段切除术（central pancreatectomy，CP），又称节段性胰腺切除术（segmental pancreatectomy），指针对胰颈体的良性或低度恶性肿瘤节段性切除胰颈和胰体，并行胰腺消化道重建的术式。胰腺中段切除术主要包括开放胰腺中段切除术（open central pancreatectomy，OCP）和微创胰腺中段切除术（minimally invasive central pancreatectomy，MICP），后者包括腹腔镜胰腺中段切除术（laparoscopic central pancreatectomy，LCP）和机器人胰腺中段切除术（robotic central pancreatectomy，RCP）。开放胰腺中段切除手术于 1957 年由 Guillemin[1] 等首次尝试。2003 年 Baca 和 Bokan[2] 首次报道为 1 例胰颈浆液性囊腺瘤患者行腹腔镜胰腺中段切除并行胰肠端侧吻合。2010 年 Giulianotti[3] 等报道第一例机器人胰腺中段切除术。

胰腺中段切除术属于保留胰腺功能的手术。对发生在胰腺中段的肿瘤，仅切除胰颈和胰体，无须行胰十二指肠切除术或胰体尾切除术，从而保留更多的正常胰腺组织、脾，避免复杂的消化道重建，最大限度地保留胰腺内外分泌功能[4]，术后对消化功能及血糖影响较小。然而，存在胰头、胰体两个胰腺断缘，因此其术后胰瘘发生率高于胰十二指肠切除术及胰体尾切除术。

目前，腹腔镜和机器人胰腺中段切除术也越来越多地应用于临床[5-6]。Huynh 等[7] 对比了 11 例开放胰腺中段切除术和 20 例微创胰腺中段切除术，两种术式术后胰瘘及总并发症的发生率相似。对于选择的病例而言，微创胰腺中段切除术是可行的。近期一项 Meta 分析研究[8] 纳入了 13 项研究共 265 例机器人胰腺中段切除术，研究结果显示机器人胰腺中段切除术是安全可行的，可较好保留胰腺功能。术后胰瘘的发生率约为 42.3%，总体并发症的发生率约为 57.5%。

腹腔镜和机器人胰腺中段切除术如何最大限度地发挥保留器官的优点，降低术后胰瘘、出血等并发症的发生率也是胰腺外科医师关注的热点。本章将详细介绍腹腔镜和机器人胰腺中段切除术的手术细节和难点。

第一节　腹腔镜和机器人胰腺中段切除术（胰腺空肠 Roux-en-Y 吻合）详解

一、手术适应证

1. 位于胰颈或胰体近端的良性或低度恶性肿瘤。
2. 肿瘤右侧与胆总管有一定距离，左侧切除胰腺后剩余胰腺体尾部 >5cm。
3. 肿瘤局部剜除可能伤及胰管，或肿瘤残留。

二、手术禁忌证

1. 肿瘤大，胰体尾萎缩，或肿瘤切除后剩余远侧端胰体尾长度 <5cm。
2. 虽为低度恶性肿瘤，但边界不清，局部已侵袭血管，或已出现胰外脏器转移。
3. 心肺功能差，无法耐受气腹、麻醉。

三、术前准备

1. 胰腺薄层 CT 平扫及增强扫描，评估病变性质、大小、位置、毗邻，与门静脉、肠系膜上动静脉及脾动静脉的关系等。
2. 肝胆胰 MRI 平扫及增强扫描 +MRCP、超声内镜等，评估肿瘤性质及其与主胰管的关系。
3. 血清肿瘤标志物等检查。
4. 若怀疑功能性神经内分泌肿瘤，则完善相关检查。

四、麻醉及围手术期镇痛

1. 气管插管，静脉吸入复合全身麻醉。
2. 实施"多模式"镇痛方案，手术切口使用罗哌卡因局部浸润麻醉，或者由麻醉医师行腹横肌平面阻滞镇痛。
3. 若无禁忌，术后常规使用镇痛泵和氟比洛芬酯静脉滴注。

五、体位

患者取仰卧分腿位，头高脚低 20°~30°。

六、套管放置

1. 腹腔镜胰腺中段切除术（胰腺空肠 Roux-en-Y 吻合）　采用五孔法（图 6-1-1A），脐下 12mm 套管为观察孔，左、右腋前线肋弓下 5cm 各有 1 个 5mm 套管，左、右锁骨中线平脐分别有 1 个 5mm 套管和 1 个 12mm 套管，其中右锁骨中线 12mm 套管孔为主操作孔。主刀术者站于患者右侧，一助站于患者左侧，扶镜手站于患者两腿中间。

2. 机器人胰腺中段切除术（胰腺空肠 Roux-en-Y 吻合）　一般采用五孔法（图 6-1-1B），脐下 8mm 套管为观察孔，右肋缘下腋前线 8mm 套管接机械臂（双极钳），左肋缘下腋前线 8mm 套管接机械臂（卡地尔钳），左锁骨中线平脐 8mm 套管接机械臂（超声刀），右锁骨中线平脐 12mm 套管为助手操作孔。

七、手术步骤

1. 探查　腹腔镜探查有无肝脏、肠系膜及腹盆壁种植转移；机器人手术同样先行腹腔镜探查，若未发现转移，再行机器人手术操作系统装机。
2. 显露胰颈　打开胃结肠韧带，进入小网膜囊，充分暴露胰腺中段，了解肿瘤位置、大小与性质，必要时术中超声协助定位，结合术前影像学检查决定手术方式。

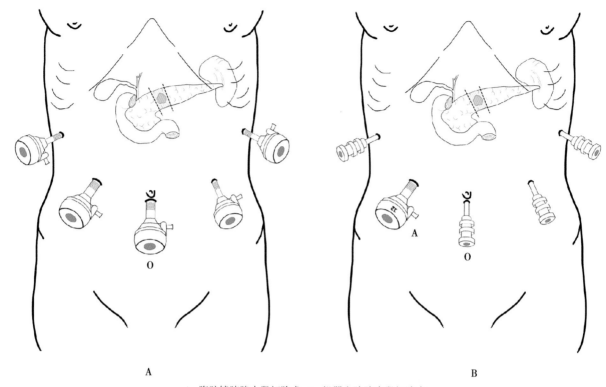

A. 腹腔镜胰腺中段切除术；B. 机器人胰腺中段切除术。

图 6-1-1 腹腔镜和机器人胰腺中段切除术套管布局

3. 胰颈上下缘血管解剖 游离胰腺下缘，确定并显露肠系膜上静脉位置（图 6-1-2A），由下至上，显露门静脉。游离胰腺上缘，切除肝总动脉前方淋巴结，暴露并游离肝总动脉（图 6-1-2B），向头侧牵拉，显露胰腺上缘的门静脉。贯穿建立胰后间隙。

4. 离断肿瘤右侧胰腺 胰头侧距肿瘤边缘 0.5~1cm 处直线切割闭合器切断胰腺（图 6-1-2C），尾侧断缘向左侧牵拉，暴露并保护脾动静脉，顺行游离胰腺背侧至适当距离（图 6-1-2D）。

5. 离断肿瘤左侧胰腺 胰尾侧距肿瘤边缘 0.5~1cm 处使用超声刀或电钩切断胰腺（图 6-1-2E），接近胰管时使用剪刀剪断，有利于在断面上寻找胰管。

6. 取出标本 切除胰颈（图 6-1-2F），将标本装入袋中，根据标本大小延长脐下 trocar 孔切口取出，标本送术中快速冷冻诊断，根据结果决定是否行根治性胰体尾脾切除或胰十二指肠切除术。

7. 胰腺空肠 Roux-en-Y 吻合重建消化道

（1）离断近端空肠：距十二指肠悬韧带 25~30cm 处直线切割闭合器切断空肠，远端经横结肠系膜左侧孔（L孔）上提与胰腺行肠吻合。

（2）胰管空肠黏膜吻合：胰肠吻合方法与腹腔镜和机器人胰十二指肠切除术中胰肠吻合方法相同。

胰肠吻合采用胰管对空肠黏膜的端侧吻合方式，采用 4-0 不可吸收缝线胰腺断缘后壁与空肠浆肌层连续缝合（图 6-1-2G），空肠侧壁打孔，根据胰管大小选择相应直径硅胶支架管置入胰管，可吸收缝线固定支架管，近端位于肠腔，可降低胰瘘的发生率，并防止胰管空肠吻合口狭窄。胰管与空肠黏膜 5-0 不可吸收缝线间断缝合 6~8 针（图 6-1-2H）。使用 4-0 不可吸收缝线将胰腺断缘前壁与空肠浆肌层连续缝合或间断缝合（图 6-1-2I、图 6-1-2J）。

（3）空肠 Roux-en-Y 吻合：直线切割闭合器距胰肠吻合口 45~50cm 处空肠与近端空肠完成侧侧吻合（图 6-1-2K），于拟行侧侧吻合处远近空肠缝合固定 2 针，可预防吻合过程肠管滑脱，同时可供助手牵拉。使用直线切割闭合器完成吻合后密切观察肠腔内有无出血，并相应处理。缝闭空肠进器械口（图 6-1-2L），关闭远近空肠间系膜。

8. 放置引流管 胰腺近侧断缘及胰肠吻合口旁各放置一引流管（视频 6-1）。

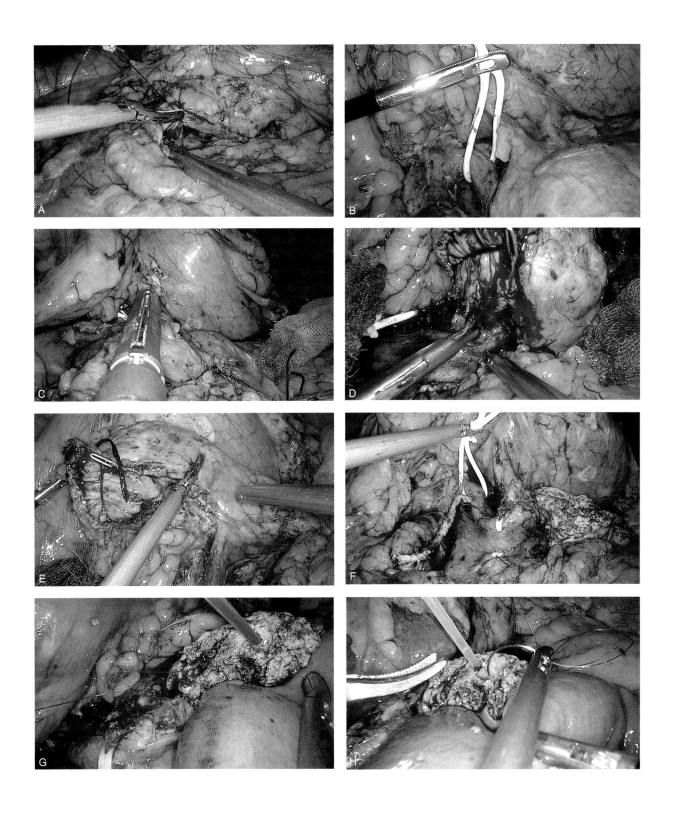

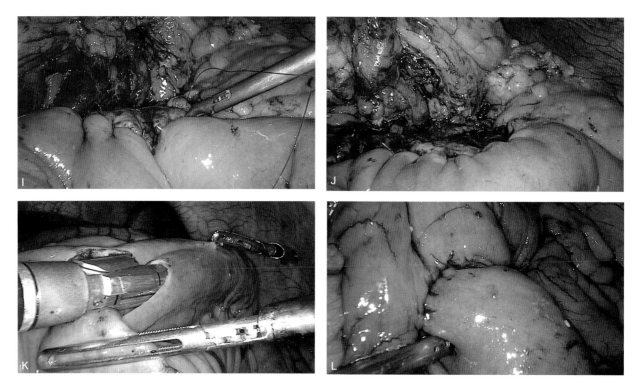

A. 胰腺下缘暴露肠系膜上静脉,创建胰后间隙;B. 悬吊肝总动脉,暴露胰腺上缘;C. 于肿瘤右侧离断胰腺;D. 顺行法游离胰颈体;E. 于肿瘤左侧离断胰腺;F. 标本移除后;G. 胰肠吻合(后壁连续缝合);H. 胰管空肠黏膜吻合;I. 胰肠吻合(前壁间断缝合);J. 完成胰肠吻合;K. 空肠侧侧吻合;L. 缝合空肠进器械口。

图 6-1-2 腹腔镜胰腺中段切除术(胰腺空肠 Roux-en-Y 吻合)

视频 6-1 腹腔镜胰
腺中段切除术(胰腺
空肠 Roux-en-Y 吻合)

第二节 机器人胰腺中段切除
(胰腺断缘端端吻合)

一、手术适应证

1. 位于胰颈或胰体近端的良性或低度恶性肿瘤。
2. 肿瘤右侧与胆总管有一定距离,左侧切除胰腺后剩余胰腺体尾部 >5cm。
3. 肿瘤局部剜除可能伤及胰管,或肿瘤残留。
4. 胰腺中段切除后两侧胰腺断缘距离≤5cm,可行无张力的端端吻合。

二、手术禁忌证

1. 肿瘤大,胰体尾萎缩,或肿瘤切除后剩余远侧端胰体尾长度 <5cm。
2. 虽为低度恶性肿瘤,但边界不清,局部已侵袭血管,或已出现胰外脏器转移。
3. 心肺功能差,无法耐受气腹、麻醉。
4. 胰腺中段切除后两侧胰腺缘端距离远,端端吻合张力大。

三、术前准备

1. 胰腺薄层 CT 平扫及增强扫描,评估病变性质、大小、位置、毗邻,与门静脉、肠系膜上动静脉及脾动静脉的关系等。
2. 肝胆胰 MRI 平扫及增强扫描 +MRCP、超声内镜等,评估肿瘤性质及其与主胰管的关系。
3. 血清肿瘤标志物等检查。
4. 若怀疑功能性神经内分泌肿瘤,则完善相关检查。

四、麻醉及围手术期镇痛

1. 气管插管,静脉吸入复合全身麻醉。
2. 实施"多模式"镇痛方案,手术切口使用罗哌卡因局部浸润麻醉,或者由麻醉医师行腹横肌平面阻滞镇痛。
3. 若无禁忌,术后常规使用镇痛泵和氟比洛芬酯静脉滴注。

五、体位

患者取仰卧分腿位,头高脚低 20°~30°。

六、套管放置

套管放置和布局同腹腔镜和机器人胰腺中段切除术(胰腺空肠 Roux-en-Y 吻合)。

七、手术步骤

1. 探查　腹腔镜探查有无肝脏、肠系膜及腹盆壁种植转移;机器人手术同样先行腹腔镜探查,如未发现转移,再行机器人手术操作系统装机。
2. 显露胰颈　打开胃结肠韧带,进入小网膜囊,充分暴露胰腺中段,了解肿瘤位置、大小与性质,必要时术中超声协助定位,结合术前影像学检查决定手术方式。
3. 胰颈上下缘血管解剖　游离胰腺上缘,切除肝总动脉前的淋巴结,暴露并游离肝总动脉,向头侧牵拉,显露胰腺上缘的门静脉。游离胰腺下缘,确定并显露肠系膜上静脉位置,由下至上,显露门静脉,贯穿建立胰后间隙。
4. 离断肿瘤左侧胰腺　胰尾侧距肿瘤边缘 0.5~1cm 处使用超声刀或电钩切断胰腺,接近胰管时使用剪刀剪断,利于在断面上寻找胰管(图 6-2-1A、图 6-2-1B)。暴露并保护脾动静脉,游离胰腺背侧至适当距离。

5. 离断肿瘤右侧胰腺 胰头侧距肿瘤边缘 0.5~1cm 处使用超声刀或电钩切断胰腺,接近胰管时使用剪刀剪断,以利于在断面上寻找胰管(图 6-2-1C、图 6-2-1D)。

6. 取出标本 标本装入袋中,根据标本大小延长脐下 trocar 孔切口取出,标本送术中快速冷冻诊断,根据结果决定是否行根治性胰体尾脾切除或胰十二指肠切除术。

7. 胰腺断缘端端吻合

(1)为减少胰腺端端吻合的张力,可向尾侧多游离些胰体尾,但需注意血供的保护。

(2)根据远近端胰腺断缘的吻合张力情况,酌情游离十二指肠侧腹膜及胰头后方。

(3)根据胰头侧长度及胰管直径选择适宜的硅胶支撑管(图 6-2-1E),直径 2~3mm,长 10~12cm,远近端均予修剪部分侧孔,近端跨过乳头进入十二指肠肠腔,远端置入胰体尾 3~4cm,硅管与胰体尾端可吸收缝线固定,人为制造主胰管的连续性。

(4)胰腺断缘端端吻合,自制 25cm 长的双针 4-0 不可吸收缝线,经胰管进针,胰腺被膜出针,将近远端主胰管靠拢。先缝合后壁(图 6-2-1F~图 6-2-1H),缝线先预置不打结,缝合结束一并打结。缝合前壁,同样预留缝线待缝合结束一并打结,完成胰腺断缘端端吻合(图 6-2-1I~图 6-2-1L)。

8. 放置引流管 胰腺断缘吻合口上下缘各放置一引流管,经 trocar 孔切口引出固定(视频 6-2)。

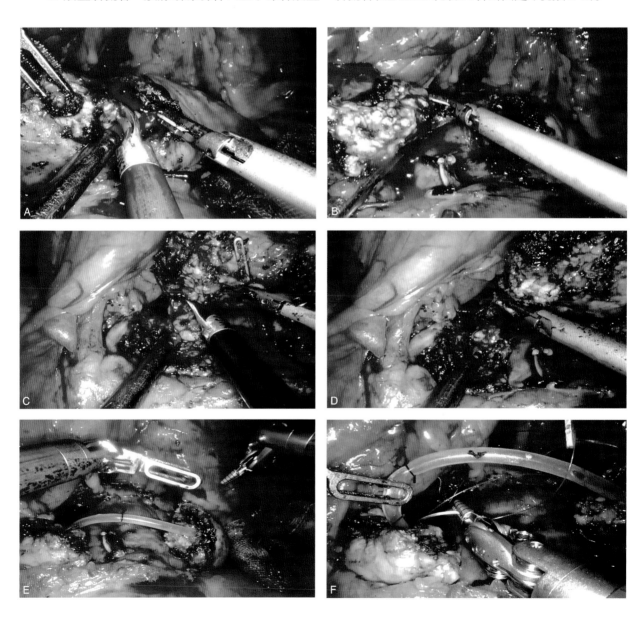

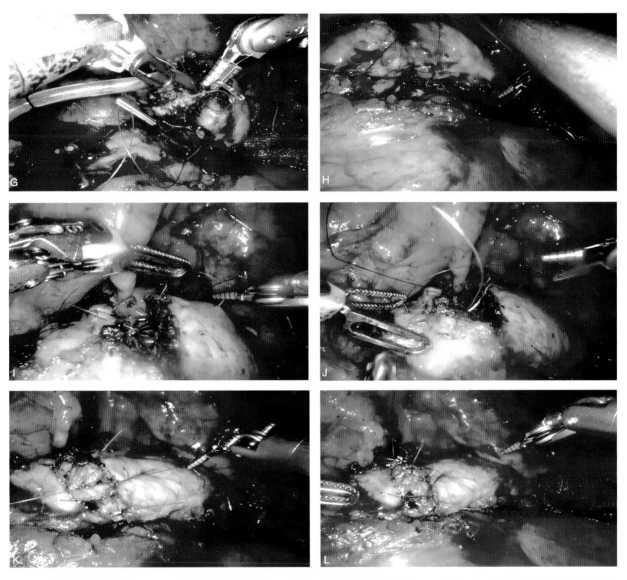

A、B. 于肿瘤左侧离断胰腺；C、D. 于肿瘤右侧离断胰腺；E. 远近端主胰管置入支架管；F~H. 胰腺断缘端端吻合（后壁间断缝合）；I~K. 胰腺断缘端端吻合（前壁间断缝合）；L. 完成胰腺断缘端端吻合。

图 6-2-1 机器人胰腺中段切除（胰腺断缘端端吻合）

视频 6-2 机器人胰腺中段切除术（胰腺断缘端端吻合）

第三节 腹腔镜和机器人胰腺中段切除术难点

一、胰腺空肠 Roux-en-Y 吻合

（一）主要血管的解剖和保护

胰腺颈部位置特殊,解剖意义重大,邻近多条重要血管,包括腹腔干及其分支肝总动脉、胃左动脉、脾动脉、门静脉、肠系膜上静脉、脾静脉及胃左静脉等。如处理不当,可能导致术中大出血。

1. 血管解剖顺序

（1）在胰腺下缘解剖显露肠系膜上静脉,沿肠系膜上静脉前壁上行,分离胰颈后方间隙,多可找到脾静脉。

（2）在胰腺上缘分离肝总动脉,切除 No.8a 淋巴结,以利于悬吊保护肝总动脉、显露后方的门静脉。

（3）沿肝总动脉向左分离,显露保护胃左血管,并多可在胰腺上缘找到脾动脉。

2. 血管变异辨别

（1）术前结合术前影像学检查,了解有无血管变异,初步掌握肝总动脉,肝固有动脉,肝左、右动脉的走向,防止术中误伤。特别是对于某些罕见变异,如肝总动脉起源于肠系膜上动脉或腹主动脉,术前均应辨别,并制订充分的手术预案。术中悬吊肝总动脉,可以更好地显露门静脉,进而保护血管。

（2）血管分离辨识解剖,可借助腹腔镜和机器人胰十二指肠切除术中胰颈处主要血管解剖处理方法。

（3）若肝总动脉、脾动脉位置较深,或被胰颈肿瘤遮挡,或者胰颈肿瘤与腹腔干及其主要分支关系密切,受限于腹腔镜和机器人由下往上的视角,从胰颈上方去分离肝总动脉、脾血管难度较大,强行分离可能导致出血;可从胰腺下缘向上切断胰腺,当靠近上缘时小心分离胰颈肿瘤与主要血管之间的粘连,显露肝总动脉、脾动脉及门静脉等。

（二）胰后间隙建立

胰腺两侧切断距离常较远,经常需要分别从肠系膜上静脉和脾静脉前方创建胰后间隙。因此,两者胰后间隙创建位置和处理方法也略有不同。

1. 肠系膜上静脉前贯通 胰腺近切端处行肠系膜上静脉前贯通时,先解剖处理胰腺上下缘,下缘通常存在于肠系膜上静脉的交通支,可予缝扎处理,游离胰腺上缘,切除位于肝总动脉前方淋巴结,游离并暴露肝总动脉,向头侧牵拉,显露胰腺上缘的门静脉。若肝总动脉位置较深,与胰腺上缘及门静脉等界限不清,可不强求贯通肠系膜上静脉前方的胰后间隙,先用超声刀由下往上逐步离断胰腺,直视下保护门静脉、脾静脉、肝总动脉等。

2. 脾静脉前贯通 胰腺远切端处行脾静脉前贯通时,先游离胰腺体尾部下缘,由脚侧往头侧游离胰腺后方,显露脾静脉,胰腺上缘分离暴露脾动脉,由于脾动静脉常存在走向胰腺的分支,需超声刀凝闭、钛夹或血管夹夹闭或缝扎结扎等处理后才能贯穿胰后间隙。若脾动静脉无法游离,可用超声刀先由下往上离断胰腺,一边离断胰腺,一边暴露脾动静脉,不强求创建胰后间隙再离断胰腺,以保护脾动静脉为首要原则。

（三）近端胰腺断缘处理

当充分游离胰后间隙后,可使用丝线悬吊,穿过直线切割吻合器,然后切断胰腺近端。应根据胰腺

的厚度选择适当的钉脚高度,吻合器夹闭胰腺时需用力均匀,慢慢夹闭,以防止胰腺断裂。夹闭后等待15~30秒再激发,能达到较好的止血效果。对难以贯通胰后间隙的病例,可以用超声刀切断胰腺后,尽量寻找胰管断端并行"8"字缝合降低术后胰瘘的发生率,胰腺断缘可用不可吸收缝线连续缝合,降低术后胰瘘、出血的发生率。若胰腺断缘出血明显,可边切边间断缝合止血。

(四)远端胰腺断缘处理

在切断远端胰腺时需注意寻找胰管,用超声刀或电刀切断胰腺的过程中为防止胰管凝闭,需在邻近胰管时使用剪刀剪断胰管。断缘需要彻底止血,根据情况使用电凝或缝扎止血。为方便行胰肠吻合,需要游离胰腺断缘长度1~2cm。胰腺断缘后壁常有脾动静脉分支,需要缝扎止血,避免术后出血。

(五)胰肠吻合

胰腺中段切除后消化道重建方式,包括胰肠吻合及胰胃吻合,有学者认为胰胃吻合相比胰肠吻合更为简便,笔者认为两种吻合方式可以根据术者的操作习惯进行选择,可熟练操作者为优。

由于胰腺中段切除存在两个胰腺断缘,相比仅有一个胰腺断缘的胰体尾切除或胰十二指肠切除,其胰瘘发生率增高[9]。同时由于存在胰肠吻合口,该吻合口发生的胰瘘,胰液可经肠液胆汁激活,腐蚀血管,其胰瘘伴发出血的可能性相较于单纯的胰体尾切除又增加许多。胰瘘是胰腺术后的并发症,胰瘘并发出血是该种术式的严重并发症,经药物无法控制的出血可考虑介入或开腹手术。

胰腺断缘的处理有两种,一种是胰腺的头、尾侧断缘分别与空肠行 Ω 形双吻合,另一种是笔者中心采用的方式,直线切割闭合器近胰头端距肿瘤0.5~1cm处切断,闭合胰头侧的胰腺断缘,远侧胰腺断缘行胰肠吻合。Ω 形双吻合存在双吻合口,故其吻合口瘘的风险成比例增高,同时增加微创手术下缝合的工作量,因此微创胰腺中段切除,国内学者大多采用与笔者中心相同的消化道重建方式。

胰肠吻合的难点和处理方法在腹腔镜和机器人胰十二指肠切除术中已详细叙述,故不再赘述。不同于胰十二指肠切除术,腹腔镜和机器人胰腺中段切除术中胰肠吻合的位置更靠左侧,而且胰腺断缘更靠近远端,胰管直径更小,吻合难度更高。主刀医师可根据经验调整站位,采用熟练掌握的胰肠吻合方式完成胰腺消化道重建。

二、胰腺断缘端端吻合

机器人胰腺中段切除,胰腺断缘端端吻合是由中国人民解放军总医院刘荣首创[10],适用于胰腺中段切除后两侧胰腺断缘吻合无张力的患者,因此术前评估及术中中段切除后的再次评估至关重要。该种术式在最大限度保留胰腺功能的同时维持了原有的解剖状态。胰腺的端端吻合需要考虑吻合口的张力,根据切除胰腺的多少来游离胰体尾及胰头,以最大限度地降低端端吻合口的张力。

该术式术后胰瘘的发生率较高,但由于该部位漏出的胰液未经肠液及胆汁等激活,只要保持引流管通畅,及时充分引流,伴随胰腺断缘愈合,患者均能顺利拔除引流管。术前需与患者及家属充分沟通,权衡利弊,使治疗获益最大化。

(一)远、近端胰腺吻合前准备

为行端端吻合,远、近端胰腺断缘需彻底止血,在离断胰腺的过程中需注意寻找胰管,胰管用剪刀剪断,有利于吻合。胰腺上、下缘均予缝扎止血,断面出血也予缝扎止血。端端吻合前还需评估两侧胰腺断缘的厚度,如两侧胰腺断缘厚度相差较大,则不适合行端端吻合。

(二)端端吻合

机器人胰腺中段切除胰腺断缘端端吻合(图6-3-1)采用具有笔者中心特色的"胰管黏膜对黏膜

6针法"。使用自制双头针,胰管黏膜进针,胰腺被膜出针,行单层胰管、胰腺实质全层间断缝合,确保两侧胰管黏膜对黏膜可靠吻合,更快地促进主胰管黏膜愈合。同时,要注意吻合后两侧胰腺断缘必须紧密贴合,否则可能导致长时间、高流量的胰外瘘。机器人胰腺中段切除胰腺断缘端端吻合可恢复胰液流出道的连续性,避免行胰腺与胃或空肠吻合,同时降低近端胰腺断缘及胰肠、胰胃吻合口瘘两边胰瘘的风险。

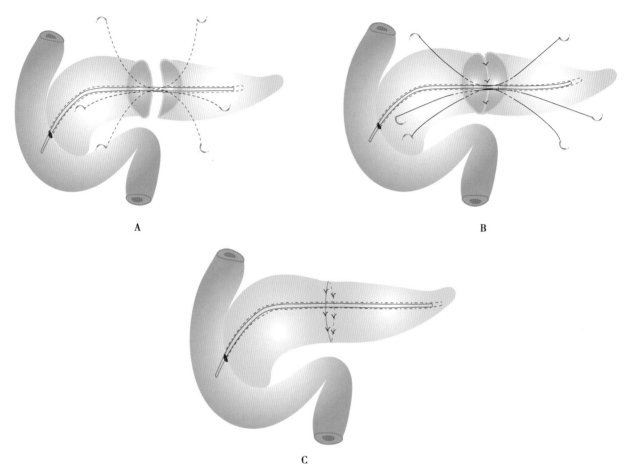

A. 置入胰管支架管,胰腺断缘后壁间断缝合;B. 胰腺断缘前壁间断缝合;C. 完成胰腺断缘端端吻合。

图 6-3-1　机器人胰腺中段切除术(胰腺断缘端端吻合)示意图

使用硅胶管恢复主胰管的连续性是该术式成功的关键,进入十二指肠腔内的硅胶管可自行脱落或在胃镜下拔除。此外,胰腺断缘端端吻合需要考虑两侧断缘的距离和吻合张力。因此,术前影像学评估及术中胰腺中段切除后再次评估极为重要。为保证端端吻合无张力,可以多向胰体尾端游离,必要时可打开十二指肠侧腹膜及游离胰头后方松解胰头,以确保在吻合时胰腺远、近端充分闭拢,进而最大限度地降低胰瘘的发生率。胰腺断缘端端吻合术后胰瘘的发生率较高,但多为单纯性胰瘘,随着胰腺断缘愈合,通过延长拔管时间多能治愈。

（三）分支血管处理

越往胰尾胰管逐渐变细,因此胰体的端端吻合难度更大,需要选择适合的胰腺支架管。同时在处理胰腺时,需要类似 Kimura 方法,处理走向胰腺脾动静脉血管分支。建议切除时先用超声刀或双极钳凝闭,移除标本后再用血管缝线逐一缝合潜在出血点,从而降低术后出血的风险。

第四节　腹腔镜和机器人胰腺
中段切除术对比

对比腹腔镜与机器人胰腺中段切除术,两者总体手术步骤和流程类似,但机器人手术系统相对而言更有优势。

一、血管解剖及出血控制

胰颈部毗邻走行多条重要血管,行胰腺中段切除术时多需将其充分解剖游离,包括腹腔干及其分支肝总动脉、胃左动脉、脾动脉、门静脉、肠系膜上静脉、脾静脉及胃左静脉等。

若肝总动脉、脾动脉位置较深,或被胰颈肿瘤遮挡,或胰颈肿瘤与腹腔干及其主要分支关系密切,受限于腹腔镜由下往上的视角,无法先从胰颈上方分离肝总动脉、脾血管时,先离断胰腺,由下往上解剖胰腺上缘的主要血管,可保证手术的安全性。而在机器人手术时,得益于机械臂的灵活性、精细性和稳定性,可直接在胰腺上缘进行解剖分离,悬吊主要血管,使其在解剖胰腺上缘主要血管时更有优势。

机器人手术时左手操作双极钳,右手操作超声刀,对小出血可及时凝闭,有利于保持术野干净,减少术中出血量。此外,在贯通脾静脉前方胰后间隙时,机器人下更易解剖悬吊脾静脉。同时,分离过程中遇到的肠系膜上动静脉、脾动静脉发往胰颈体的分支血管,可先行超声刀凝闭,待标本移除后利用机器人手术缝合优势逐一缝合,以降低术后出血的风险。

二、吻合优势

不同于胰十二指肠切除术,胰腺中段切除术的远侧断缘更靠近左侧,意味着胰管直径更细,更难以吻合。

(一)胰腺空肠 Roux-en-Y 吻合术

对胰腺空肠 Roux-en-Y 吻合术,目前主流的胰腺消化道重建方式是胰肠吻合,其中胰管空肠黏膜吻合居多,因此,胰肠吻合难度更高。

在此情况下,机器人的吻合优势非常明显。机器人下的三维立体视野,最高可放大 10~15 倍,非常适合局限视野下的精细操作,特别适合细小胰管的胰肠吻合。同时,机器人手术系统操作精细、稳定,机械臂的 7 个自由度保证了其灵活性,进针角度灵活多变,不易撕裂胰管和胰腺实质。因此,机器人下行胰腺中段切除术的胰肠吻合较腹腔镜下吻合质量更有保证。

(二)胰腺断缘端端吻合术

胰腺中段切除后行胰腺断缘端端吻合术,两侧胰腺对吻后,胰腺和胰腺实质之间愈合较为缓慢,且两侧胰腺断缘仍存在一定张力,加上胰体尾游离较多,可能影响断端血供。胰腺断缘端端吻合需要缝合确切,精度高,多角度进针,且胰腺实质和胰管易撕裂,因此缝合难度极大,若吻合质量无法保障,可能导致严重并发症。若两侧胰腺断缘吻合后未紧密贴合,可能导致中间胰管难以愈合,甚至导致长时间高流量的胰外瘘。即使机器人下吻合,术后胰瘘的发生率仍较高,但一般为 B 级胰瘘,通过延长拔管时间多可自愈。综上所述,更推荐在机器人下行胰腺断缘端端吻合。

(陆逢春　黄鹤光)

参考文献

［1］GUILLEMIN P, BESSOT M. Chronic calcifying pancreatitis in renal tuberculosis：pancreatojejunostomy using an original technic［J］. Mem Acad Chir（Paris）, 1957, 83（27-28）: 869-871.

［2］BACA I, BOKAN I. Laparoscopic segmental pancreas resection and pancreatic cystadenoma［J］. Chirurg, 2003, 74（10）: 961-965.

［3］GIULIANOTTI P C, SBRANA F, BIANCO F M, et al. Robot-assisted laparoscopic middle pancreatectomy［J］. J Laparoendosc Adv Surg Tech A, 2010, 20（2）: 135-139.

［4］徐建威,展翰翔,王磊. 胰腺中段切除术及其微创手术技巧［J］. 协和医学杂志, 2019, 10（4）: 317-321.

［5］陈洋,赵国栋,赵之明,等. 机器人手术系统行胰腺中段切除的临床应用［J］. 腹部外科, 2017, 30（1）: 18-22.

［6］周斌,徐晓武,郭卫东,等. 腹腔镜胰腺中段切除术技巧与体会［J］. 腹腔镜外科杂志, 2017, 22（8）: 574-576.

［7］HUYNH F, CRUZ C J, HWANG H K, et al. Minimally invasive（laparoscopic and robot-assisted）versus open approach for central pancreatectomies：a single-center experience［J］. Surg Endosc, 2022, 36（2）: 1326-1331.

［8］ROMPIANESI G, MONTALTI R, GIGLIO M C, et al. Robotic central pancreatectomy：a systematic review and meta-analysis［J］. HPB（Oxford）, 2022, 24（2）: 143-151.

［9］施昱晟,王越,秦凯,等. 胰腺中段切除术经验总结（附177例报告）［J］. 外科理论与实践, 2019, 24（3）: 215-221.

［10］刘荣,王子政,高元兴,等. 机器人"荣氏"胰腺中段切除术一例报道［J］. 中华腔镜外科杂志（电子版）, 2017, 10（5）: 319-320.

第七章

腹腔镜和机器人胰体尾
联合脾切除术

胰体尾切除术（distal pancreatectomy，DP），又称胰腺远端切除术，是指切除肠系膜上静脉左侧的胰体及胰尾。胰体尾切除术一般包括胰体尾联合脾切除术（distal pancreatosplenectomy，DPS）和保脾胰体尾切除术（spleen-preserving distal pancreatectomy，SPDP）。腹腔镜胰体尾切除术（laparoscopic distal pancreatectomy，LDP）和机器人胰体尾切除术（robotic distal pancreatectomy，RDP）合称微创胰体尾切除术（minimally invasive distal pancreatectomy，MIDP），是目前开展最为成熟和广泛的微创胰腺手术。胰体尾切除术术中 MIDP 的占比呈逐年上升趋势。美国统计数据显示，MIDP 占所有 DP 的比例从 1998 年的 2.4% 上升至 2009 年的 7.3%[1]。美国外科医师协会 - 全国质量改进项目（American College of Surgeons National Quality Improvement Program，ACS-NSQIP）数据显示，2014—2016 年美国 MIDP 占比为 53%，已经超过了开放胰体尾切除术（open distal pancreatectomy，ODP）[2]。由于胰体尾与脾之间密切的解剖关系，切除胰体尾常需将脾一并切除。

根治性顺行模块化胰脾切除术（radical antegrade modular pancreatosplenectomy，RAMPS）最早由 Strasberg 等[3]于 2003 年提出，旨在提高肿瘤的 R0 切除率和淋巴结清扫数目。然而，其生存获益尚缺乏高级别证据。海军军医大学附属长海医院金钢教授团队和约翰·霍普金斯医院何进教授团队[4]的双中心回顾性研究结果显示，RAMPS 较标准胰体尾脾切除术淋巴结清扫数目更多，R0 切除率更高，但出血量更多。两者在术后胰瘘及术后出血等方面相似，在术后无复发生存期及总生存期方面差异无统计学意义。其肿瘤学预后与韩国 Kim 等的一项回顾性多中心倾向匹配研究结果相仿[5]。北京协和医院戴梦华教授团队等研究结果显示[6]，和传统胰体尾脾切除术相比，RAMPS 清扫淋巴结数目更多，总生存期和无病生存期更长。

本章主要对腹腔镜胰体尾联合脾切除术（laparoscopic distal pancreatosplenectomy，LDPS）和机器人胰体尾联合脾切除术（robotic distal pancreatosplenectomy，RDPS）的手术难点和处理方法展开讨论。

第一节　腹腔镜和机器人胰体尾
联合脾切除术详解

一、手术适应证

1. 不适合保脾的胰体尾良性肿瘤和低度恶性肿瘤，如浆液性囊腺瘤、黏液性囊腺瘤、导管内乳头状黏液肿瘤、实性假乳头状瘤、神经内分泌瘤等。

2. 胰体尾严重裂伤，伴或不伴脾外伤。

3. 保脾腹腔镜胰体尾切除术中保脾失败时。

二、手术禁忌证

1. 既往腹部大手术史,预计腹腔严重粘连者。
2. 心肺功能差,无法耐受全身麻醉手术或气腹者。

三、术前准备

1. 胰腺薄层 CT 平扫及增强扫描,评估病变性质、大小、位置、毗邻,与门静脉、肠系膜上动静脉及脾动静脉的关系等。
2. 肝胆胰 MRI 平扫及增强扫描 +MRCP、超声内镜等,评估肿瘤性质及其与主胰管的关系。
3. 血清肿瘤标志物等检查。
4. 若怀疑功能性神经内分泌肿瘤,则完善相关检查。

四、麻醉及围手术期镇痛

1. 气管插管,静脉吸入复合全身麻醉。
2. 实施"多模式"镇痛方案,手术切口使用罗哌卡因局部浸润麻醉,或者由麻醉医师行腹横肌平面阻滞镇痛。
3. 若无禁忌,术后常规使用镇痛泵和氟比洛芬酯静脉滴注。

五、体位

患者取仰卧分腿位,头高 20°~30°,左侧高 20°~30°。

六、套管放置

1. 腹腔镜胰体尾联合脾切除术　采用五孔法(图 7-1-1A)。术者站中间位,第一助手站于患者右侧,扶镜手站于第一助手右后侧。脐下取 12mm 横弧形切口,气腹针穿刺建立气腹,刺入 12mm trocar,作为观察孔,置入 30° 腹腔镜。右腋前线肋缘下 2cm 置入 5mm trocar,右侧腹直肌外侧缘脐上 1~2cm 水平置入 12mm trocar(主操作孔)。左侧腹直肌外侧缘脐上 1~2cm 水平置入 5mm trocar,左腋前线肋缘下 2cm 置入 12mm trocar。

2. 机器人胰体尾联合脾切除术　一般采用五孔法(含一个辅助孔)(图 7-1-1B)。脐下取 8mm 横弧形切口,建立气腹,置入 trocar,置入机器人腹腔镜镜头。于左腋前线肋缘下 2~3cm 取 8mm 切口,置入机器人专用 trocar,作为主操作孔(超声刀)。右锁骨中线平脐和右腋前线肋缘下 2~3cm 分别取 8mm 切口(双极钳和卡地尔钳),置入专用 trocar,作为副操作孔。于左锁骨中线平脐置入 12mm 普通 trocar,作为助手的辅助操作孔,必要时可在观察孔的右中方再增加一个辅助孔。

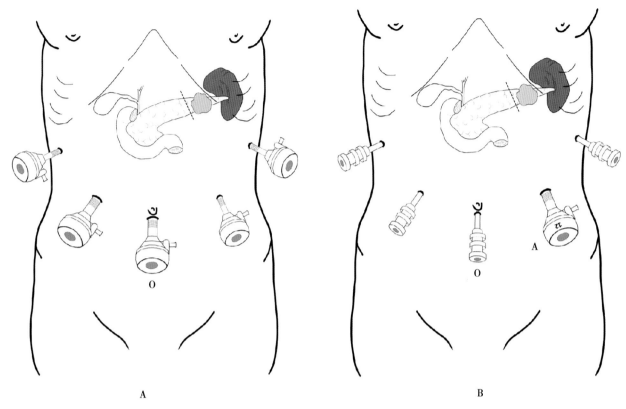

A. 腹腔镜胰体尾联合脾切除术；B. 机器人胰体尾联合脾切除术。

图 7-1-1　腹腔镜和机器人胰体尾联合脾切除术 trocar 布局

七、手术策略

腹腔镜和机器人胰体尾联合脾切除术的具体实施，可根据肿瘤部位、大小，肿瘤与脾动静脉关系，选择从右向左、先处理胰腺颈体部的"顺行法"，或者从左向右、先处理胰尾部的"逆行法"，或者两者结合的"顺逆结合法"。

八、手术步骤

以腹腔镜胰体尾联合脾切除术（逆行法）为例（视频 7-1）。

1. 探查　腹腔镜探查有无肝脏、肠系膜及腹盆壁种植转移。

2. 显露胰体尾　切开胃结肠韧带，向左侧达脾下极，显露胰体尾及肿瘤。

3. 下降结肠脾曲　离断脾结肠韧带，下移结肠脾曲。

4. 离断胃脾韧带　继续向左上方游离，离断胃网膜左血管及胃脾韧带（图 7-1-2A）。

5. 游离胰体尾　游离胰体尾下缘（图 7-1-2B），分离胰腺后方间隙（图 7-1-2C），将胰体尾和脾血管向左上方推拉，充分分离胰体尾后方间隙。

6. 离断脾周韧带　沿着胰体尾后方间隙向左侧游离，分离脾下极，继续向上后方离断脾肾韧带和脾结肠韧带（图 7-1-2D），充分游离脾。

7. 解剖胰腺上缘　于胰腺上缘解剖，分离脾动脉，必要时解剖显露肝总动脉和胃左血管。

视频 7-1
腹腔镜胰体
尾联合脾切
除术（逆行
法）

8. 离断脾动脉　充分游离脾动脉根部（图 7-1-2E），先用丝线于根部结扎后再用血管夹夹闭离断（图 7-1-2F）。

9. 离断脾静脉　游离脾静脉根部（图 7-1-2G），先用丝线于根部结扎后再用血管夹夹闭离断（图 7-1-2H），也可用直线切割闭合器（白钉）离断脾静脉。

10. 贯通胰后间隙　于胰腺下缘解剖显露肠系膜上静脉，离断胰颈处的小静脉分支，由下往上分离胰颈后方间隙，充分显露肠系膜上静脉、门静脉及脾静脉根部，贯通胰颈后方间隙；如肿瘤靠近胰尾，在脾静脉后方贯通胰后间隙，悬吊胰腺（图 7-1-2I）。

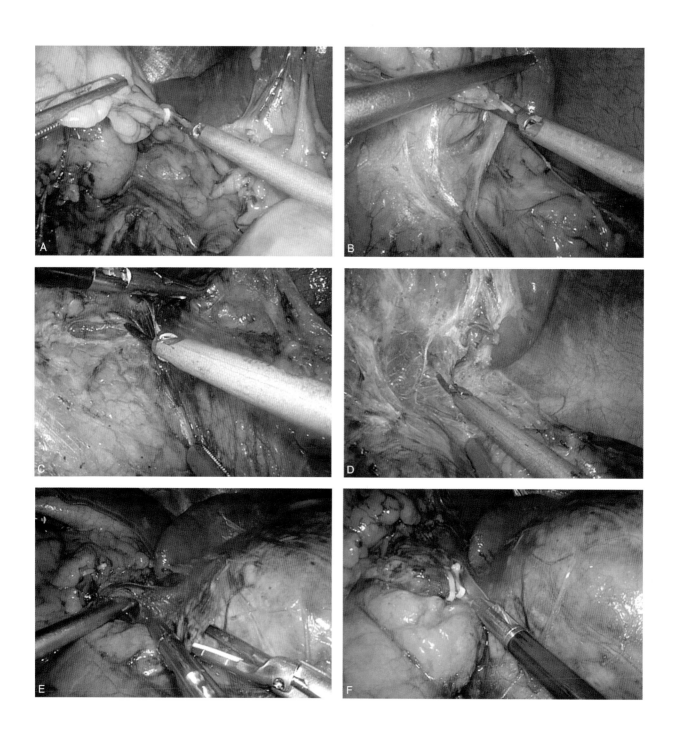

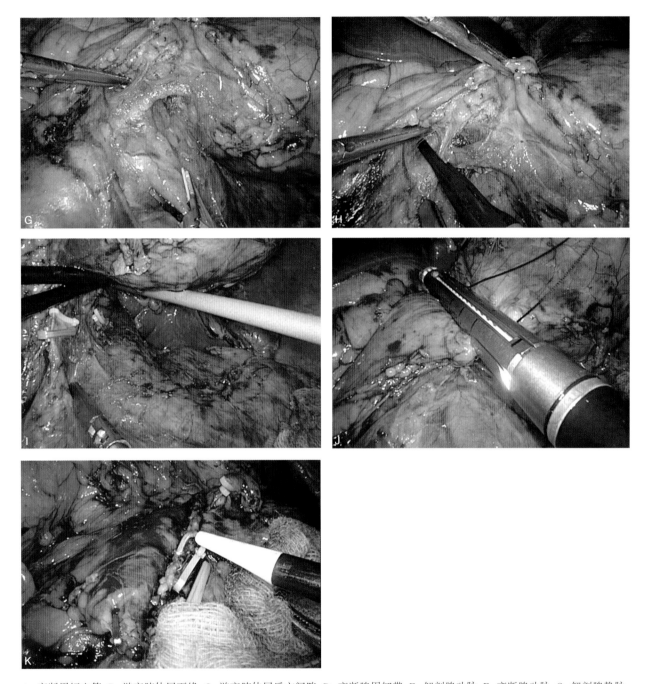

A. 离断胃短血管；B. 游离胰体尾下缘；C. 游离胰体尾后方间隙；D. 离断脾周韧带；E. 解剖脾动脉；F. 离断脾动脉；G. 解剖脾静脉；
H. 离断脾静脉；I. 充分游离胰体尾、脾；J. 离断胰腺；K. 胰腺断缘止血。

图 7-1-2 腹腔镜胰体尾联合脾切除术（逆行法）

11. 离断胰腺 贯通胰后间隙后，丝线悬吊胰腺，用60mm直线切割闭合器离断胰腺（图7-1-2J），根据胰颈厚度和质地选择不同的钉仓。激发前应注意直线切割闭合器前端未夹到肝总动脉、胃左血管等，进器械时需轻柔，勿撕裂后方的门静脉及肠系膜上静脉。直线切割闭合器应缓慢夹闭（20~30秒），夹闭30~60秒后钉合，30~60秒后切割，切割完成后再夹闭30~60秒再松开，可达到较好的止血效果。近侧胰腺断缘必要时可用4-0不可吸收缝线间断缝合加固。

12. 取出标本 将胰体尾脾标本装入标本袋。将脐下横弧形切口绕脐左侧向头端延长，或将脐下横弧形切口向两侧延长。将标本袋的开口自扩大的切口拖出,脾剪成数块后将标本袋连同胰体尾及脾一并取出。胰腺断缘和胰腺肿物送术中快速冷冻诊断。

13. 放置引流管 重新建立气腹。术区密切止血(图 7-1-2K),必要时胰腺及脾血管断缘缝合加固。于胰腺断缘、脾窝分别放置引流管。关闭各套管切口。

上述步骤为标准的胰体尾联合脾切除术,胰腺离断线位于胰颈。对胰尾或胰体偏左的良性肿瘤,预计胰腺离断线在胃左血管左侧,则无须游离肝总动脉、胃左血管和肠系膜上静脉,仅需解剖胰腺上缘的脾动脉和胰腺背面的脾静脉,余步骤相同。

第二节 腹腔镜和机器人根治性胰体尾联合脾切除术

一、手术适应证

主要是胰体尾癌等胰腺恶性肿瘤。

二、手术禁忌证

1. 既往腹部大手术史,预计腹腔严重粘连者。
2. 心肺功能差,无法耐受全身麻醉手术或气腹者。

三、术前准备

1. 胰腺薄层 CT 平扫及增强扫描,评估病变性质,大小,位置,毗邻,与门静脉、肠系膜上动静脉及脾动静脉的关系等。
2. 肝胆胰 MRI 平扫及增强扫描 +MRCP、超声内镜等,评估肿瘤性质及其与主胰管的关系。
3. 血清肿瘤标志物等检查。

四、麻醉及围手术期镇痛

1. 气管插管,静脉吸入复合全身麻醉。
2. 实施"多模式"镇痛方案,手术切口使用罗哌卡因局部浸润麻醉,或者由麻醉医师行腹横肌平面阻滞镇痛。
3. 若无禁忌,术后常规使用镇痛泵和氟比洛芬酯静脉滴注。

五、体位

患者取仰卧分腿位,头高脚低 20°~30°,左侧高 20°~30°。

六、套管放置

套管放置和布局同腹腔镜和机器人胰体尾联合脾切除术。

七、手术策略

腹腔镜和机器人根治性胰体尾联合脾切除术的具体实施,可根据肿瘤部位、大小,肿瘤与脾动静脉关系,肿瘤是否侵犯周围组织或脏器等,同样可选择从右向左、先处理胰颈体的"顺行法",或者从左向右、先处理胰尾部的"逆行法",或者两者结合的"顺逆结合法"。

八、手术步骤

以腹腔镜根治性胰体尾联合脾切除术(逆行法)为例(视频 7-2)。

视频 7-2　腹腔镜根
治性胰体尾联合脾
切除术(逆行法)

1. 探查　腹腔镜探查有无肝脏、肠系膜及腹盆壁种植转移;机器人手术同样先行腹腔镜探查,若未发现转移,再行机器人手术操作系统装机。

2. 显露胰体尾　切开胃结肠韧带,向左侧达脾下极,显露胰体尾及肿瘤。

3. 下降结肠脾曲　离断脾结肠韧带,下移结肠脾曲。

4. 离断胃脾韧带　继续向左上方游离,离断胃网膜左血管(图 7-2-1A)及胃脾韧带。

5. 游离胰体尾　游离胰体尾下缘(图 7-2-1B),离断肠系膜下静脉,分离胰后间隙,将胰体尾和脾血管向左上方推拉,充分分离胰体尾后方间隙,如肾周筋膜或左侧肾上腺受累,可联合肾周筋膜、左肾上腺切除。

6. 离断脾周韧带　沿着胰体尾后方间隙向左侧游离,分离脾下极,继续向上后方离断脾肾韧带和脾结肠韧带(图 7-2-1C),充分游离脾。

7. 解剖胰腺上缘　于胰腺上缘解剖,清扫 No.8a 淋巴结,显露后方的肝总动脉,必要时悬吊肝总动脉;沿肝总动脉走行,向左侧分离出胃左血管和脾动脉根部。

8. 贯通胰后间隙　于胰腺下缘解剖显露肠系膜上静脉,离断胰颈处的小静脉分支,由下往上分离胰颈后方间隙,充分显露肠系膜上静脉、门静脉及脾静脉根部;贯通胰后间隙(图 7-2-1D)。

9. 离断胰颈　贯通胰颈后方间隙后,丝线悬吊胰颈,用 60mm 直线切割闭合器离断胰颈(图 7-2-1E),根据胰颈厚度和质地选择不同的钉仓。激发前应注意直线切割闭合器前端未夹到肝总动脉、胃左血管等,进器械时需轻柔,勿撕裂后方的门静脉、肠系膜上静脉。直线切割闭合器应缓慢夹闭(20~30 秒),夹闭 30~60 秒后钉合,30~60 秒后切割,切割完成后再夹闭 30~60 秒再松开,可达到较好的止血效果。近侧胰腺断缘必要时可用 4-0 不可吸收缝线间断缝合加固。

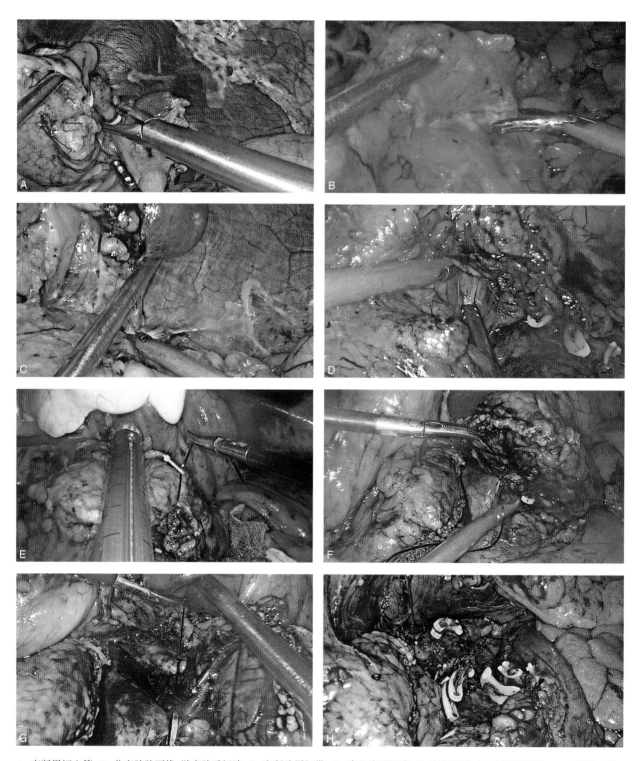

A. 离断胃短血管；B. 分离胰腺下缘，游离胰后间隙；C. 离断脾周韧带；D. 建立胰后间隙；E. 离断胰腺；F. 离断脾静脉；G. 离断脾动脉；H. 检查胰腺断缘。

图 7-2-1　腹腔镜根治性胰体尾联合脾切除术（逆行法）

10. 离断脾静脉　游离脾静脉根部,先用丝线于根部结扎后再用血管夹夹闭离断(图 7-2-1F),也可用直线切割闭合器(白钉)离断脾静脉。

11. 离断脾动脉　胰颈离断后,胰颈处操作空间变大,可充分游离脾动脉根部,先用丝线于根部结扎后再用血管夹夹闭离断(图 7-2-1G),清扫 No.11p 淋巴结。如肿瘤近胰颈部,建议一并清扫 No.7 和 No.9 淋巴结,必要时可于根部离断胃左血管以利于区域淋巴结清扫。完整切除胰体尾,完成标本 en-bloc 切除(图 7-2-1H)。

12. 取出标本　将胰体尾脾标本装入标本袋。将脐下横弧形切口绕脐左侧向头端延长,或将脐下横弧形切口向两侧延长。将标本袋的开口自扩大的切口拖出,脾剪成数块后将标本袋连同胰体尾及脾一并取出。胰腺断缘和胰腺肿物送术中快速冷冻诊断。

13. 放置引流管　重新建立气腹。术区密切止血,胰腺及脾血管断缘缝合加固。于胰腺断缘、脾窝分别放置引流管。关闭各套管切口。

第三节　腹腔镜和机器人根治性顺行模块化胰脾切除术详解

一、手术适应证

主要是胰体尾癌等胰腺恶性肿瘤。

二、手术禁忌证

1. 既往腹部大手术史,预计腹腔严重粘连者。
2. 心肺功能差,无法耐受全身麻醉手术或气腹者。

三、术前准备

1. 胰腺薄层 CT 平扫及增强扫描,评估病变性质、大小、位置、毗邻,与门静脉、肠系膜上动静脉及脾动静脉的关系等。
2. 肝胆胰 MRI 平扫及增强扫描 +MRCP、超声内镜等,评估肿瘤性质及其与主胰管的关系。
3. 血清肿瘤标志物等检查。

四、麻醉及围手术期镇痛

1. 气管插管,静脉吸入复合全身麻醉。
2. 实施“多模式”镇痛方案,手术切口使用罗哌卡因局部浸润麻醉,或者由麻醉医师行腹横肌平面阻滞镇痛。
3. 若无禁忌,术后常规使用镇痛泵和氟比洛芬酯静脉滴注。

五、体位

患者取仰卧分腿位,头高脚低 20°~30°,左侧高 20°~30°。

六、套管放置

套管放置和布局同腹腔镜和机器人胰体尾联合脾切除术。

七、手术步骤

1. 探查 腹腔镜探查有无肝脏、肠系膜及腹盆壁种植转移;机器人手术同样先行腹腔镜探查,若未发现转移,再行机器人手术操作系统装机。

2. 显露胰体尾 切开胃结肠韧带,向左侧达脾下极,显露胰体尾及肿瘤。

3. 下降结肠脾曲 离断脾结肠韧带,下移结肠脾曲。

4. 解剖胰腺下缘 于胰腺下缘解剖显露肠系膜上静脉(图7-3-1A),离断胰颈处的小分支血管。

5. 解剖胰腺上缘 于胰腺上缘解剖(图7-3-1B),清扫No.8a淋巴结,显露后方的肝总动脉,必要时悬吊肝动脉。

6. 贯通胰后间隙 于胰腺下缘解剖显露肠系膜上静脉,离断胰颈处的小静脉分支,由下往上分离胰颈后方间隙,充分显露肠系膜上静脉、门静脉及脾静脉根部;贯通胰颈后方间隙(图7-3-1C)。

7. 离断胰颈 贯通胰颈后方间隙后,丝线悬吊胰颈,用60mm直线切割闭合器离断胰颈,根据胰颈厚度和质地选择不同的钉仓。激发前应注意直线切割闭合器前端未夹到肝总动脉、胃左血管等,进器械时需轻柔,勿撕裂后方的门静脉、肠系膜上静脉。直线切割闭合器应缓慢夹闭(20~30秒),夹闭30~60秒后钉合,30~60秒后切割,切割完成后再夹闭30~60秒再松开,可达到较好的止血效果。也可用超声刀由下往上逐步离断胰颈(图7-3-1D),注意找到主胰管,尽量单独缝合主胰管以降低术后胰瘘的发生率。

8. 解剖肠系膜上动脉 离断肠系膜下静脉(图7-3-1E),在肠系膜上静脉左后方解剖肠系膜上动脉(图7-3-1F),沿动脉鞘清扫神经淋巴组织。

9. 离断脾静脉 解剖肠系膜上静脉、脾静脉汇合处,双重结扎后于根部离断脾静脉(图7-3-1G),以利于肠系膜上动脉根部的显露和神经淋巴组织清扫(图7-3-1H)。

10. 解剖胃左血管 沿胃左血管走行清扫No.7淋巴结(图7-3-1I),注意保护胃左静脉,必要时也可离断胃左静脉以利于淋巴结清扫。

11. 离断脾动脉 解剖脾动脉根部,双重结扎后于根部离断脾动脉(图7-3-1J),并往下解剖腹腔干左侧。

12. 解剖左肾血管 解剖显露左肾静脉,离断左肾上腺静脉(图7-3-1K),注意保护左肾动脉(图7-3-1L),并清扫腹膜后淋巴脂肪组织,联合左肾周脂肪一并切除(图7-3-1M),必要时联合左肾上腺切除。

13. 离断脾周韧带 离断胃短血管(图7-3-1N),沿胰体尾及左肾脂肪囊层面向上解剖分离,离断脾周韧带,将标本en-bloc切除。

14. 取出标本 将胰体尾脾标本装入标本袋取出。胰腺断缘和胰腺肿物送术中快速冷冻诊断。

15. 缝合胰颈断缘 胰颈断缘彻底止血,用4-0不可吸收缝线缝合加固以降低术后胰瘘的发生率(图7-3-1O),同时检查创面(图7-3-1P)。

16. 放置引流管 重新建立气腹,于胰腺断缘、脾窝分别放置引流管。关闭各套管切口(视频7-3)。

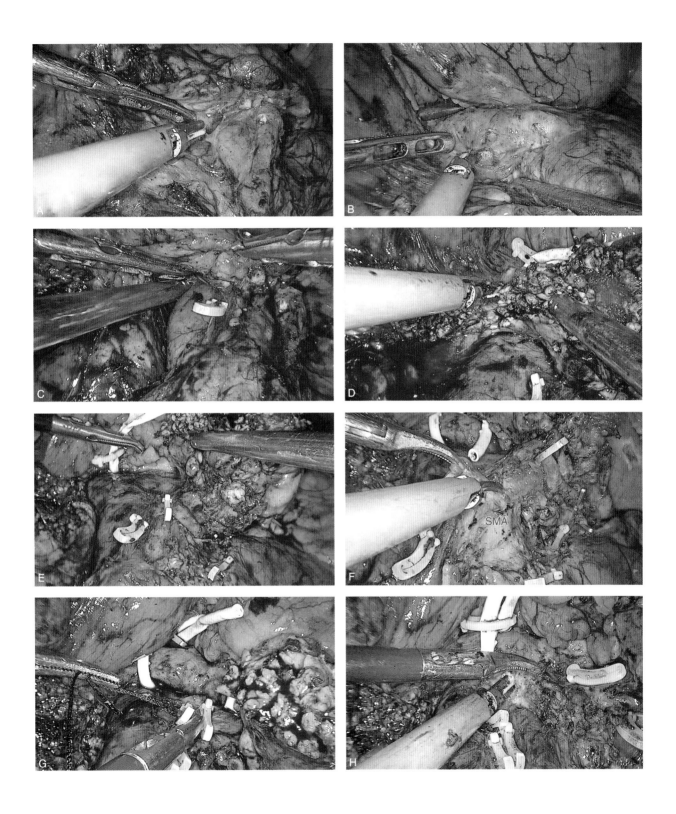

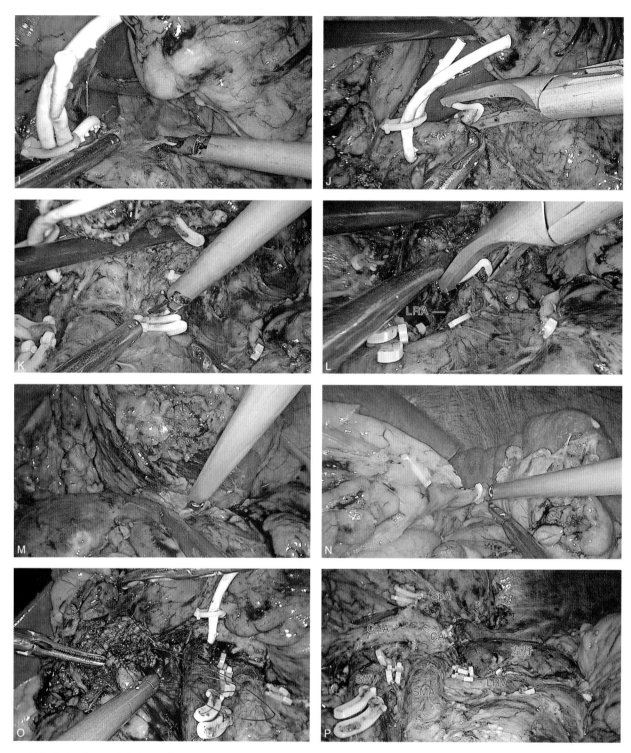

A. 游离胰颈下缘；B. 游离胰颈上缘；C. 分离胰后间隙；D. 离断胰颈；E. 离断 IMV；F. 解剖 SMA；G. 离断 SpV；H. 清扫 No.14 淋巴结；I. 清扫 No.7 淋巴结；J. 离断 SpA；K. 离断左肾上腺静脉；L. 解剖显露 LRA；M. 切除左肾周脂肪；N. 离断胃短血管；O. 缝合胰腺断缘；P. 主要血管解剖。CA. 腹腔干；CHA. 肝总动脉；SMA. 肠系膜上动脉；SMV. 肠系膜上静脉；SpA. 脾动脉；LRA. 左肾动脉；LRV. 左肾静脉。

图 7-3-1　腹腔镜根治性顺行模块化胰脾切除术

视频 7-3 腹腔镜根治性顺行模块化胰脾切除术（RAMPS）

第四节 腹腔镜和机器人胰体尾联合脾切除术难点

一、胰体尾联合脾切除的手术入路

（一）顺行法

1. **手术策略** 显露胰腺颈体部，离断胰腺，离断脾动静脉，游离胰体尾和脾（图 7-4-1A）。也可先离断脾动静脉，再离断胰腺。

2. **手术步骤** 先解剖胰腺上下缘，游离肝总动脉、门静脉、肠系膜上静脉、脾动静脉及胃左动静脉等，贯通胰颈后方间隙，离断胰颈后，离断脾动静脉，继而从右向左游离胰体尾脾。

3. **手术适应证** 该方法适用于胰颈处容易解剖、未侵袭周围组织或脏器的胰体尾肿瘤。

4. **优点** 该方法优先解剖胰颈上下缘的主要血管，充分贯通胰颈后方间隙再离断胰颈，胰颈处空间变大后再离断脾动静脉，处理血管更加从容、确切。优先处理主要血管，解剖层次清楚，先离断脾动静脉，可大大减少胰体尾脾游离时出血。因此，顺行法是胰体尾联合脾切除的首选手术入路。

（二）逆行法

1. **手术策略** 游离胰体尾和脾，离断脾动、静脉，离断胰腺（图 7-4-1B）。或者先离断胰腺，再离断脾动、静脉。

2. **手术步骤** 先游离胰体尾后方间隙，离断脾周韧带，将胰体尾、脾往右上方推拉，逆行法游离胰体尾和脾，最后解剖胰颈体部，离断脾动静脉。

3. **手术适应证** 该方法适用于胰颈体肿瘤或肿瘤较大影响解剖分离，胰颈上下缘难以游离，不能优先处理脾动静脉的病例。

4. **优点** 该方法先处理容易游离的胰体尾，最后集中处理难度较大的胰颈和主要血管，使手术安全性得到保证。若难以处理，必要时可取上腹部辅助小切口，避免中转开腹手术。

（三）顺逆结合法

1. **手术策略** 进入胰体尾后方的腹膜后间隙，游离胰尾和脾，再建立胰后通道，离断胰颈体和脾动静脉，最后于胰体会师，切除胰体尾、脾（图 7-4-1C）。

2. **手术步骤** 采用顺逆结合的方法。"顺"在右侧先解剖胰颈上下缘，离断脾动静脉，"逆"在左侧先离断脾周韧带，充分游离脾，再顺逆结合、由两侧往中间分离，最后完整切除胰体尾、脾。

3. **手术适应证** 该方法适用于体积较大影响解剖分离或侵袭腹膜后脂肪、左侧肾上腺，中间不好分离的胰体肿瘤。

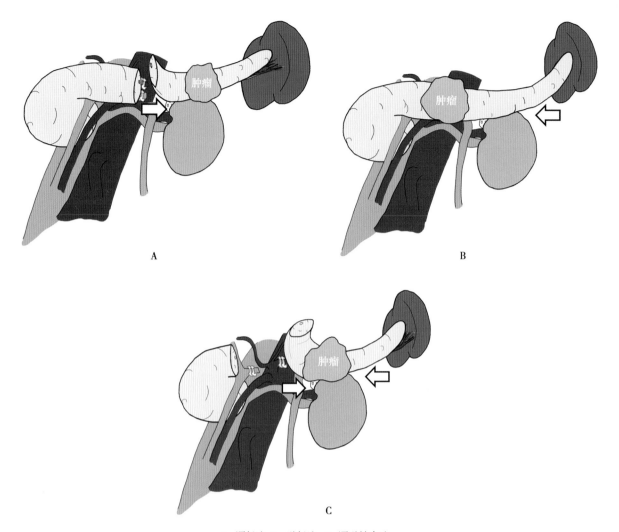

A. 顺行法；B. 逆行法；C. 顺逆结合法。

图 7-4-1　胰体尾联合脾切除术手术入路

4. 优点　该方法优先处理解剖层次清楚的胰颈和胰尾、脾，同时处理脾血管，可减少胰体尾分离时出血。

二、胰后间隙的建立

（一）建立胰后间隙是离断胰腺的关键点

胰颈体离断的关键在于建立胰颈与肠系膜上静脉、门静脉或胰体与脾静脉之间的胰后间隙。肠系膜上静脉和脾静脉在胰颈部后汇合成门静脉。肠系膜和门静脉与胰颈部之间存在一个乏血管间隙，脾静脉与胰体之间多有小静脉分支，如何寻找进入这个间隙并建立胰后间隙是胰体尾切除术的难点之一。

（二）建立胰后间隙的路径

1. 胰颈后方隧道建立　腹腔镜的观察角度是自下往上，胰腺下缘较上缘更容易显露，因此建立胰后间隙一般是从胰腺下缘开始。胰腺是腹膜后位器官，显露胰腺下缘先切开胰腺下缘表面的后腹膜。胰颈是胰腺中部最薄的部位，胰颈下缘相对较薄。术者左手钳轻提胰腺下缘，右手使用超声刀分离胰颈下缘与肠系膜上静脉之间的疏松间隙。大部分病例中，胰颈背侧与肠系膜上静脉腹侧之间是没有静脉分支的,胰后间隙是比较容易进入并扩大的。部分病例中,需要切断胰颈背侧与肠系膜上静脉腹侧之间的1~2支静脉小分支,才能顺利进入该间隙。

2. 胰体后方隧道建立　对胰尾或胰体偏左的良性肿瘤,仅需行部分胰体尾联合脾切除术,因此,预计胰腺离断线在胃左血管左侧,胰后间隙的层面一般是在脾静脉表面。先在肾周筋膜前方、脾静脉后方分离胰体尾后方间隙,充分显露一段脾静脉及其上下缘,贯通脾静脉前方,悬吊脾静脉便于胰体尾的游离。注意离断脾静脉发往胰体尾的小分支血管,可先用钛夹夹闭,离断胰腺后再缝扎处理小血管断端。扩大脾静脉和胰体尾之间间隙后,用直线切割闭合器离断胰腺。

3. 肝总动脉处理　对标准胰体尾联合脾切除术而言,胰后间隙的层面一般是在肠系膜上静脉、门静脉表面,胰后通道的头侧与肝总动脉关系密切。在贯通胰后通道之前,需显露胰腺上缘的肝总动脉。肝总动脉表面一般有肝总动脉前方淋巴结,将其切除后可显露肝总动脉腹侧。肝总动脉背侧的分离有一定难度,术中可根据具体情况选择显露肝总动脉腹侧,或贯通其背侧后悬吊肝总动脉。

三、胰腺离断的方法和技巧

（一）直线切割闭合器离断胰腺

胰后间隙若能顺利建立,一般可使用直线切割闭合器切断胰腺,优势在于断缘止血较好。一般可通过胰后间隙穿过1根长15~20cm的2-0丝线悬吊胰颈,使用直线切割闭合器切断胰腺时可提拉丝线以协助操作。

笔者中心切断胰腺最常用直线切割闭合器60mm,根据胰腺厚度和质地选用钉仓,胰腺厚度中等时一般使用蓝钉(钉腿高度3.5mm)。胰腺较薄时可使用白钉(钉腿高度2.5mm),胰腺较厚时使用黄钉(钉腿高度3.8mm),少数胰腺特别厚时可使用绿钉(钉腿高度4.1mm)。切割闭合器应缓慢夹闭(20~30秒),夹闭30~60秒后钉合,30~60秒后切割,切割完成后再夹闭30~60秒再松开,可达到较好的止血效果。近侧胰腺断缘必要时可用4-0不可吸收缝线行间断缝合加固。

（二）超声刀离断胰腺

若胰后间隙难以贯通,或胰腺上缘无法显露,或胰后间隙难以拓宽影响直线切割闭合器使用,也可选择使用超声刀自下往上切断胰腺。胰腺血供丰富,超声刀离断胰腺的过程中容易出血,操作过程中切勿着急,要以慢挡操作为主,以减少胰腺断缘出血。超声刀离断胰腺后,注意寻找近端胰管,可用不可吸收缝线"8"字缝合或U形缝合。胰腺断缘可用倒刺线或不可吸收缝线连续缝合以降低术后胰瘘的发生率。

四、脾动脉的处理难点和处理方法

（一）血管辨认

应避免将肝总动脉误认为脾动脉切断。肝总动脉和脾动脉均为腹腔干的分支,均走行于胰腺中段上缘,因此术中存在将肝总动脉误认为脾动脉的可能性。术中可借助胃左动静脉的位置来区分肝总动脉和脾动脉,将胃体向腹壁侧提拉,则可显露胃左动静脉的位置,肝总动脉位于胃左动静脉的右侧,而脾动脉位于胃左动静脉的左侧。若术中发现肝总动脉误结扎,应及时松解线结。

（二）脾动脉显露是难点

腹腔镜和机器人胰体尾联合脾切除术中,脾动脉是需要常规离断的。脾动脉自腹腔干发出后向左走行至脾,脾动脉起始段一般走行于胰腺上方,相对较容易显露,胰体尾联合脾切除术中一般是在脾动脉根部或靠近脾动脉根部的起始段进行结扎或血管夹夹闭后切断。

1. 脾动脉容易显露 若脾动脉起始段容易显露,应优先结扎切断脾动脉,因为脾动脉是胰体尾和脾的主要供血动脉,脾动脉结扎后有助于控制和减少术中出血。对位置相对靠左的胰体尾肿瘤,胰颈体上缘的解剖间隙一般未受影响,脾动脉起始段则较容易显露,可游离脾动脉后丝线结扎或血管夹夹闭。

2. 脾动脉难以显露 若肿瘤位于胰体或肿瘤较大,影响脾动脉起始段显露,则采取胰腺下缘、胰腺背侧、胰腺上缘的分离顺序,在切断胰腺后,再显露脾动静脉,分别结扎切断脾动静脉。

3. 脾动脉难以游离 若个别病例脾动脉无法和胰腺分开,也可选择直线切割闭合器将胰腺和脾动静脉一并切断。但应在切端仔细寻找脾动脉断端,予以加固缝合或血管夹夹闭。

五、脾静脉的处理难点和处理方法

脾静脉主要收集脾和胰腺的静脉回流,与肠系膜上静脉汇合成门静脉。腹腔镜和机器人胰体尾脾切除术中,脾静脉的处理也是难点之一。

(一)策略一——胰腺和脾静脉一并离断

胰腺离断线在胰颈体时,可使用直线切割闭合器将胰腺和脾静脉一并切断。脾静脉与胰腺实质之间存在静脉分支,其中胰颈分支较少,而胰体尾分支较多,静脉分支一般较短且管壁薄,分离过程中容易撕脱出血。因此,在胰体游离脾静脉主干有一定难度。而胰腺后方与肾前筋膜之间存在疏松的 Toldt 间隙,容易分离且不易出血,可将经此间隙贯通胰腺上下缘,丝线悬吊后使用直线切割闭合器切断胰腺和脾静脉。

(二)策略二——脾静脉单独结扎切断

胰腺离断线位于胰颈时,可将脾静脉单独结扎切断。在胰颈,胰腺与肠系膜上静脉、门静脉之间的胰后间隙相对较容易建立。拓宽该间隙后,近段脾静脉(汇入门静脉处侧)充分显露,可进行结扎或血管夹夹闭后切断。切断顺序可在切断胰腺之前或之后。

(三)策略三——脾静脉和脾动脉一并切断

对脾动静脉紧贴不易分开或遭遇出血需迅速切断血管时,可使用直线切割闭合器将脾静脉和脾动脉一并切断。在胰腺切断后,一般脾动脉起始段和脾静脉近段较容易显露,可以分别游离后切断。个别情况下脾动静脉难以分开或遭遇脾动静脉出血需要迅速切断脾动静脉时,可以使用直线切割闭合器一次性将脾动静脉一并切断。切断后需注意检查脾动静脉断端是否止血满意,必要时可行缝合加固。

六、胃左血管的处理

术前应常规完善增强 CT 以明确是否存在血管变异情况。若有肝动脉起源于胃左动脉的变异,则术中清扫淋巴结时切勿误伤或离断胃左动脉。

术中应注意胃左静脉汇入的类型。若胃左静脉汇入门静脉,其汇入位置多在胰颈的右上方,一般不影响胰颈离断,多能保留;若胃左静脉汇入脾静脉,其汇入位置多在胰颈的后方或左上方,胃左静脉需同脾静脉一并离断切除,且在离断胰颈时要特别小心胰颈上方走行的胃左静脉,避免撕裂出血。

七、根治性顺行模块化胰脾切除术难点

（一）手术入路选择

腹腔镜和机器人根治性顺行模块化胰脾切除术手术入路可分为静脉入路和动脉入路。静脉入路同样以门静脉、肠系膜上静脉为轴，在肠系膜上静脉前方贯通胰后间隙，离断胰颈后，再离断脾静脉，此时可较好地分离显露肠系膜上动脉，清扫其周围淋巴结。此入路适用于血管周围解剖层次清楚的病例，处理起来相对简单。

动脉入路指优先沿着肠系膜上动脉前方和右侧分离，可较好地显露肠系膜上静脉和脾静脉后壁及左侧壁，最后处理静脉。沿肠系膜上动脉、腹腔干血管轴动脉入路，紧贴动脉外膜，可较好地清扫动脉周围淋巴、脂肪、神经组织。此入路特别适用于肠系膜上静脉和脾静脉受侵的病例，先行动脉入路游离，最后再处理受侵的静脉，必要时行血管重建，可大大提高手术安全性。

（二）腹膜后层面的清扫

腹膜后层面的清扫是该手术的难点之一。术前应熟悉腹膜后的解剖结构，术中认清腹膜后层面的主要血管解剖等，在正确的层面解剖一般不会引起大出血。术中应优先确定后腹膜切除平面，腹膜后清扫的层面以肠系膜上动脉和腹腔干为界，右侧是钩突表面、下腔静脉和右侧膈脚，左侧是左肾动静脉、左肾包膜到左侧膈脚等。优先确定腹膜后切除平面及腹膜后平面内的关键解剖，符合肿瘤外科原则，可大大减少术中出血量。

第五节　腹腔镜和机器人胰体尾联合脾切除术对比

目前已有多项研究对比了机器人胰体尾切除术和腹腔镜胰体尾切除术。Daouadi 等[7]回顾性对比了30 例机器人胰体尾切除术和 94 例腹腔镜胰体尾切除术，结果显示机器人胰体尾切除术手术时间更短、术中出血更少、中转率更低。刘荣等[8]使用倾向评分配比（propensity score matching, PSM）对比了 102 例机器人胰体尾切除术和 102 例腹腔镜胰体尾切除术，结果显示两组在手术时间、术中出血、术后并发症发生率等方面差异均无统计学意义，但机器人胰体尾切除术组中转率更低、住院时间更短。一项 Meta 分析[9]纳入了 13 项研究共 1 396 例患者，结果显示机器人胰体尾切除术组中转率更低但费用明显增加，而在手术时间、术中出血、术后并发症、术后住院时间等指标上差异均无统计学意义。

现有的文献显示，机器人胰体尾切除术治疗胰体尾癌的效果与腹腔镜胰体尾切除术相似。刘渠等[10]比较了 35 例机器人胰体尾脾切除术和配对的 35 例腹腔镜胰体尾脾切除术，结果显示两者在 R0 切除率、淋巴结获取数、淋巴结阳性率等指标上差异无统计学意义，无病生存期和总生存期方面差异也无统计学意义。Raoof 等[11]分析了美国国家癌症数据库 2010—2013 年 605 例腹腔镜胰体尾切除术和 99 例机器人胰体尾切除术，结果显示机器人胰体尾切除术组的开放中转率更低，两组 R0 切除率、送检淋巴结数量、住院时间等指标差异均无统计学意义，经过中位时间（25 个月）的随访，机器人胰体尾切除术组和腹腔镜胰体尾切除术组的 3 年生存率相似，分别为 46% 和 43%。

就两种术式的技术特点而言，相比于腹腔镜胰体尾联合脾切除术，机器人手术有一定优势。

一、血管处理优势

机器人在血管游离方面优势明显。对胰颈处的主要血管,包括肝总动脉、胃左血管、脾血管、肠系膜上静脉、门静脉的游离等,机器人下较易游离出血管主干,必要时进行悬吊牵拉、保护。对脾动脉位置深在或脾静脉粘连紧密,难以分离的病例,机器人下器械精准、轻柔、无死角操作,可以顺利完成脾动静脉的游离悬吊。先进行主要血管的解剖、悬吊,可大大减少术中出血量。

二、出血控制优势

在胰颈体尾游离时常可碰到较多小血管分支,如胰颈处常有 2~3 支小静脉分支,脾动静脉走行均有发向胰体尾的小动静脉分支,用超声刀凝闭仍有术后出血的风险。可暂时凝闭或钛夹夹闭后利用机器人的缝合优势进行确切缝扎止血。术中若有重要血管出血,在机器人放大视野下可达到精确缝合止血,避免血管腔狭窄。

三、胰腺离断和胰腺断缘处理

机器人在胰腺离断和胰腺断端处理上比腹腔镜更有优势。对困难病例,特别是脾动静脉难以显露、游离的情况。此时胰腺上缘脾动脉无法游离、悬吊,胰体尾后方脾静脉未游离,胰腺与脾静脉之间的间隙无法充分创建,如直接用直线切割闭合器离断胰腺,可能导致脾动静脉出血。在此种情况下,可用超声刀由下往上离断胰腺。在离断脾静脉前方和邻近脾动脉的胰腺时需特别小心,避免导致脾动静脉出血。机器人下同时使用双极钳和超声刀离断胰腺,可及时控制胰腺离断时出血,保持术野清晰,进而减少术中出血量。机器人下的局部视野还有利于寻找胰腺近断端的胰管,便于胰管缝扎。对胰腺近侧断端,机器人下使用倒刺线或血管缝合线间断或连续缝闭胰腺残端更加便捷。对脾静脉和胰腺一同离断的病例,可方便缝合脾静脉断端以确切止血。

对于脾的游离,机器人较腹腔镜优势不明显,两者相似。

综上所述,腹腔镜和机器人胰体尾切除术各有其优势,临床应根据具体情况选择手术方式。

(林贤超 黄鹤光)

参考文献

［1］TRANCAO H S, LOPEZ N, CHANG D C, et al. Improved perioperative outcomes with minimally invasive distal pancreatectomy: results from a population-based analysis［J］. JAMA Surg, 2014, 149（3）: 237-243.

［2］LOF S, MOEKOTTE A L, AL-SARIREH B, et al. Multicentre observational cohort study of implementation and outcomes of laparoscopic distal pancreatectomy［J］. Br J Surg, 2019, 106（12）: 1657-1665.

［3］STRASBERG S M, DREBIN J A, LINEHAN D. Radical antegrade modular pancreatosplenectomy［J］. Surgery 2003, 133（5）: 521-527.

［4］SHAM J G, GUO S, DING D, et al. Radical antegrade modular pancreatosplenectomy versus standard distal pancreatosplenectomy for pancreatic cancer, a dual-institutional analysis［J］. Chin Clin Oncol, 2020, 9（4）: 54-64.

［5］KIM H S, HONG T H, YOU Y K, et al. Radical antegrade modular pancreatosplenectomy（RAMPS）versus conventional distal pancreatectomy for left-sided pancreatic cancer: findings of a multicenter, retrospective, propensity score matching study [J]. Surg Today, 2021, 51 (11): 1775-1786.

[6] DAI M H, ZHANG H Y, LI Y T, et al. Radical antegrade modular pancreatosplenectomy (RAMPS) versus conventional distal pancreatosplenectomy (CDPS) for left-sided pancreatic ductal adenocarcinoma [J]. Surg Today, 2021, 51 (7): 1126-1134.

[7] DAOUADI M, ZUREIKAT A H, ZENATI M S, et al. Robot-assisted minimally invasive distal pancreatectomy is superior to the laparoscopic technique [J]. Ann Surg, 2013, 257 (1): 128-132.

[8] LIU R, LIU Q, ZHAO Z M, et al. Robotic versus laparoscopic distal pancreatectomy: a propensity score-matched study [J]. J Surg Oncol, 2017, 116 (4): 461-469.

[9] XU S B, JIA C K, WANG J R, et al. Do patients benefit more from robot assisted approach than conventional laparoscopic distal pancreatectomya meta-analysis of perioperative and economic outcomes [J]. J Formos Med Assoc, 2019, 118 (1): 268-278.

[10] LIU Q, ZhAO Z M, TAN X L, et al. Short- and mid-term outcomes of robotic versus laparoscopic distal pancreatosplenectomy for pancreatic ductal adenocarcinoma: a retrospective propensity score-matched study [J]. Int J Surg, 2018, 55: 81-86.

[11] RAOOF M, NOTA C, MELSTROM L G, et al. Oncologic outcomes after robot-assisted versus laparoscopic distal pancreatectomy: analysis of the National Cancer Database [J]. J Surg Oncol, 2018, 118 (4): 651-656.

第八章

腹腔镜和机器人保脾胰体尾切除术

由于胰体尾与脾之间密切的解剖关系,胰体尾和脾常被认为是一个解剖单位,切除胰体尾常需将脾一并切除,即胰体尾联合脾切除术(distal pancreatosplenectomy, DPS)。1999年,美国约翰·霍普金斯医院报道了当时最大样本量的235例开放胰体尾切除术(open distal pancreatectomy, ODP),术后病理诊断包括慢性胰腺炎、胰腺囊腺瘤、胰腺癌、胰腺神经内分泌肿瘤等,其中高达84%的病例进行了脾切除术[1]。

脾切除术后有可能导致严重感染和血栓的风险增高。随着外科手术技术的进步和对脾功能的重视,保脾胰体尾切除术(spleen-preserving distal pancreatectomy, SPDP)逐渐兴起,越来越多地应用于治疗胰体尾良性或低度恶性肿瘤。

SPDP主要有两种保脾方法。一种是完整保留脾动静脉,又称Kimura法[2],另一种是切断脾动静脉、保留胃网膜左血管和胃短血管的Warshaw法[3]。

本章将详细介绍腹腔镜和机器人保留脾的胰体尾脾切除术(Kimura法和Warshaw法)。

第一节 腹腔镜和机器人保脾胰体尾切除术(Kimura法)

一、手术适应证

1. 胰体尾良性肿瘤、低度恶性肿瘤,如胰腺浆液性或黏液性囊性肿瘤、导管内乳头状黏液性肿瘤、实性假乳头状瘤、神经内分泌肿瘤等,肿瘤与脾动静脉无粘连或轻度粘连。
2. 胰体尾良性病变,如慢性胰腺炎、胰腺真性囊肿、胰腺假性囊肿等。
3. 胰体尾严重裂伤(脾动静脉完好或可修补)。

二、手术禁忌证

1. 既往腹部大手术史,预计腹腔严重粘连者。
2. 心肺功能差,无法耐受全身麻醉手术或气腹者。
3. 胰体尾浸润性恶性肿瘤者。
4. 肿瘤累及脾门或与脾门严重粘连者。
5. 肿瘤与脾动脉或脾静脉严重粘连无法分离者。
6. 术前存在胰源性门静脉高压症者。

三、术前准备

1. 胰腺薄层 CT 平扫及增强扫描,评估病变性质,大小,位置,毗邻,与门静脉、肠系膜上动静脉及脾动静脉的关系等。

2. 肝胆胰 MRI 平扫及增强扫描 +MRCP、超声内镜等,评估肿瘤性质及其与主胰管的关系。

3. 血清肿瘤标志物等检查。

4. 若怀疑功能性神经内分泌肿瘤,则完善相关检查。

四、麻醉及围手术期镇痛

1. 气管插管,静脉吸入复合全身麻醉。

2. 实施"多模式"镇痛方案,手术切口使用罗哌卡因局部浸润麻醉,或者由麻醉医师行腹横肌平面阻滞镇痛。

3. 若无禁忌,术后常规使用镇痛泵和氟比洛芬酯静脉滴注。

五、体位

患者取仰卧分腿位,头高 20°~30°,左侧高 20°~30°。

六、套管放置

1. 腹腔镜保脾胰体尾切除术(Kimura 法)　采用五孔法(图 8-1-1A)、双主刀法(两个 12mm 操作孔)。术者站中间位,第一助手站于患者右侧,扶镜手站于第一助手右后侧。脐下取 12mm 横弧形切口,气腹针穿刺建立气腹,刺入 12mm trocar,作为观察孔,置入 30°腹腔镜。右腋前线肋缘下 2cm 置入 5mm trocar,右侧腹直肌外侧缘脐上 1~2cm 水平置入 12mm trocar(主操作孔)。左侧腹直肌外侧缘脐上 1~2cm 水平置入 5mm trocar,左腋前线肋缘下 2cm 置入 12mm trocar(第二主操作孔)。

2. 机器人保脾胰体尾切除术(Kimura 法)　一般采用五孔法(含一个辅助孔)(图 8-1-1B)。脐下取 8mm 横弧形切口,建立气腹,置入 trocar,置入机器人腹腔镜镜头。于左腋前线肋缘下 2~3cm 取 8mm 切口,置入机器人专用 trocar,作为主操作孔(超声刀)。右锁骨中线平脐和右腋前线肋缘下 2~3cm 分别取 8mm 切口(双极钳和卡地尔钳),置入专用 trocar,作为副操作孔。于左锁骨中线平脐置入 12mm 普通 trocar,作为助手的辅助操作孔。必要时可在观察孔的右中方再增加一个辅助孔。

七、手术策略

腹腔镜和机器人保脾胰体尾切除术的具体实施,可根据肿瘤部位、大小,肿瘤与脾动静脉关系,选择从右向左、先处理胰颈体的"顺行法",或者从左向右、先处理胰尾的"逆行法",或者两者结合的"顺逆结合法"。三种方法均遵循"简单先行"的手术策略。

八、Kimura 顺行法胰体尾切除术

(一)基本流程

遵循"从右往左"原则。建立胰后通道,离断胰腺,显露保护脾动静脉,游离切除胰体尾。

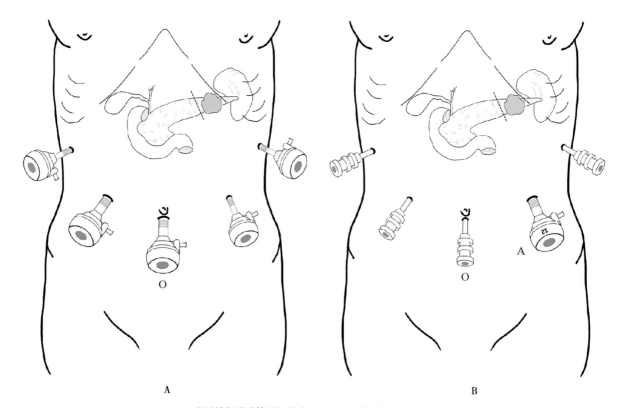

A. 腹腔镜保脾胰体尾切除术；B. 机器人保脾胰体尾切除术。

图 8-1-1 腹腔镜和机器人保脾胰体尾切除术 trocar 布局

（二）具体步骤

以机器人保脾胰体尾切除术为例（视频 8-1）。

1. 探查 腹腔镜探查有无肝脏、肠系膜及腹盆壁种植转移；机器人手术同样先行腹腔镜探查，若未发现转移，再行机器人手术操作系统装机。

2. 显露胰体尾 切开胃结肠韧带，显露胰体尾。注意保留胃网膜左血管和胃脾韧带（内为胃短血管），以便 Kimura 法失败时可改为 Warshaw 法。注意向右侧切开胃结肠韧带时勿损伤胃网膜右血管，在靠胰颈部分离胰腺上缘时勿损伤胃右血管。

3. 分离脾动脉 在胰腺上缘显露脾动脉（图 8-1-2B），游离后悬吊，若遇到大出血可阻断。

4. 游离胰后间隙 自胰腺下缘进入胰后间隙，充分显露胰腺背侧和脾静脉（图 8-1-2A）。

5. 分离脾静脉 于胰腺背侧仔细分离出脾静脉主干（图 8-1-2C），予悬吊保护。

6. 建立胰后通道 根据胰腺预切除线（一般在胰腺肿瘤右侧 1~2cm 处）选择相应的位置建立胰后通道，以 2-0 丝线悬吊胰体。

7. 离断胰腺 于胰腺预离断线处，以直线切割闭合器切断胰腺（图 8-1-2D），观察胰腺断缘有无出血。胰后通道空间受限或显露不满意时，可选择使用超声刀切断胰腺。

8. 游离胰体尾 向左侧提拉胰腺远侧断端，分离胰体尾与脾动静脉之间的间隙，夹闭切断脾动静脉与胰腺实质之间的分支（图 8-1-2E），游离切除胰体尾（图 8-1-2F）。脾动脉有少许纵向分支走向胰腺实质，需夹闭后切断。脾静脉与胰腺实质的分支多且短，操作不当容易出血，可根据血管粗细选择超声刀凝闭、钛夹夹闭或血管夹夹闭。

9. 取出标本 将胰体尾标本装入标本袋，经脐下小切口取出。必要时将胰腺肿瘤及胰腺断缘分别送

视频 8-1
机器人保脾
胰体尾切除
术（Kimura
顺行法）

术中快速冷冻诊断。

10. 检查脾动静脉及胰腺断缘　重新建立气腹。确认脾血供。胰腺术区密切止血,重点观察脾动静脉表面,脾动静脉表面血管断端可以 4-0 或 5-0 不可吸收缝线加固缝合止血(图 8-1-2G)。胰腺断缘也可用 4-0 倒刺线连续缝合加固(图 8-1-2H)。脾动静脉表面(图 8-1-2I)可覆盖止血纱布。

11. 放置引流管　于胰腺断缘、脾门分别放置引流管。关闭各 trocar 口。

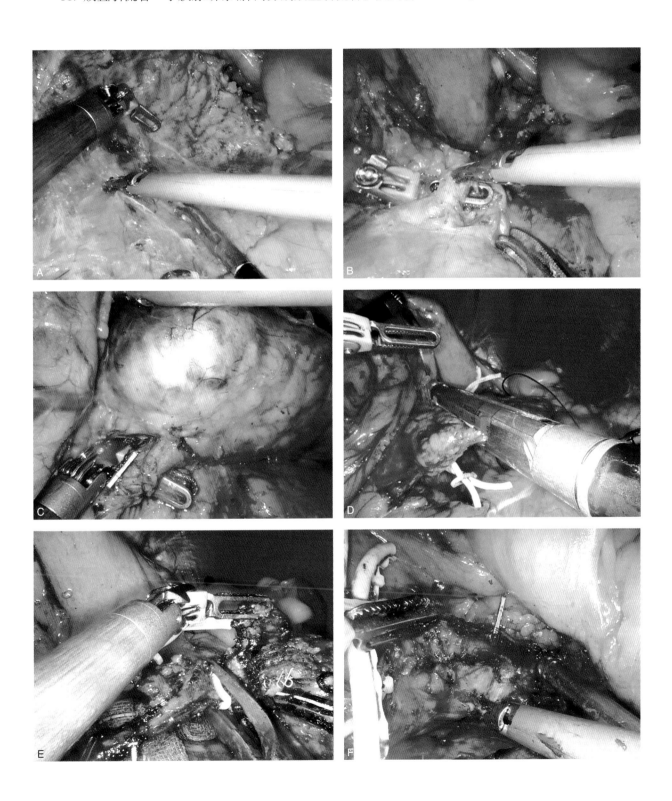

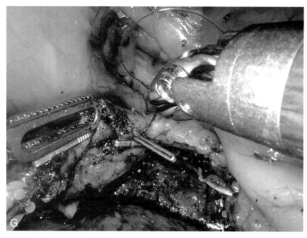
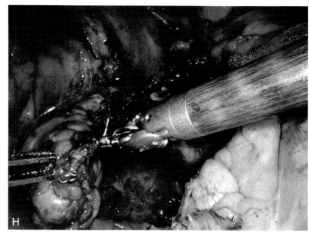
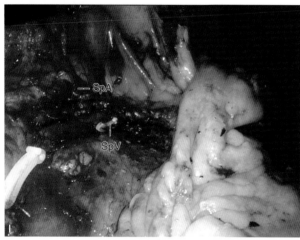

A. 游离胰腺背面间隙；B. 游离脾动脉；C. 游离脾静脉；D. 离断胰腺；E. 离断脾静脉分支血管；F. 切除胰体尾；G. 缝扎脾静脉分支血管；H. 缝合胰腺断缘；I. 完整保留脾动静脉。SpA. 脾动脉；SpV. 脾静脉。

图 8-1-2   机器人保脾胰体尾切除术（Kimura 顺行法）

九、Kimura 逆行法胰体尾切除术

（一）基本流程

遵循"从左往右"原则。游离胰尾，显露脾动静脉，游离胰体，离断胰腺。

（二）具体步骤

以机器人保脾胰体尾切除术为例（视频 8-2）。

1. 探查   腹腔镜探查有无肝脏、肠系膜及腹盆壁种植转移；机器人手术同样先行腹腔镜探查，若未发现转移，再行机器人手术操作系统装机。

2. 显露胰体尾   切开胃结肠韧带，显露胰体尾表面，分离胰体尾下缘（图 8-1-3A）。

3. 显露胰腺肿瘤   显露胰体尾肿瘤，分离胰体尾后方间隙（图 8-1-3B）。

4. 扩大胰后间隙   继续分离扩大胰体尾后方间隙，可显露出脾动脉主干。

5. 逆行分离胰尾   将胰尾向右侧牵拉，分离胰尾与脾静脉之间的间隙（图 8-1-3C），显露脾静脉主干（图 8-1-3D）。在胰尾处，脾静脉主干多位于胰腺上缘。

6. 分离脾动脉   分离胰尾与脾动脉之间的间隙，显露脾动脉主干，结扎脾动脉分支血

视频 8-2
机器人保脾
胰体尾切除
术（Kimura
逆行法）

管（图 8-1-3E、图 8-1-3F）。

7. 充分游离胰体尾　提拉胰尾，分离胰腺实质与脾动静脉的间隙，离断脾动静脉分支血管（图 8-1-3G、图 8-1-3H），游离出足够的胰体尾，以便离断胰腺。

8. 离断胰腺　于胰腺肿瘤右侧，以直线切割闭合器离断胰腺（图 8-1-3I）。

9. 取出标本　将胰体尾标本装入标本袋。经下腹小切口或扩大脐部切口，取出标本袋。

10. 放置引流管　重新建立气腹。观察脾血供。胰腺术区密切止血，检查胰腺断缘缝合加固及脾动静脉表面（图 8-1-3J、图 8-1-3K），术区可覆盖止血纱布。于胰腺断缘放置引流管。关闭各 trocar 口。

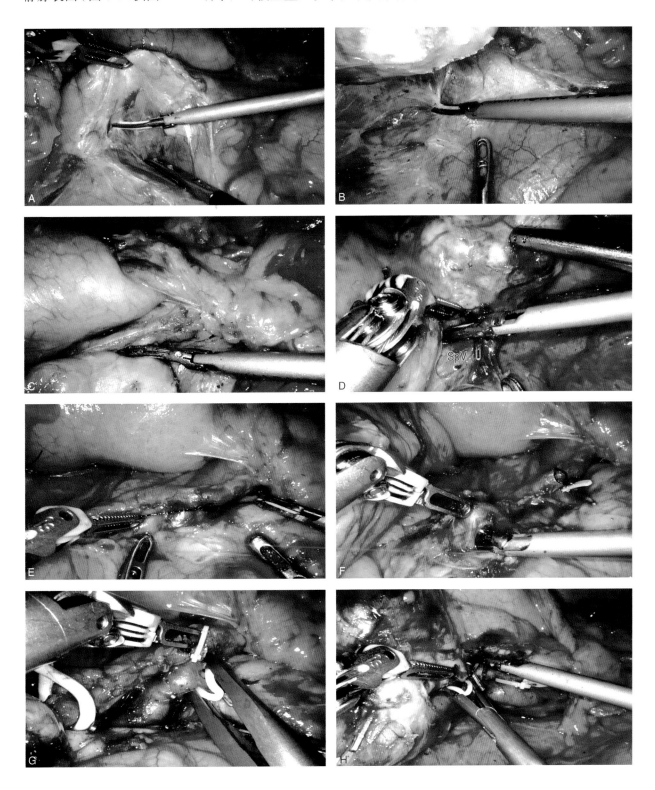

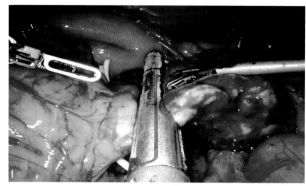
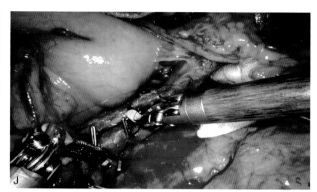
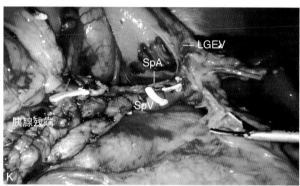

A. 分离胰体尾下缘；B. 分离胰腺后方间隙；C. 游离胰尾；D. 游离脾静脉；E. 离断脾动脉分支血管；F. 游离脾动脉；G、H. 离断脾静脉分支血管；I. 离断胰腺；J. 脾静脉分支缝扎止血；K. 标本移除后。SpA. 脾动脉；SpV. 脾静脉；LGEV. 胃网膜左静脉。

图 8-1-3　机器人保脾胰体尾切除术（Kimura 逆行法）

十、Kimura 顺逆结合法胰体尾切除术

（一）基本流程

遵循"从两侧到中间"原则。游离脾动脉，建立胰后通道，离断胰腺，逆行游离胰体尾。

（二）具体步骤

以机器人胰体尾切除术为例（视频 8-3），术前 CT 提示胰体肿瘤与脾静脉关系密切。

1. 探查　腹腔镜探查有无肝脏、肠系膜及腹盆壁种植转移；机器人手术同样先行腹腔镜探查，若未发现转移，再行机器人手术操作系统装机。

2. 显露胰体尾　切开胃结肠韧带，显露胰体尾表面，分离胰体尾下缘（图 8-1-4A）。

3. 逆行游离胰尾　提起胰尾，分离胰尾与脾动静脉之间的间隙，向右侧游离胰尾（图 8-1-4B）。

4. 分离脾静脉　于胰腺背侧进一步游离近段脾静脉（图 8-1-4C），并悬吊保护。

5. 显露脾动脉　分离胰体部上缘，显露脾动脉起始段（图 8-1-4D），必要时可完全游离后悬吊。

6. 分离胰后间隙　分离胰体部下缘，进入胰腺后方间隙并逐步扩大，显露胰体部背侧及脾静脉主干。

7. 离断胰腺　使用超声刀于肿瘤右侧自下往上切开胰腺实质，直至切断胰腺（图 8-1-4E）。

视频 8-3
机器人保脾
胰体尾切除
术（Kimura
顺逆结合法）

8. 胰体会师,切除胰体尾　向左侧牵拉胰体尾,向左侧分离胰体与脾动静脉之间的间隙,切断胰腺实质与脾动静脉之间的分支,切除胰体尾(图 8-1-4F、图 8-1-4G)。

9. 取出标本　将胰体尾标本装入标本袋。延长脐下切口,取出标本。

10. 放置引流管　胰腺断缘缝合加固,确认脾动静脉(图 8-1-4H),胰腺断缘止血满意。于胰腺断缘、脾门分别放置引流管,关闭各 trocar 口。

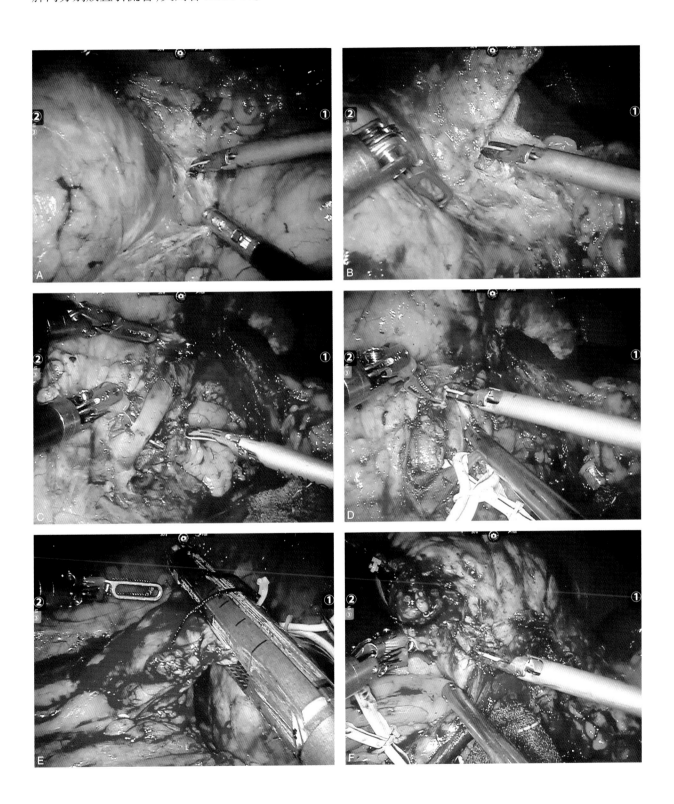

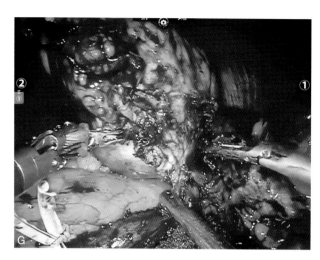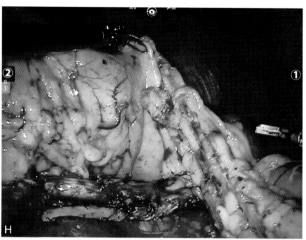

A. 解剖胰腺下缘,分离胰后间隙;B. 游离胰尾;C. 解剖脾静脉;D. 悬吊脾动脉;E. 离断胰腺;F. 顺逆结合游离胰体尾;G. 顺逆结合游离胰体尾;H. 标本移除后。

图 8-1-4　机器人保脾胰体尾切除术(Kimura 顺逆结合法)

第二节　腹腔镜和机器人保脾胰体尾切除术(Warshaw 法)

一、手术适应证

1. 胰体尾良性肿瘤、交界性肿瘤、低度恶性肿瘤,如胰腺浆液性或黏液性囊性肿瘤、导管内乳头状黏液性肿瘤、实性假乳头状瘤、神经内分泌肿瘤等,尤其是肿瘤巨大或肿瘤与脾动静脉致密粘连者。

2. 胰体尾良性病变,如慢性胰腺炎、胰腺真性囊肿、假性囊肿等。

3. 胰体尾合并脾动静脉严重裂伤者。

4. Kimura 法实施困难或失败者。

二、手术禁忌证

1. 胰体尾浸润性恶性肿瘤者。

2. 肿瘤累及脾门或与脾门严重粘连者。

3. 术前存在胰源性门静脉高压症者。

4. 心肺系统严重疾病、不能耐受全身麻醉手术和气腹者。

三、术前准备

1. 胰腺薄层 CT 平扫及增强扫描,评估病变性质,大小,位置,毗邻,与门静脉、肠系膜上动静脉及脾动静脉的关系等。

2. 肝胆胰 MRI 平扫及增强扫描 +MRCP、超声内镜等，评估肿瘤性质及其与主胰管的关系。

3. 血清肿瘤标志物等检查。

4. 若怀疑功能性神经内分泌肿瘤，则完善相关检查。

四、麻醉及围手术期镇痛

1. 气管插管，静脉吸入复合全身麻醉。

2. 实施"多模式"镇痛方案，手术切口使用罗哌卡因局部浸润麻醉，或者由麻醉医师行腹横肌平面阻滞镇痛。

3. 若无禁忌，术后常规使用镇痛泵和氟比洛芬酯静脉滴注。

五、体位

患者取仰卧分腿位，头高 20°~30°，左侧高 20°~30°。

六、套管放置

套管放置和布局同腹腔镜和机器人保脾胰体尾切除术（Kimura 法）。

七、手术步骤

（一）基本流程

离断胰腺，切断近端脾动脉和脾静脉，游离胰体尾，切断脾门处脾动静脉。

（二）具体步骤

以机器人保脾胰体尾切除术（Warshaw 顺逆结合法）为例（视频 8-4）。

视频 8-4
机器人保脾胰体尾切除术（Warshaw 顺逆结合法）

1. 探查　腹腔镜探查有无肝脏、肠系膜及腹盆壁种植转移；机器人手术同样先行腹腔镜探查，若未发现转移，再行机器人手术操作系统装机。

2. 显露胰体尾　切开胃结肠韧带，显露胰腺肿瘤（图 8-2-1A）。注意保留胃结肠韧带左侧内的胃网膜左血管和胃脾韧带内的胃短血管。

3. 游离胰后间隙　自胰腺下缘分离，进入胰腺后方间隙，充分显露胰腺背侧（图 8-2-1B），直至与胰腺上缘贯通（图 8-2-1C）。

4. 切断胰腺，评估肿瘤与脾动静脉关系　使用超声刀切断胰腺体部（图 8-2-1D），判断胰腺肿瘤与脾动静脉关系（图 8-2-1E），确认行 Warshaw 法。

5. 近脾门处离断脾动脉和脾静脉　分离胰尾与脾门处脾动静脉之间的间隙，直线切割闭合器切断脾门处脾动静脉（图 8-2-1F），游离胰体尾。

6. 根部离断脾动脉和脾静脉　显露近门静脉处的脾静脉，切断脾静脉（图 8-2-1G）。显露脾动脉起始段，切断脾动脉（图 8-2-1H），切除胰体尾。

7. 取出标本　将胰体尾标本装入标本袋。取下腹纵行小切口，取出标本袋。

8. 检查术区　重新建立气腹。胰腺断缘间断缝合加固（图 8-2-1I），密切止血。确认脾血供良好（图 8-2-1J）。

9. 放置引流管　一般放置两根引流管，一根放置于胰腺断缘、另一根放置于脾门。关闭各 trocar 口。

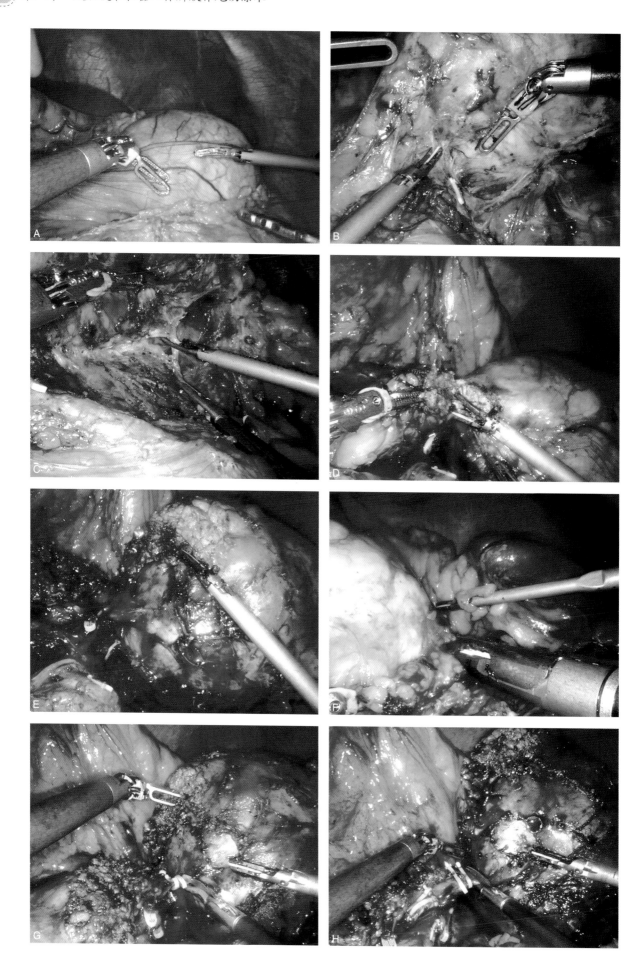

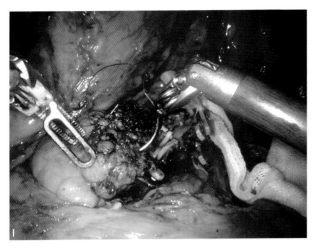
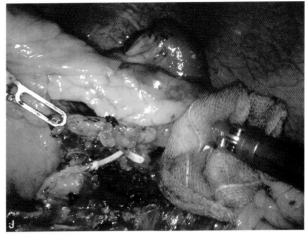

A. 显露胰体尾肿瘤；B. 分离胰后间隙；C. 贯通胰后间隙；D. 切断胰腺；E. 肿瘤与脾血管难以分离；F. 离断脾门处脾动静脉；G. 切断脾静脉；H. 切断脾动脉；I. 胰腺断缘间断缝合加固；J. 检查脾门血管断缘及脾血供。

图 8-2-1　机器人保脾胰体尾切除术（Warshaw 顺逆结合法）

第三节　腹腔镜和机器人保脾胰体尾切除术难点

一、腹腔镜和机器人 Kimura 法保脾胰体尾切除术难点

（一）脾动静脉保护

在腹腔镜和机器人 Kimura 法保脾胰体尾切除术中，保护脾动静脉是手术成功的关键，因此，熟悉脾动静脉的解剖至关重要。

1. 脾动脉解剖　Manatakis 等[4]分析总结了 3 132 例尸体样本资料，结果显示脾动脉起源自腹腔干的病例占 97.2%，仅有 2.1% 源自肠系膜上动脉，0.7% 源自肝总动脉。脾动脉走行与胰腺的关系有四种类型，脾动脉走行于胰腺上方最为常见（图 8-3-1），占 77.4%，胰腺后方型占 17.8%，胰腺前方型占 3.4%，胰

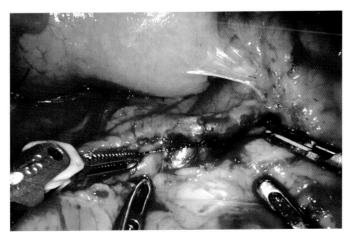

图 8-3-1　在胰体上缘显露脾动脉主干

内型仅为 1.3%。因此在大部分病例中,可以在胰体上缘显露脾动脉主干,脾动脉与胰腺实质分开难度不大。部分病例因肿瘤较大或脾动脉主干位置较深难以在胰腺上缘显露,可以在先游离胰腺背侧,直至贯通至胰腺上缘时显露脾动脉。或先离断胰腺,一边分离,一边显露脾动脉。

2. 脾静脉解剖　脾静脉紧贴在胰腺后缘静脉沟内走行,但走行的部位并不固定。文献报道,脾静脉走行于胰体尾背侧以上 1/3 居多,中 1/3 和下 1/3 均较少,但有部分脾静脉走行过程中被胰体尾胰腺实质包绕,翻起胰腺背侧时无法观察其全程,仅能观察到近门静脉段(图 8-3-2A)。大部分脾静脉在脾门处位于胰尾头侧的表面(图 8-3-2B),向右侧斜向走行,穿过胰腺实质,汇入门静脉处时位于胰腺背侧。

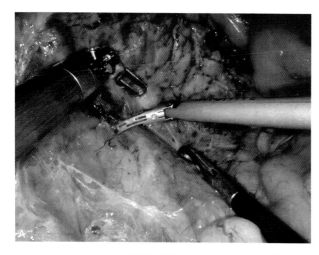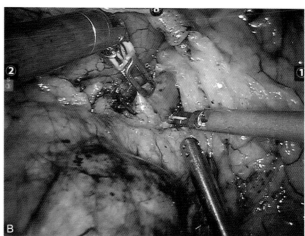

A. 翻起胰腺背侧时仅能观察到近门静脉段;B. 大部分脾静脉在脾门处位于胰尾头侧的表面。

图 8-3-2　脾静脉解剖

3. 脾动静脉分支处理　行 Kimura 法经常需要处理许多脾动静脉发向胰腺的分支血管。对小动脉分支,可采用结扎或血管夹夹闭后离断。对小静脉分支,由于其血管壁薄,上血管夹容易滑脱,可连周围少许组织一起夹闭;或可用超声刀凝闭后离断,也可先上钛夹夹闭后离断,待标本移除后,仔细检查各个潜在出血点,用 4-0 或 5-0 不可吸收缝线缝合止血。

（二）胰腺离断的策略和方法

1. 直线切割闭合器离断胰腺　该法适用于胰后间隙空间较易分离,且空间较大者。使用直线切割闭合器离断胰腺,离断胰腺速度较快、胰腺断缘较平整且出血更少,但需要胰后间隙空间较大。应根据胰腺厚度选择合适的直线切割闭合器钉仓,闭合时应缓慢,夹闭 20~30 秒后再激发,以减少胰腺断缘出血,同时避免过度、过快压榨胰腺,以免造成胰腺撕裂。

2. 超声刀离断胰腺　若脾血管与胰腺较难分离,不易创建胰后间隙,可一边离断胰腺,一边显露脾血管。若胰颈体与脾动静脉之间的间隙较难分离,胰后间隙创建不够理想,强行使用直线切割闭合器可能造成过度牵拉脾血管、切割闭合器前端机械性损伤血管壁等,导致脾动静脉出血。因此,切勿强行使用直线切割闭合器离断胰腺,否则可能撕裂脾血管及其分支导致大出血。

若建立胰后间隙时出现静脉分支出血,不宜强行扩大胰后间隙,可选择先局部压迫止血,自下往上超声刀离断胰腺。随着胰腺离断,胰后间隙逐步扩大,脾动静脉显露更充分。若胰后间隙空间较狭小,或胰后间隙的胰腺上缘侧无法贯通,可选择超声刀离断胰腺(图 8-3-3A),以避免强行使用直线切割闭合器离断胰腺造成过度牵拉或机械性损伤。超声刀切断的胰腺断缘可选择间断缝合加固,也可以稍游离后使用直线切割闭合器离断(图 8-3-3B-C)。

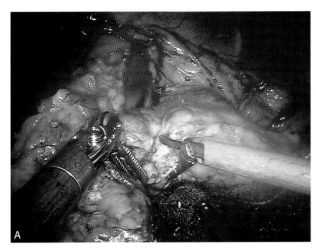
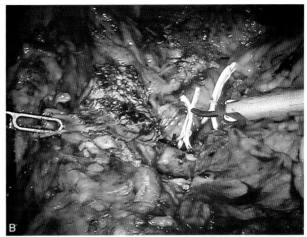

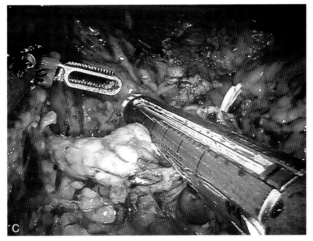

A. 超声刀由下往上离断胰腺；B. 游离胰腺近侧断端；C. 直线切割闭合器闭合胰腺近侧断端。

图 8-3-3 超声刀离断胰腺

二、腹腔镜和机器人 Warshaw 法保脾胰体尾切除术难点

（一）如何保证脾的血供和回流

Warshaw 法保脾胰体尾切除术中，脾动脉被切断，脾胃之间的血流将是脾血供的主要来源，主要包括胃左动脉、胃网膜左动脉、胃短血管等，脾回流的静脉主要有冠状静脉、胃短血管和胃网膜左静脉等。脾结肠韧带也存在无名动脉，参与脾下极的血液供应。脾后方脾肾韧带中也存在细小的无名血管，在脾动脉离断后，这些血管亦可建立侧支循环。因此，拟行 Warshaw 法保脾胰体尾切除术，打开胃结肠韧带时，无须达到脾门，要注意保留胃网膜左动静脉和胃短血管，避免对脾周过多游离，并注意保留胃脾韧带、脾肾韧带、脾结肠韧带等。同时，应预防术后血液回流障碍，以免出现左侧胰源性门静脉高压症。

（二）如何离断脾门处的脾动静脉

Warshaw 法需要两次离断脾动静脉主干，右侧离断一般在胰颈体，与常规胰体尾脾切除术的处理类似。难度较大的是靠近脾门处的左侧离断，一般要在脾动脉发出胃网膜左动脉之前和脾静脉汇成主干之

后的位置离断脾动静脉,需要将胰尾与脾门分开,显露出一段脾静脉。不要求将脾静脉单独分离出,可一并由直线切割闭合器切断(一般需使用白钉)。困难时可使用超声刀,一边离断胰腺,一边解剖显露血管并结扎。

三、困难胰尾游离方法

不管是腹腔镜和机器人 Kimura 法或 Warshaw 法保脾胰体尾切除术,均存在困难胰尾分离的情况,如胰尾过长,紧贴脾门,甚至与脾门血管紧密相邻,难以分离。在这种情况下,可采用分段切除胰尾的策略。

(一)影像学评估脾血管入脾分支路径

脾动脉一般在脾门前分为脾叶动脉,再延伸为脾段动脉、亚段动脉、终末动脉。脾动脉在脾门处分支类型主要有脾叶动脉较早分出的分散型和脾叶动脉紧贴脾门分出的集中型;脾叶动脉分支类型主要有一支型、二支型、三支型、四支型等。

在 Manatakis 等[4]的研究中,脾动脉分支二支型的比例约 83.4%,三支型的比例约 11.3%,四支型的比例约 2.7%。其中,约 72.7% 的病例脾动脉分支为分散型,约 26.9% 为集中型。多数脾叶动脉都有其伴行静脉,大部分病例中两者的分支形式与分布范围基本相同,且以二支型为主。

术前应常规完善胰腺增强 CT,明确脾动静脉主干和分支类型,及其主干走行与脾门血管分布情况,有助于手术决策。应根据胰尾与脾动静脉的毗邻关系,处理脾门处的动静脉分支。其中,脾血管分支类型和脾门区走行尤为重要。

(二)分段切除胰尾

1. Kimura 法　脾门处保留脾动静脉处理困难时,可选择分段切除的策略,先切断胰体尾交界处,再单独切除胰尾。部分患者胰尾深入脾门(图 8-3-4A),甚至达到脾血管一级分支后方,胰尾与脾动静脉分离十分困难。使用顺行 Kimura 法分离至脾门时,显露难度大,常需要多方向牵拉胰体尾,有时胰体组织会阻碍脾门显露,导致出血风险增高。此时可选择使用超声刀切断胰体胰尾交界处,仅余少量胰尾,这样更有助于显露脾门血管,更安全地完成胰尾与脾血管之间的分离。然后再将剩余的胰尾切除(图 8-3-4B、图 8-3-4C)。

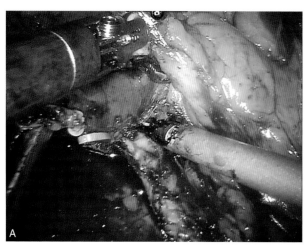
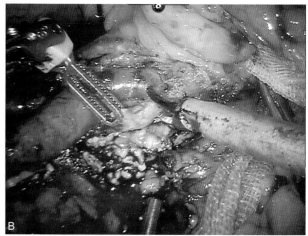

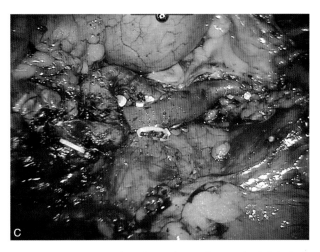

A. 胰尾深入脾门；B. 标本切除后剩余少量胰尾；C. 切除残留胰尾。

图 8-3-4　分段切除胰尾

2. Warshaw 法　部分患者胰尾与脾门（或脾血管分叉处）距离远，术中游离远端脾动静脉难度较小。而部分患者胰尾远端在脾血管一级分支的前方或后方，分离难度则明显增大。必要时可选择胰体尾分段切除的策略，先以超声刀切断胰体胰尾交界处，然后使用直线切割闭合器切断脾动静脉，最后将胰尾与脾门处的脾动静脉分离切除，此法可保留更长的脾动静脉，更好保留脾动静脉分支。

第四节　腹腔镜和机器人保脾胰体尾切除术对比

对胰体尾切除术，腹腔镜和机器人手术已显示出明显的微创优势。多中心随机对照研究（randomized controlled trial，RCT）研究显示，与开放胰体尾切除术相比，术后胰瘘和总体并发症发生率、住院费用相仿，而微创胰体尾切除术的术后恢复时间更短、术中出血更少、术后胃排空障碍的风险更低。在许多胰腺中心，腹腔镜和机器人胰体尾切除术已成为胰体尾切除术的首选手术方式。

机器人胰体尾切除术的保脾成功率优于腹腔镜胰体尾切除术。机器人手术系统拥有高清晰立体三维视觉、灵活且稳定的操作系统，在保脾胰体尾切除术（尤其是 Kimura 法）中展示了明显优势。陈实等[5]报道，在计划保脾的病例中，机器人胰体尾切除术比腹腔镜胰体尾切除术有更高的保脾率（95.7% vs. 39.4%），机器人 Kimura 法保脾胰体尾切除术的比例高于腹腔镜 Kimura 法保脾胰体尾切除术的比例（72.3% vs. 21.2%），而且手术时间更短、出血量更少、住院时间更短，而在计划联合脾切除的胰体尾切除病例中，手术时间、术中出血和住院时间方面差异无统计学意义。刘荣等[6]报道，对中等大小的胰体尾肿瘤（直径 3~5cm），机器人胰体尾切除术的保脾率更高（95.5% vs. 52.4%），机器人 Kimura 法保脾胰体尾切除术的比例高于腹腔镜 Kimura 法保脾胰体尾切除术的比例（59.1% vs. 19.0%）。

笔者中心前期也对机器人和腹腔镜胰体尾切除术进行了总结和对比，结果显示机器人和腹腔镜胰体尾切除术均安全可行，机器人手术虽然增加了住院费用，但术中出血量更少、保脾率更高（76.3% vs. 44.7%，P=0.005），对希望保脾的胰体尾非恶性肿瘤更适合选择机器人胰体尾切除术。笔者撰写的《机器人和腹腔镜胰体尾切除术的回顾性队列研究》于 2019 年发表在《中华外科杂志》[7]。

第五节　Kimura 法优先策略在微创保脾胰体尾切除术中的应用

一、Kimura 法保脾胰体尾切除术脾梗死和胃周静脉曲张发生率更低

对胰体尾良性肿瘤和低度恶性肿瘤,腹腔镜和机器人保脾胰体尾切除术日益受到推崇。实践已经证明,保留脾动静脉的 Kimura 法和切断脾动静脉保留胃短血管的 Warshaw 法在保脾胰体尾切除中都是安全可行的。这两种保脾方法区别在脾动静脉保留和切除,导致脾动脉供血和静脉回流方式不同,Kimura 法更符合生理,Warshaw 法依靠来自胃的侧支血管;脾供血不足可能引起脾缺血梗死,而脾静脉通过胃血管回流可能导致胃黏膜和胃周静脉曲张,甚至继发破裂出血。美国学者 Beane 等[8]对比了 45 例 Kimura 法和 41 例 Warshaw 法保脾胰体尾切除术,结果显示 Kimura 法术中出血更少(224ml vs. 507ml)、术后并发症的发生率更低(18% vs. 39%)、脾梗死的发生率更低(2% vs. 39%)、术后住院时间更短(4.5 天 vs. 6.3 天)。欧洲双中心研究[9]对比了 55 例 Kimura 法和 85 例 Warshaw 法腹腔镜保脾胰体尾切除术,结果显示两种方法的手术时间、术中出血量、中转率比较差异均无统计学意义,而 Kimura 法脾梗死的发生率更低(0 vs. 10.5%),且住院时间更短。韩国蔚山大学[10]报道了 246 例腹腔镜保脾胰体尾切除术(206 例 Kimura 法和 40 例 Warshaw 法),结果显示 Kimura 法组和 Warshaw 法组手术时间、术中出血量之间差异无统计学意义,Kimura 法组脾梗死发生率更低(16.0% vs. 52.5%),胃黏膜和胃周静脉曲张发生率也更低(1.9% vs. 35.0%)。Meta 分析也得出类似的结果,相比于 Warshaw 法,Kimura 法腹腔镜保脾胰体尾切除术后脾梗死和胃周静脉曲张的发生率均更低。

二、肿瘤大小和肿瘤压迫粘连脾动静脉影响保脾方法的选择

不同地区的胰腺中心术前对于保脾方法的选择意向不同。肿瘤大小是影响术前选择意向和保脾结局的最重要的因素之一。前述的欧洲研究,仅有 39.3%(55/140)的腹腔镜保脾胰体尾切除术患者在术前计划 Kimura 法保脾,但最终保脾成功率高达 98.2%(54/55),另外 60% 的患者术前选择 Warshaw 法保脾 84.7%(72/85),这两组基线特征唯一不同的是计划 Kimura 法组的肿瘤更小(33.6mm vs. 42.5mm)。韩国蔚山大学的回顾性研究虽然没有术前保脾意向的数据,但结果显示最终 246 例成功的腹腔镜保脾胰体尾切除术中 Kimura 法比例为 83.7%(206/246),而 Kimura 法组的肿瘤确实也更小(2.8cm vs. 4.5cm)。北京协和医院的研究显示[11],126 例计划保脾的腹腔镜胰体尾切除术中意向使用 Kimura 法者占 81.7%(103/126),最终 Kimura 法保脾成功率为 51.5%(53/103);这 103 例进一步分析显示 Kimura 成功组肿瘤更小(2.80cm vs. 4.22cm),其中肿瘤直径是影响 Kimura 法能否成功的唯一独立影响因子,直径 3cm 是预测的最佳临界值。以上这些研究结果表明,肿瘤直径小于 3cm 可以作为术前优先选择 Kimura 法的指征之一,但临床实践中很多直径大于 3cm 者胰体尾肿瘤仍然可以完成 Kimura 法保脾。肿瘤是否压迫脾动静脉也是影响保脾方法的因素。肿瘤越大,越可能对脾动静脉主干造成压迫,Kimura 法术中顺利分离出脾动静脉的难度越大,Kimura 法中转 Warshaw 法甚至保脾失败的概率越高。肿瘤性质也与粘连程度有关,囊性肿瘤与血管粘连容易分开,而实性肿物与血管粘连不容易分离。因此,相比于实性肿瘤,囊性肿瘤采用 Kimura 法保脾的成功率更高。

三、Kimura 法优先策略的优势和临床实践

鉴于 Kimura 法更符合生理,术后脾梗死和胃周静脉曲张的风险更低,在笔者中心,腹腔镜和机器人保脾胰体尾切除术的手术策略是 Kimura 法优先。在所有拟行腹腔镜和机器人保脾胰体尾切除术中,都首先尝试 Kimura 法,若 Kimura 法未能顺利完成,再尝试行 Warshaw 法保脾,若 Warshaw 法仍无法成功,则将脾联合胰体尾一并切除。基于该策略,打开胃结肠韧带时,需注意先保留胃网膜左血管和胃短血管,以备 Kimura 法中转 Warshaw 法保脾。

如前所述,机器人胰体尾切除术的保脾成功率优于腹腔镜胰体尾切除术,在笔者中心,有意向保脾胰体尾切除术优先选择机器人手术来完成。笔者对 Kimura 法优先的策略在机器人保脾胰体尾切除术中的应用经验进行了阶段性总结。2016 年 1 月—2019 年 12 月,在笔者中心共有 61 例患者拟行机器人保脾胰体尾切除术,最终有 52 例(85.2%)患者顺利保脾,9 例行胰体尾脾切除术。52 例保脾胰体尾切除术中,41 例为 Kimura 法(78.8%),11 例为 Warshaw 法(21.2%)。笔者分析所有病例的肿瘤位置,最大径,影像学表现(实性、囊性和混合性),是否存在明显的脾动静脉压迫,病理结果,手术时间,术中出血量和术后并发症情况。

保脾成功组和脾切除组的对比数据显示,脾切除组中有 55.6% 的病例肿瘤最大径超过 6cm,保脾组中该比例仅为 21.1%。脾切除组中有 66.7% 的病例存在明显脾血管压迫,而保脾中仅为 23.1%。脾切除组术中出血量及术后总体并发症的发生率也高于保脾组。

Kimura 法组和 Warshaw 法组的对比数据显示,Kimura 法组中囊性肿瘤所占的比例更高,而 Warshaw 法组有更多的病例存在明显脾动静脉压迫(63.6% vs. 12.2%,$P=0.015$)。两组在肿瘤大小、术中出血量、术后并发症的发生率等其他指标对比中差异均无统计学意义。

影响脾动静脉保留的单因素和多因素分析显示,是否存在明显脾动静脉压迫是影响机器人保脾胰体尾切除术能否保留脾动静脉的独立危险因素。

综上所述,笔者关于 Kimura 法优先的策略在机器人保脾胰体尾切除术中的应用研究结果显示,该策略安全可行,具备很高的保脾成功率和 Kimura 法完成率,而术前影像学评估是否存在明显的脾血管压迫是影响脾动静脉能否保留的重要因素。该研究于 2021 年发表在《腺体外科》(Gland surgery)杂志[12]。

第六节　腹腔镜和机器人胰体尾切除术中术后并发症防治

数十年来,随着外科技术和围手术期管理水平的提高,胰体尾切除术的手术相关死亡率明显降低,但术后并发症的发生率仍处于较高水平。一项纳入 18 项研究共 1 814 例患者的 Meta 分析[13]结果显示,腹腔镜和开放胰体尾切除术术后总体并发症的发生率分别为 33.9%(262/773)和 44.2%(460/1 041)。

胰体尾切除术常见术后并发症包括胰瘘、出血、感染等。保脾胰体尾切除术的术后并发症还包括脾梗死等。

一、术后胰瘘

术后胰瘘是胰体尾切除术常见术后并发症,可导致出血、感染,严重者可危及生命。国际胰瘘研究小组(International Study Group on Pancreatic Fistula, ISGPF)于 2005 年[14]制定了胰瘘诊断标准,并于 2016 年[15]进行了修订。根据新版标准,术后胰瘘分为生化漏、B 级胰瘘和 C 级胰瘘。胰体尾切除术后胰瘘仅

有胰液而无消化液漏出,属于单纯瘘,不同于胰十二指肠切除术后胰瘘是既有胰液又有消化液漏出的混合瘘。文献报道,胰体尾切除术后胰瘘(B 级和 C 级)发生率为 7%~50%[10,13,16-17]。

(一)胰体尾切除术中胰腺残端的处理

1. 胰腺残端主胰管缝扎是关键 胰腺残端的恰当处理是降低术后胰瘘发生率的关键步骤。目前胰体尾切除术后胰腺残端处理的方式主要有缝线缝合法和闭合器法。缝线缝合一般包括结扎主胰管和断面缝合两个步骤。闭合器法则更加简便,是腹腔镜和机器人胰体尾切除术中最常用的处理胰腺残端的方法。当胰腺离断线接近门静脉右侧缘或胰后通道显露不够等情况下,不宜强行使用闭合器,应选择缝线缝合法关闭胰腺残端。此时,应注意寻找并结扎主胰管,研究显示未结扎主胰管是术后胰瘘的独立危险因素[17]。

2. 不同的闭合方法总体胰瘘发生率相似 日本学者回顾性分析了 388 例胰体尾切除术[16],对比 224 例闭合器法和 164 例缝线缝合法,结果显示吻合器法的 B 级和 C 级胰瘘发生率显著低于缝线缝合法(21.0% vs. 50.6%)。Meta 分析[18]显示吻合器法的胰瘘发生率低于缝线缝合法(22.1% vs. 31.2%),但差异无统计学意义。欧洲的多中心 RCT 研究(DISPACT 研究)[19]的结果则显示这两种方法术后胰瘘发生率差异无统计学意义。总之,目前的研究证据显示,闭合器法处理胰腺断缘的胰瘘发生率与缝线缝合法相似。

3. 胰腺残端处理几种改进方法有实用价值 欧洲的 DISCOVER 临床试验[20]是一项观察肝圆韧带包裹胰腺残端(不论是闭合器法还是缝线缝合法)能否降低术后胰瘘发生率的 RCT 研究。结果显示,肝圆韧带包裹胰腺断缘的胰瘘发生率低于常规手术组(22.4% vs. 32.9%),但差异无统计学意义。虽然未证明可以降低术后胰瘘发生率,但这种方法显著降低了胰体尾切除术后的再手术率和再入院率,体现了其应用价值。

文献报道,延长闭合器压迫时间的方法可以降低胰体尾切除术后胰瘘的发生率。日本 Nakamura[21]采用的方法是击发前压迫 3 分钟、击发后压迫 2 分钟。英国 Ariyarathenam[22]则改良为击发前压迫 3 分钟、击发后压迫 1 分钟。日本 Hirashita[23]则采用了 10 分钟法(肠钳压迫 5 分钟、闭合器击发前 3 分钟、击发后压迫 2 分钟)。

国外也有多项针对加固闭合器法胰腺断缘的临床研究。例如在闭合器切断胰腺后使用人凝血酶 / 人纤维蛋白原加固残端,但三项 RCT 研究的结果均显示,使用这种材料并不能降低闭合器法胰腺断缘胰瘘的发生率[24-26]。2017 年韩国 RCT 研究[27]结果显示,使用聚乙醇酸覆盖胰腺断缘,可以显著降低临床胰瘘(B 级或 C 级)发生率(11.4% vs. 28.3%,P=0.04)。2019 年日本的 RCT 研究[28]则比较含聚乙醇酸补片的加强闭合器与单纯闭合器之间的效果,结果显示前者胰瘘发生率较低,但差别无统计学意义(16.3% vs. 27.1%,P=0.15);亚组分析显示当胰腺厚度低于 14mm,使用加强闭合器可以降低临床胰瘘的发生率(4.5% vs. 21.0%,P=0.01)。

综上所述,胰体尾切除术后胰瘘是无法完全避免的,目前也尚无公认完美的关闭胰腺残端的方法。腹腔镜和机器人胰体尾切除术首选闭合器法离断胰腺,少数需超声刀离断胰腺的情况下应注意确切结扎主胰管。

(二)胰体尾切除术后胰瘘的处理

1. 治疗术后胰瘘的基础是引流通畅 引流不畅导致腹水时,应选择超声或 CT 引导下穿刺置管引流。RCT 研究结果[29]显示,虽然术中放置引流管并不能降低胰瘘的发生率(18% vs. 12%,P=0.11),但可以降低腹水的发生率(9% vs. 22%,P=0.000 4)。因此,胰体尾切除术中应常规放置引流管。联合脾切除者,应分别在胰腺断缘和脾窝放置引流管。保留脾者,应分别在胰腺断缘和脾门放置引流管。仅单纯胰尾切除者,胰腺断缘靠近脾门,仅需放置一根引流管。术后发现胰腺断缘引流液明显浑浊时,在留取标本送检病原学检查后,可将此引流管制作成双套管给予低负压持续冲洗,充分引流、促进愈合。笔者中心胰体尾切除术中常规放置的引流管均为 28 号硅胶管,术后根据需要可制作成双套管进行冲洗。

2. 使用抗生素积极控制感染　留取引流液标本送病原学培养,先经验性使用广谱抗生素,再根据药敏结果调整抗生素。笔者中心革兰氏阳性菌感染发生率更高,说明引流管逆行感染是重要原因。重视引流管管理至关重要。此外,还应重视支持治疗,包括营养支持、纠正低蛋白血症和电解质紊乱等,有助于胰瘘愈合。

胰体尾切除术后胰瘘并发出血、引流不畅等情况,如积极非手术治疗无效时,应选择手术治疗,包括止血、通畅引流等。

二、术中出血

术中出血是腹腔镜保脾胰体尾切除术保脾失败、腹腔镜和机器人胰体尾切除术中转开腹手术的主要原因。因此,应妥善处理术中出血,才能保证患者安全和手术顺利进行。

(一)术中出血的常见部位及原因

1. 脾动静脉出血　脾动静脉与胰体尾实质之间有许多分支,分离过程容易出血。脾静脉粗大、管壁菲薄、分支多且短,在建立胰后通道、Kimura法分离血管等步骤中都很容易损伤,脾静脉分支和主干都有可能撕裂出血。

2. 脾出血　游离脾,切断脾周韧带时,牵拉过度有可能造成脾表面撕脱出血;暴露时器械不慎戳伤脾;分离脾门血管时造成出血。

(二)术中出血的预防及处理

1. 术前通过增强CT或血管造影了解脾动静脉的走行、与肿瘤关系以及分支情况等。

2. 尽量在胰腺上缘预先游离脾动脉起始段,并预置血管吊带,必要时可以阻断控制出血甚至夹闭。

3. 使用超声刀分离时,注意将刀头的非功能面朝向血管侧,以避免损伤血管。

4. 术者要熟练掌握腹腔镜下血管缝合技术,血管出血时能够稳健吻合。机器人手术系统机械臂的高自由度和高精细度在缝合时有更大优势。

5. 扶镜手和助手的密切配合。出血时,扶镜手要设法继续保持视野清晰,助手要负责使用吸引器迅速做出吸引、压迫止血等动作,并充分暴露。使用双主刀位trocar放置,术者和助手可以使用血管夹进行夹闭止血,术中可以根据具体情况由操作角度和方向更适合者实施。

6. 暴露脾动作轻柔,避免脾撕脱或戳伤等损伤,一旦出现,先使用纱条压迫止血。计划脾切除者可先夹闭脾动脉。计划保脾者可先阻断或夹闭脾动脉,必要时需切除脾。

7. 腹腔镜下止血失败者,应果断中转开腹手术。

三、术后出血

胰体尾切除术未涉及消化道重建,术后出血一般均为腹腔出血。胰体尾切除术后出血的发生率为1%~8%[10,16,20]。根据严重程度,可以分为A、B、C三级;根据出血时间可以分为早期出血和迟发出血:手术结束后24小时内发生的出血称为早期出血,手术结束24小时后发生的出血称为迟发出血[30-31]。早期出血多是术中血管断端发生的出血,如结扎线、血管夹、吻合钉脱落等,而迟发出血一般是继发于胰瘘合并感染。

早期出血的预防主要靠术中精细操作、确切止血。迟发出血的预防主要在于胰瘘的处理。"胰瘘-感染-出血"是胰腺术后的致命性并发症三联征。胰瘘继发感染者,通畅引流是关键,在抗感染的基础上进行持续低负压冲洗有助于稀释胰液、减少胰液腐蚀。要重视前哨出血。前哨出血是指患者无明显诱因在胃管、腹腔引流管中或排便时发现失血,血红蛋白浓度降幅≤15g/L,病情虽平稳,但12~24小时常发生大出血[32-33]。一旦发现前哨出血,应引起重视积极处理,尽量避免其恶化导致大出血。

轻度早期出血可考虑非手术治疗,同时密切观察患者临床表现;对中重度早期腹腔出血,建议手术治疗。迟发出血多表现为中重度出血,在采取措施稳定血流动力学的前提下,可选介入治疗,如高度怀疑由严重腹腔内感染腐蚀血管造成出血,在积极非手术治疗或介入治疗手段不能控制的情况下,应行手术探查[30]。

四、脾梗死

保脾胰体尾切除术术后有脾梗死的风险。Kimura 法脾动静脉完整保留,术后脾梗死可能性低。而 Warshaw 法术后则有一定的脾梗死的风险。对大小正常的脾,Warshaw 法可实施;对脾大患者,切断脾动静脉后胃网膜左血管和胃短血管不足以保证脾的血供,建议不宜行 Warshaw 法保脾。Warshaw 法术中若脾缺血的面积不超过 50%,则不影响保脾。若超过 50%,则应考虑脾切除。

术后脾梗死一般无须特殊处理。韩国 Kim 等[34]研究报道了 122 例 Warshaw 法腹腔镜保脾胰体尾切除术,根据术后增强 CT 测量的梗死面积将脾梗死分为 5 级,0 级为无梗死,1 级为梗死面积小于 30%,2 级为梗死面积 30%~50%,3 级为梗死面积 50%~70%,4 级为梗死面积超过 70%。术后 3 天 CT 显示,54.1%(66/122)的患者出现脾梗死,包括 30 例 1 级(24.6%),18 例 2 级(14.8%)和 18 例 3 级(14.8%),均未给予特殊处理。术后 3 个月复查结果显示 81.8% 的患者(54/66)脾梗死完全恢复,术后 12 个月复查结果显示 93.9%(62/66)的患者完全恢复,另外 4 例患者脾梗死面积小于 10%。因此,绝大部分保脾胰体尾切除术术后脾梗死可自行恢复,无须处理。

总之,微创胰体尾切除术术后并发症总体并发症发生率较高,胰瘘仍是胰体尾切除术最常见的术后并发症。临床中应重视胰瘘、出血、感染等术后并发症等诊断和处理,早发现、早处理,尽量避免致命性并发症的出现。

(林贤超　黄鹤光)

参考文献

[1] LILLEMOE K D, KAUSHAL S, CAMERON J L, et al. Distal pancreatectomy: indications and outcomes in 235 patients[J]. Ann Surg, 1999, 229(5): 693-698.

[2] KIMURA W, YANO M, SUGAWARA S, et al. Spleen-preserving distal pancreatectomy with conservation of the splenic artery and vein: techniques and its significance[J]. J Hepatobiliary Pancreat Sci, 2010, 17(6): 813-823.

[3] WARSHAW A L. Conservation of the spleen with distal pancreatectomy[J]. Arch Surg, 1988, 123(5): 550-553.

[4] MANATAKIS D K, PIAGKOU M, LOUKAS M, et al. A systematic review of splenic artery variants based on cadaveric studies[J]. Surg Radiol Anat, 2021, 43(8): 1337-1347.

[5] CHEN S, ZHAN Q, CHEN J Z, et al. Robotic approach improves spleen-preserving rate and shortens postoperative hospital stay of laparoscopic distal pancreatectomy: a matched cohort study[J]. Surg Endosc, 2015, 29(12): 3507-3518.

[6] LIU R, LIU Q, ZHAO Z M, et al. Robotic versus laparoscopic distal pancreatectomy: a propensity score-matched study[J]. J Surg Oncol, 2017, 116(4): 461-469.

[7] 林贤超,黄鹤光,陈燕昌,等. 机器人和腹腔镜胰体尾切除术的回顾性队列研究[J]. 中华外科杂志, 2019, 57(2): 102-107.

［8］BEANE J D, PITT H A, NAKEEB A, et al. Splenic preserving distal pancreatectomy: does vessel preservation matter ? ［J］. J Am Coll Surg, 2011, 212（4）: 651-657.

［9］JEAN-PHILIPPE A, ALEXANDRE J, CHRISTOPHE L, et al. Laparoscopic spleen-preserving distal pancreatectomy: splenic vessel preservation compared with the Warshaw technique［J］. JAMA Surg, 2013, 148（3）: 246-252.

［10］SONG K B, KIM S C, PARK J B, et al. Single-center experience of laparoscopic left pancreatic resection in 359 consecutive patients: changing the surgical paradigm of left pancreatic resection［J］. Surg Endosc, 2011, 25（10）: 3364-3372.

［11］DAI M H, SHI N, XING C, et al. Splenic preservation in laparoscopic distal pancreatectomy［J］. Br J Surg, 2017, 104（4）: 452-462.

［12］LIN X, LIN R, LU F, et al. "Kimura-first" strategy for robotic spleen-preserving distal pancreatectomy: experiences from 61 consecutive cases in a single institution［J］. Gland Surg, 2021, 10（1）: 186-200.

［13］VENKAT R, EDIL B H, SCHULICK R D, et al. Laparoscopic distal pancreatectomy is associated with significantly less overall morbidity compared to the open technique: a systematic review and meta-analysis ［J］. Ann Surg, 2012, 255（6）: 1048-1059.

［14］BASSI C, DERVENIS C, BUTTURINI G, et al. Postoperative pancreatic fistula: an international study group（ISGPF）definition［J］. Surgery, 2005, 138（1）: 8-13.

［15］BASSI C, MARCHEGIANI G, DERVENIS C, et al. The 2016 update of the International Study Group （ISGPS）definition and grading of postoperative pancreatic fistula: 11 years after［J］. Surgery, 2017, 161 （3）: 584-591.

［16］BAN D, SHIMADA K, KONISHI M, et al. Stapler and nonstapler closure of the pancreatic remnant after distal pancreatectomy: multicenter retrospective analysis of 388 patients［J］. World J Surg, 2012, 36（8）: 1866-1873.

［17］YOSHIOKA R, SAIURA A, KOGA R, et al. Risk factors for clinical pancreatic fistula after distal pancreatectomy: analysis of consecutive 100 patients［J］. World J Surg, 2010, 34（1）: 121-125.

［18］ZHOU W, LV R, WANG X, et al. Stapler vs suture closure of pancreatic remnant after distal pancreatectomy: a meta-analysis［J］. Am J Surg, 2010, 200（4）: 529-536.

［19］DIENER MK, SEILER CM, ROSSION I, et al. Efficacy of stapler versus hand-sewn closure after distal pancreatectomy（DISPACT）: a randomised, controlled multicentre trial［J］. Lancet, 2011, 377（9776）: 1514-1522.

［20］HASSENPFLUG M, HINZ U, STROBEL O, et al. Teres Ligament patch reduces relevant morbidity after distal pancreatectomy（the DISCOVER randomized controlled trial）［J］. Ann Surg, 2016, 264（5）: 723-730.

［21］NAKAMURA M, UEDA J, KOHNO H, et al. Prolonged peri-firing compression with a linear stapler prevents pancreatic fistula in laparoscopic distal pancreatectomy［J］. Surg Endosc, 2011, 25（3）: 867-871.

［22］ARIYARATHENAM A V, BUNTING D, AROORI S. Laparoscopic distal pancreatectomy using the Mmodified prolonged prefiring compression technique reduces pancreatic fistula［J］. J Laparoendosc Adv Surg Tech A, 2015, 25（10）: 821-825.

［23］HIRASHITA T, OHTA M, YADA K, et al. Effect of pre-firing compression on the prevention of pancreatic fistula in distal pancreatectomy［J］. Am J Surg, 2018, 216（3）: 506-510.

［24］MONTORSI M, ZERBI A, BASSI C, et al. Efficacy of an absorbable fibrin sealant patch（TachoSil） after distal pancreatectomy: a multicenter, randomized, controlled trial［J］. Ann Surg, 2012, 256（5）:

853-859.

［25］SA CUNHA A，CARRERE N，MEUNIER B，et al. Stump closure reinforcement with absorbable fibrin collagen sealant sponge（TachoSil）does not prevent pancreatic fistula after distal pancreatectomy：the FIABLE multicenter controlled randomized study［J］. Am J Surg，2015，210（4）：739-748.

［26］PARK JS，LEE DH，JANG JY，et al. Use of TachoSil® patches to prevent pancreatic leaks after distal pancreatectomy：a prospective，multicenter，randomized controlled study［J］. J Hepatobiliary Pancreat Sci，2016，23（2）：110-117.

［27］JANG J Y，SHIN Y C，HAN Y，et al. Effect of polyglycolic acid mesh for prevention of pancreatic fistula following distal pancreatectomy：a randomized clinical trial［J］. JAMA Surg，2017，152（2）：150-155.

［28］KONDO N，UEMURA K，NAKAGAWA N，et al. A Multicenter，randomized，controlled trial comparing reinforced staplers with bare staplers during distal pancreatectomy（HiSCO-07 Trial）［J］. Ann Surg Oncol，2019，26（5）：1519-1527.

［29］VAN BUREN G，BLOOMSTON M，SCHMIDT C R，et al. A prospective randomized multicenter trial of distal pancreatectomy with and without routine intraperitoneal drainage［J］. Ann Surg，2017，266（3）：421-431.

［30］中华医学会外科学分会胰腺外科学组. 胰腺术后外科常见并发症诊治及预防的专家共识（2017）［J］. 中华外科杂志，2017，55（5）：328-334.

［31］WENTE M N，VEIT J A，BASSI C，et al. Postpancreatectomy hemorrhage（PPH）：an International Study Group of Pancreatic Surgery（ISGPS）definition［J］. Surgery，2007，142（1）：20-25.

［32］ROULIN D，CERANTOLA Y，DEMARTINES N，et al. Systematic review of delayed postoperative hemorrhage after pancreatic resection［J］. J Gastrointest Surg，2011，15（6）：1055-1062.

［33］姜脉涛，宋增福，姜洪池，等. 胰腺术后出血预防及诊治研究（附518例胰腺手术分析）［J］. 中国实用外科杂志，2015，35（3）：316-321.

［34］KIM H，SONG K B，HWANG D W，et al. A single-center experience with the laparoscopic Warshaw technique in 122 consecutive patients［J］. Surg Endosc，2016，30（9）：4057-4064.

第九章

腹腔镜和机器人胰十二指肠切除术

胰十二指肠切除术(pancreaticoduodenectomy,PD)是治疗胰头及壶腹周围肿瘤等成熟的手术方式,其切除过程复杂,消化道重建技术要求高,术后并发症多且凶险[1]。微创胰十二指肠切除术主要包括腹腔镜胰十二指肠切除术(laparoscopic pancreaticoduodenectomy,LPD)、机器人胰十二指肠切除术(robotic pancreaticoduodenectomy,RPD)和腹腔镜联合达芬奇机器人胰十二指肠切除术。1994年,Gagner等[2]报道了全球第一例腹腔镜胰十二指肠切除术。Giulianotti等[3]在2001年率先开展机器人胰十二指肠切除术(并于2003年首次报道)。近年来,随着微创胰腺手术技术水平的提高,微创胰十二指肠切除术(minimally invasive pancreaticoduodenectomy,MIPD)也突破了初期的技术瓶颈,在国内外逐渐开展,在少数胰腺中心已经成为常规开展的手术方式。

微创胰十二指肠切除术在技术上的成熟性和安全性已被越来越多的胰腺外科医师所认可。Nassour等[4]报道微创胰十二指肠切除术与开放胰十二指肠切除术相比,虽然手术时间延长,但两者的手术并发症发生率及死亡率相似。殷子等[5]研究表明对于胰腺癌患者,腹腔镜胰十二指肠切除术和开放胰十二指肠切除术在手术并发症、肿瘤学预后及长期生存率等方面差异并没有统计学意义。一项Meta分析[6]研究结果也显示,机器人胰十二指肠切除术在淋巴结清扫数、切缘阳性率等方面与开放胰十二指肠切除术相似,术后胰瘘、胃排空延迟、出血等并发症的发生率也相似,同时,机器人胰十二指肠切除术手术时间较长,出血量较少。

腹腔镜和机器人胰十二指肠切除术各有其特点,互有利弊。腹腔镜手术较机器人手术费用少,但学习曲线长,且受制于视野角度及腹腔镜手术器械的活动度,其在精细血管解剖及消化道重建方面难度较大,特别是对胰管和胆管细小的病例,胰肠吻合、胆肠吻合重建困难。相比于腹腔镜手术,机器人手术操作系统具有裸眼三维视野,并可使局部视野放大10~15倍,可以7个自由度操作、消除手震颤等,使其在精细解剖、缝合时更有优势,特别是对术中出血,易于控制,且学习曲线短。除了费用昂贵外,缺乏力反馈、术中无法随时变动体位等也是机器人手术的弊端。

笔者中心是国内可同时开展腹腔镜和机器人胰十二指肠切除术的单位之一,结合本中心特点,总结了腹腔镜和机器人胰十二指肠切除术的手术标准化流程,并对术中胰腺颈部离断、钩突切除及胰肠吻合等几个关键技术进行了改良[7],取得了不错的临床效果,本章将详细介绍胰十二指肠切除术的手术细节和技术要点。

第一节 腹腔镜和机器人胰十二指肠切除术详解

一、手术适应证

1. 胰头及壶腹周围肿瘤。
2. 不能排除恶变的慢性肿块型胰腺炎等。

二、手术禁忌证

1. 严重心肺功能不全不能耐受气腹者。
2. 腹腔广泛严重粘连者。
3. 病变过大,影响器官和重要组织结构显露,腹腔镜和机器人下无法安全完成操作。

病灶紧贴或侵袭胰头周围大血管为腹腔镜和机器人胰十二指肠切除术的相对禁忌证。

三、术前准备

除了常规术前检查外,应完善上腹部增强 CT,判断门静脉、肠系膜上血管等与肿瘤的关系,明确肿瘤的可切除性。建议行三维血管重建评估,在术前明确有无变异血管类型,特别是肝动脉变异。对术前梗阻性黄疸,若黄疸时间短、程度不重,无须术前减黄。对黄疸时间较长、肝损害严重的病例,建议行术前减黄,主要减黄措施包括经皮肝穿刺胆道引流(percutaneous transhepatic cholangial drainage,PTCD)或经内镜鼻胆管引流(endoscopic nasobiliary drainage,ENBD)。ENBD 术后合并急性胰腺炎的风险较高,术中胰周炎症、水肿明显,导致胰肠吻合风险增高,手术难度及术中出血量增加。因此首选行 PTCD 减黄。其他术前处理包括纠正贫血、营养支持、调节血糖等。

四、麻醉及围手术期镇痛

1. 气管插管,静脉吸入复合全身麻醉。
2. 实施"多模式"镇痛方案,手术切口使用罗哌卡因局部浸润麻醉,或者由麻醉医师行腹横肌平面阻滞镇痛。
3. 若无禁忌,术后常规使用镇痛泵和氟比洛芬酯静脉滴注。

五、体位

患者取仰卧分腿位,头高脚低 20°~30°,左侧卧 15°~30°。

六、套管放置

1. 腹腔镜胰十二指肠切除术 采用五孔法(图 9-1-1A),脐下 12mm trocar 为观察孔,左、右近腋前线肋弓下各有 1 个 5mm trocar 孔,左、右锁骨中线平脐分别有 1 个 5mm 和 12mm trocar 孔,其中右锁骨中线 12mm trocar 孔为主操作孔。主刀术者站于患者右侧,一助站于患者左侧,扶镜手站于患者两腿中间。

2. 机器人胰十二指肠切除术 对简单病例,可采用五孔法(图 9-1-1B)。脐下 8mm trocar 为观察孔,右肋缘下腋前线 8mm trocar 接机械臂(双极钳),左肋缘下腋前线 8mm trocar 接机械臂(卡地尔钳),左锁骨中线平脐 8mm trocar 接机械臂(超声刀),右锁骨中线平脐 12mm trocar 为助手操作孔。

对肥胖或困难病例,可采用六孔法,即使用 2 个助手辅助孔。脐下处 8mm trocar 为观察孔,右肋缘下腋前线 8mm trocar 接机械臂(双极钳),左锁骨中线平脐 8mm trocar 接机械臂(超声刀),左肋缘下腋前线 8mm trocar 机械臂(卡地尔钳),右锁骨中线平脐及脐左下 5cm 各取一 12mm trocar,为助手操作孔。

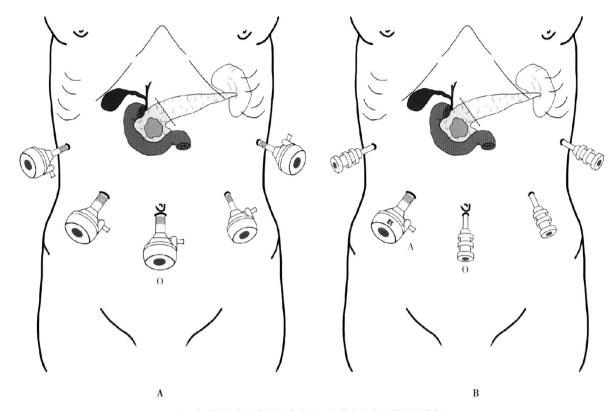

A. 腹腔镜胰十二指肠切除术；B. 机器人胰十二指肠切除术。

图 9-1-1　腹腔镜和机器人胰十二指肠切除术 trocar 布局

七、手术步骤

1. 探查　先行腹腔镜探查有无肝脏、肠系膜及腹盆壁种植转移；切开胃结肠韧带探查胰腺和小网膜囊，明确肿瘤大小，是否侵袭门静脉、肠系膜上血管等重要血管及横结肠系膜根部等；机器人胰十二指肠切除术同样先行腹腔镜探查，若未发现转移，再行机器人手术操作系统装机。

2. 前入路静脉优先游离　在胰颈上缘解剖显露肝总动脉（图 9-1-2B），于根部结扎胃右动脉，游离适当长度的胃十二指肠动脉，先用丝线结扎后再用血管夹夹闭后离断，避免术后假性动脉瘤形成；于胰颈上缘、肝总动脉、胃十二指肠动脉围成的"胰上三角"分离显露门静脉，在胰颈后方、门静脉及肠系膜上静脉前方分离、创建胰后间隙。于胰颈下缘解剖显露肠系膜上静脉，离断胃结肠干及其分支胃网膜右静脉及右结肠静脉，便于后续右后入路动脉优先游离；若未先离断胃结肠干直接解剖肠系膜上动脉根部，可能造成助手在牵拉胰头、十二指肠的过程中撕裂胃结肠干，导致该处活动性出血。

3. 右后入路动脉优先游离　游离结肠肝曲，使其下移，以更好地暴露右侧腹膜后区域；切开十二指肠外侧后腹膜，沿科赫尔切口（Kocher approach）向内侧游离胰头，游离十二指肠水平部和升部。将十二指肠和胰头向左上方牵拉，游离显露下腔静脉、左肾静脉、右生殖静脉及腹主动脉；于左肾静脉上方、腹主动脉前方游离肠系膜上动脉根部，可解剖肠系膜上动脉根部 3cm 左右。

4. 断胃　在完成门静脉及肠系膜上血管的解剖性探查、确定肿瘤的可切除性后，开始标本切除。先用直线切割吻合器离断部分远端胃（图 9-1-2A），有利于胃后方胰腺的暴露，胃壁血供丰富，注意胃残端止血。若为保留幽门的腹腔镜胰十二指肠切除术，则离断十二指肠上缘血管分支，充分游离十二指肠，并在距幽门环 2~3cm 处用直线切割吻合器离断十二指肠。

5. 切除胆囊　解剖胆囊三角，结扎胆囊动脉，逆行法切除胆囊。于胆囊管开口上方横断肝总管（图 9-1-2E），骨骼化肝十二指肠韧带，清扫区域淋巴结。

6. 离断胰颈　可根据术中情况选择合适的方法离断胰颈（图 9-1-2C）。优先采用上下结合的方法离断胰颈。于胰腺上下缘解剖肠系膜上静脉、肝总动脉、肝固有动脉，依次结扎胃右动脉和胃十二指肠动脉（图 9-1-2D）。贯通胰后间隙，于胰颈预离断线左缘上下各缝扎一针以减少出血，超声刀自下而上离断胰颈。注意寻找胰管，避免使用超声刀凝闭，找到胰管后用剪刀离断，有利于后续胰肠吻合。

7. 离断近端空肠　上提横结肠系膜，离断近端空肠（图 9-1-2F），游离空肠及十二指肠系膜，将游离的近端肠管经分离的横结肠系膜裂孔、肠系膜上血管后方推向右侧；也可充分游离十二指肠水平部和升部，由右向左分离十二指肠悬韧带，然后将近端空肠拉至右上腹进行离断及空肠系膜游离；可在横结肠系膜上左侧建立通道，在上方处理近端空肠更容易，暴露更清晰。

8. 联合入路切除胰腺钩突　以门静脉、肠系膜上静脉为轴，采用前入路静脉优先的入路继续由前往后、由下往上游离胰腺钩突，分离门静脉、肠系膜上静脉右侧壁；继续右后入路动脉优先扩大游离肠系膜上动脉（图 9-1-2G），找到并结扎胰十二指肠下动脉，由后往前分离肠系膜上动脉与钩突之间组织（图 9-1-2H），使胰腺钩突薄层化，并清扫肠系膜上动脉右侧 180° 的神经纤维组织。采用前后入路结合的方式（图 9-1-2I）、由下往上逐步分离胰腺钩突组织（图 9-1-2J、图 9-1-2K）。

9. 胰肠吻合　在结肠中血管左侧无血管区切开横结肠系膜，将近端空肠经此孔拖向上腹部行胰肠吻合。胰肠吻合方式采用笔者中心的改良 Blumgart 胰肠吻合或改良双层胰肠吻合，常规留置内支架管。

10. 胆肠吻合　距胰肠吻合口 10~15cm 行胆管空肠端侧吻合。胆肠吻合可采用连续缝合、间断缝合及连续间断相结合的方法。

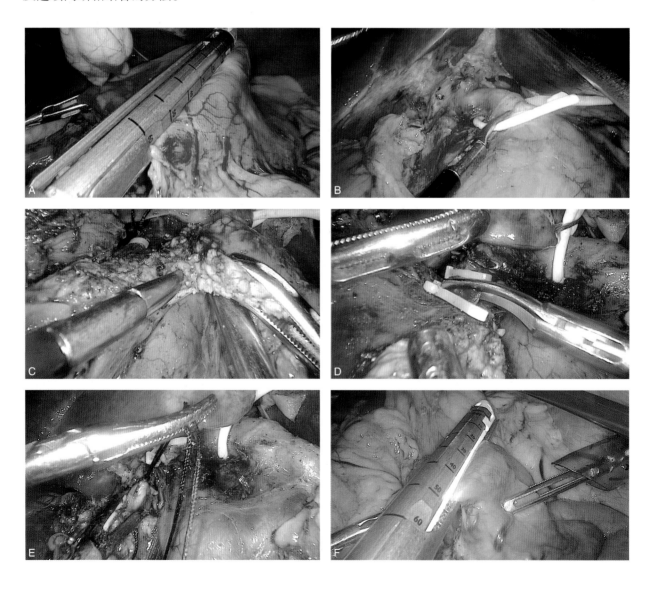

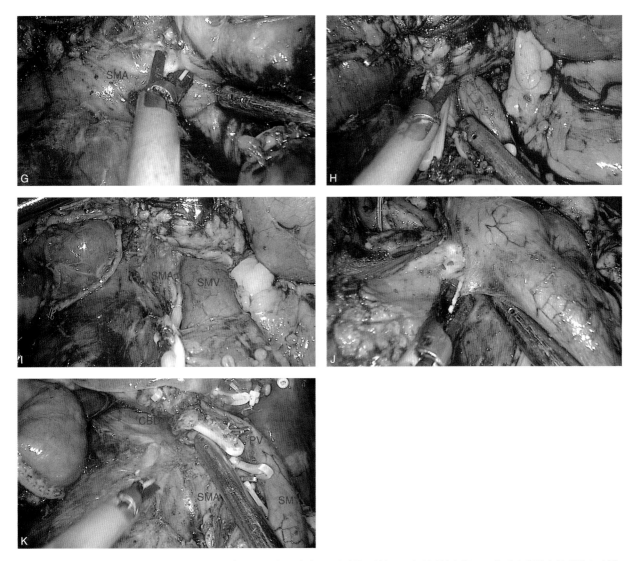

A. 断胃；B. 解剖肝总动脉；C. 离断胰颈；D. 离断胃十二指肠动脉；E. 离断胆总管；F. 离断近端空肠；G. 右后入路游离肠系膜上动脉；H. 钩突切除；I. 显露肠系膜上动脉；J. 前入路静脉优先游离切除钩突；K. 标本移除后。SMA. 肠系膜上动脉；SMV. 肠系膜上静脉；PV. 门静脉；CBD. 胆总管。

图 9-1-2　腹腔镜胰十二指肠切除术

11. 胃肠吻合　距胆肠吻合口 45~50cm 行胃后壁空肠侧侧吻合。在预定吻合位置的空肠浆肌层与胃大弯后壁浆肌层间断缝合固定 2~3 针便于后续直线切割吻合器吻合。用超声刀将胃和空肠各切开约 1cm 的小孔，置入 60mm 直线切割吻合器行胃后壁空肠侧侧吻合，压迫 15~30 秒后再激发直线切割闭合器，直视下确认吻合口无出血，最后用 4-0 可吸收缝线或倒刺线连续缝合关闭胃肠吻合的进械口。

12. 留置引流管　于右腋前线 trocar 置入一根 28 号硅胶引流管，经胆肠吻合口、门静脉后方，引流管前端置于肝尾状叶后方；于中上腹偏左另行截孔置入一根 28 号硅胶引流管，经胰肠吻合口上方，引流管前端置于肝尾状叶后方，与前管交会；对有胰瘘高危因素者，可经右锁骨中线 trocar 置入一负压引流管于腹膜后创面前方，前端位于下腔静脉、腹主动脉之间，有利于胰肠吻合口后缘引流。

机器人胰十二指肠切除术与腹腔镜胰十二指肠切除术手术步骤和流程相似（图 9-1-3，视频 9-1）。

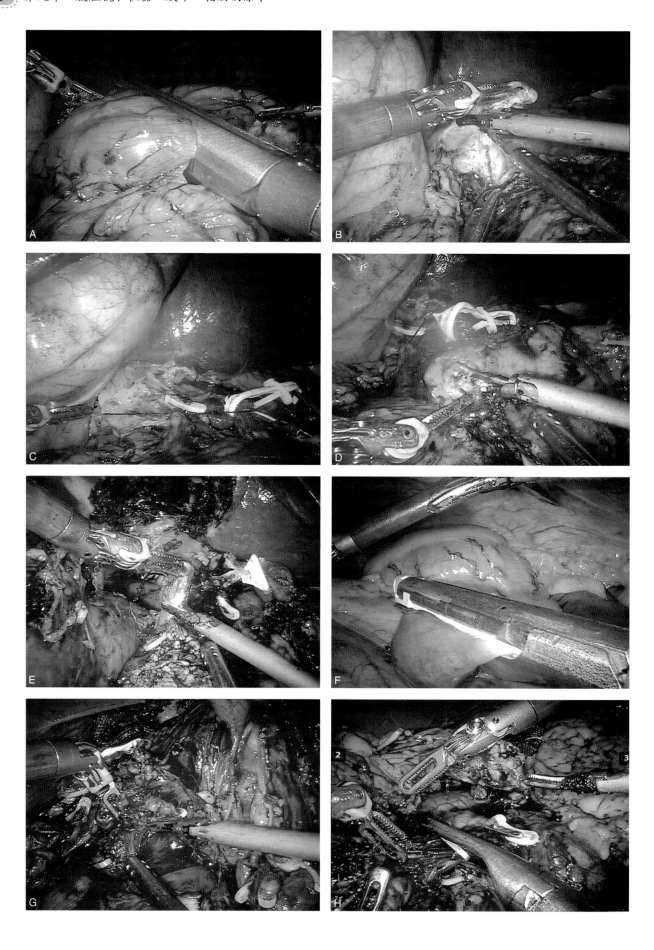

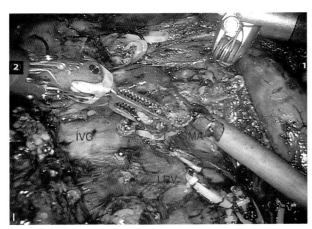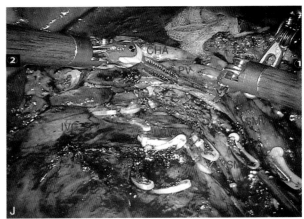

A. 断胃；B. 游离肝总动脉；C. 结扎胃十二指肠动脉；D. 离断胰颈；E. 离断胆总管；F. 离断近端空肠；G. 右后入路动脉优先解剖肠系膜上动脉；H. 前入路静脉优先切除钩突；I. 清扫肠系膜上动脉右侧神经淋巴组织；J. 标本移除后。CHA. 肝总动脉；SMA. 肠系膜上动脉；PV. 门静脉；IVC. 下腔静脉；LRV. 左肾静脉；SMV. 肠系膜上静脉。

图 9-1-3　机器人胰十二指肠切除术

视频 9-1　机器人胰
十二指肠切除术

第二节　腹腔镜和机器人胰十二指肠切除术难点

一、胰颈离断的难点和处理方法

（一）胰颈离断的意义

腹腔镜和机器人胰十二指肠切除术的主要技术难点在于胰颈离断的方法选择、钩突切除以及腹腔镜下消化道重建。离断胰颈是胰十二指肠切除术的转折点，胰颈一旦离断，手术将不可逆向，因此对手术决策具有重要的意义。此外，胰颈血供丰富，离断时若细节没处理好可能增加术中出血量；胰后间隙创建对胰颈离断十分重要，在胰后间隙消失或肿瘤侵袭胰颈的情况下强行创建该间隙，可能会损伤后方的门静脉及肠系膜上静脉，导致致命性出血。

（二）胰颈离断的方法和选择

笔者中心归纳总结了三种腹腔镜和机器人胰十二指肠切除术中离断胰颈的方法[8]（视频 9-2~ 视频 9-4）。

视频 9-2 离
断胰颈方法 1

视频 9-3 离
断胰颈方法 2

视频 9-4 离
断胰颈方法 3

1. 方法 1（上下结合） 于胰腺上下缘解剖肠系膜上静脉、肝总动脉、肝固有动脉,依次结扎胃右动脉和胃十二指肠动脉。清扫肝总动脉、胃十二指肠动脉及胰颈部上缘之间的淋巴结时,需注意胃左静脉是否由此区域汇入门静脉。贯通胰后间隙,于胰颈预离断线左缘上下各缝扎一针以减少出血,超声刀自下而上离断胰颈(图 9-2-1)。注意寻找胰管,避免使用超声刀凝闭,找到胰管后用剪刀离断,有利于后续胰肠吻合。

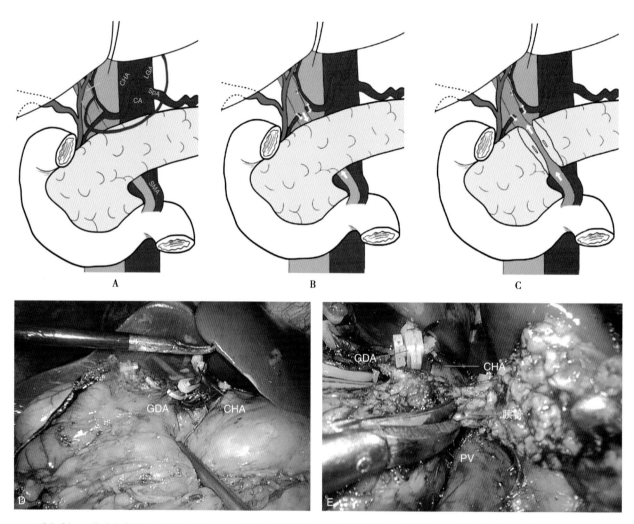

A. 正常解剖;B. 优先解剖胰腺上下缘血管;C. 上下结合离断胰颈;D. 先离断胃十二指肠动脉;E. 再自下而上离断胰颈。CA. 腹腔干;SpA. 脾动脉;PV. 门静脉;CHA. 肝总动脉;PHA. 肝固有动脉;LGA. 胃左动脉;RGA. 胃右动脉;GDA. 胃十二指肠动脉;SMA. 肠系膜上动脉;SMV. 肠系膜上静脉。

图 9-2-1 离断胰颈方法 1（上下结合）

2. 方法 2（由下往上） 肿瘤较大影响胰腺上缘肝总动脉、胃十二指肠动脉游离,或肿瘤侵袭胃十二指肠动脉时,解剖胰颈下缘、肠系膜上静脉后,充分游离胰颈后方间隙,以超声刀由下往上离断胰颈。右下方推拉胰头,可较好地显露肝总动脉。沿着肝总动脉走行依次解剖、结扎胃右动脉和胃十二指肠动脉,并完成肝十二指肠韧带淋巴结清扫(图 9-2-2)。

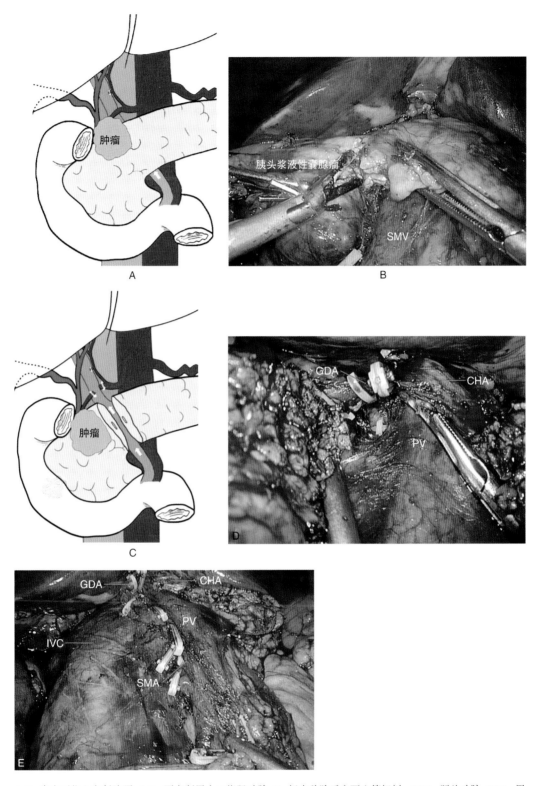

A-B. 先由下往上离断胰颈；C-D. 再离断胃十二指肠动脉；E. 标本移除后主要血管解剖。CHA. 肝总动脉；GDA. 胃十二指肠动脉；SMA. 肠系膜上动脉；IVC. 下腔静脉；PV. 门静脉。

图 9-2-2 离断胰颈方法 2（由下往上）

　　3. 方法3（由前往后）　当肿瘤与门静脉、肠系膜上静脉紧密粘连，或合并慢性胰腺炎急性发作，导致胰颈后间隙消失时，切勿强行分离胰后间隙，以免造成难以控制的出血。先游离胰颈下缘解剖并悬吊肠系膜上静脉，再游离胰颈上缘，结扎胃右动脉和胃十二指肠动脉，清扫区域淋巴结后显露并悬吊后方的门静脉。在充分控制门静脉和肠系膜上静脉的情况下，由前往后逐步离断胰颈（图9-2-3）。在离断紧邻门静脉和肠系膜上静脉的胰腺时宜用剪刀仔细解剖分离，以避免损伤血管。

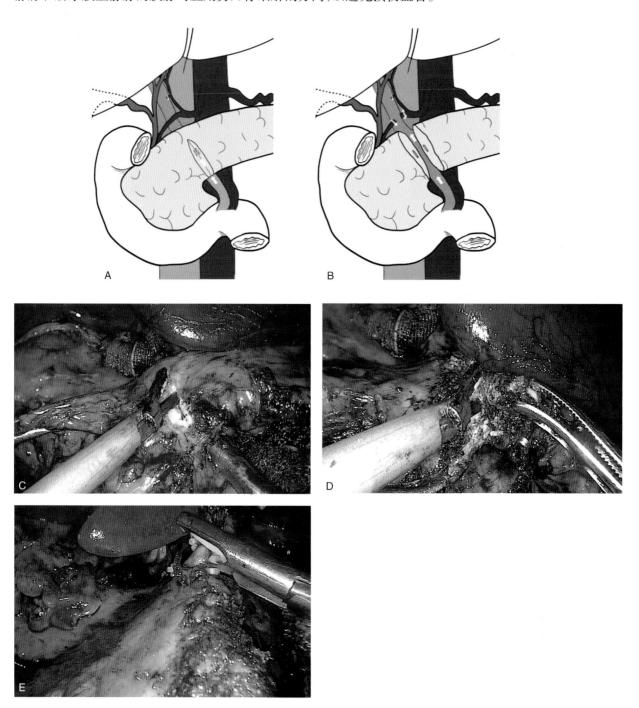

A. 由前往后离断胰颈；B. 再离断胃十二指肠动脉；C. 胰后间隙无法创建；D. 由前往后逐层离断胰颈；E. 离断胰颈后再离断胃十二指肠动脉。

图9-2-3　离断胰颈方法3（由前往后）

（三）三种胰颈离断方法的优缺点

可根据术中情况选择合适的方法离断胰颈。

1. 方法1（上下结合） 适用于肿瘤较小、边界清楚、无血管侵袭的胰头或壶腹周围肿瘤,也是目前大部分术者最常采用的离断胰颈方法。

即在胰腺上下缘分别解剖显露肝总动脉、门静脉及肠系膜上静脉,依次结扎胃右动脉和胃十二指肠动脉,创建胰后间隙后离断胰颈。该方法整体解剖暴露清楚,优先解剖胰腺上下缘主要血管,充分创建胰后间隙,以降低术中出血的风险。先离断胃十二指肠动脉及胰腺上下缘先缝合一针可明显减少离断胰颈时出血,也是笔者中心的标准化离断胰颈流程。

2. 方法2（由下往上） 适用于肿瘤较大影响胰腺上缘的解剖分离或肿瘤侵袭胃十二指肠动脉的病例。

先在胰腺下缘解剖肠系膜上静脉,创建胰后间隙,由下往上逐步离断胰颈;再将肝总动脉悬吊后向左上方牵拉,同时将胰头向右下方推,可明显增加胰颈上缘的暴露程度,然后离断胃右动脉和胃十二指肠动脉,完成肝十二指肠韧带淋巴结清扫。若肝动脉走行变异无法辨识清楚,采用方法2先离断胰颈,再于胰腺上缘解剖肝动脉则更为安全。也可采用前入路静脉联合右后入路动脉优先充分探查肝动脉及肠系膜上动脉,前后结合,可避免重要血管误伤。

3. 方法3（由前往后） 适用于肿瘤侵袭门静脉及肠系膜上静脉或慢性胰腺炎胰周严重粘连导致胰后间隙消失的病例。

对该部分病例,不宜强行分离胰后间隙,可在胰腺上下缘分别解剖、悬吊门静脉及肠系膜上静脉,再由前往后逐层切开胰颈直至离断胰颈。对血管粘连紧密的部分,可采用剪刀锐性分离,即使出血,也较易缝扎止血;先控制主要血管,再逐层离断胰颈,可大大降低出血的风险。若肿瘤侵袭门静脉、肠系膜上静脉,在完成主要步骤的解剖游离后,必要时可取辅助小切口处理侵袭的血管,以保证手术安全性。

综上所述,三种方法相对比,方法1整体解剖暴露清楚,在离断胰颈时间和出血量等方面明显优于方法2和方法3,是离断胰颈的首选方法;对特殊情况则可采用方法2和方法3,以降低手术风险及术中大出血的风险。因此,应重视腹腔镜胰十二指肠切除术胰颈离断这一重要手术环节,结合术前影像学检查和术中探查情况选择合适的方法离断胰颈。

二、钩突切除的难点和处理方法

（一）胰腺钩突切除的难点

《中国胰腺癌诊治指南（2021）》中规定胰头癌行胰十二指肠切除术时应完整切除胰腺钩突及清扫肠系膜上动脉右侧180°神经纤维组织。不管是开放或微创十二指肠切除术,如何处理胰腺钩突都是困扰胰腺外科医师的难点之一。若处理不当,可能导致术中出血,增加手术时间,影响肿瘤的R0切除率。

然而,胰腺钩突解剖形态差异较大（图9-2-4）[9]。部分胰腺钩突较短小,其远端未达到肠系膜上静脉左缘;部分钩突肥厚且长,其远端甚至超过肠系膜上动脉左缘。在特殊情况下,如钩突肿瘤、胰头肿瘤侵袭门静脉及肠系膜上静脉或胰周紧密粘连的病例,钩突切除的难度大大地增高。胰腺钩突区域血供丰富,既有胃十二指肠动脉发出的胰十二指肠上前、上后动脉和肠系膜上动脉发出的胰十二指肠下前、下后动脉共同吻合形成的胰十二指肠动脉弓,也有胰背动脉右支来源的钩突动脉环,同时还有回流静脉胰十二指肠上、下静脉等。此外,钩突切除还应注意肝动脉变异情况,常见类型替代肝右动脉起源于肠系膜上动脉,也有罕见类型肝总动脉起源于肠系膜上动脉,术中若未辨识清楚,一旦误伤,可能导致致命并发症。

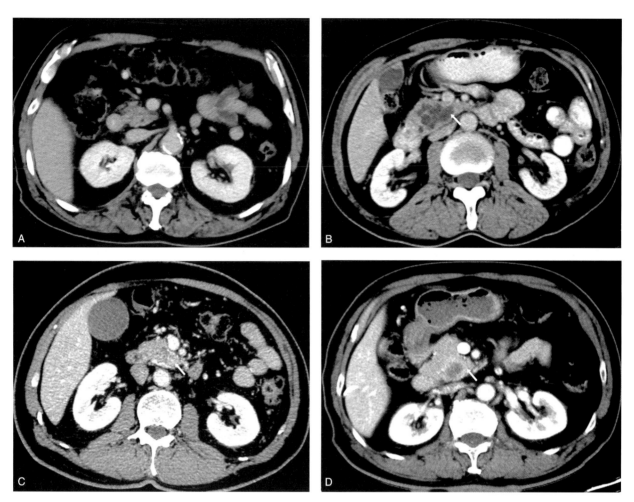

A. 胰腺钩突较短小,达肠系膜上静脉后方;B. 胰头肿瘤,钩突超过肠系膜上动脉左缘;C. 钩突肿瘤,钩突肥厚且长;D. 钩突肿瘤,钩突肥厚且较短。

图 9-2-4　胰腺钩突 CT 表现

(二)常用的钩突切除入路的优缺点

1. 前入路静脉优先　目前胰腺外科医师最常采用的切除胰腺钩突的方式是标准入路,即分离显露肠系膜上静脉离断胰颈后,由下往上、由前往后逐步切除胰腺钩突。整个解剖过程是以门静脉、肠系膜上静脉为轴,并且由前往后进行分离,因此将其称为前入路静脉优先更为贴切。

(1)优点:优先解剖胰腺上、下缘,显露肝总动脉、门静脉、肠系膜上静脉等重要血管,可早期辨认肝总动脉变异,同时可优先探查是否侵袭门静脉及肠系膜上静脉。

(2)缺点:①前入路静脉优先过分强调对门静脉及肠系膜上静脉的探查,而忽视了对肠系膜上动脉的早期探查。肿瘤侵袭肠系膜上动脉是胰十二指肠切除术的手术禁忌证,若在胰颈离断后发现侵袭肠系膜上动脉导致肿瘤无法切除,但此时手术已不可逆,常需行被动的 R2 切除。②未优先控制胰头血供,可能增加钩突切除的出血量。③对伴有肥厚或长的胰腺钩突,或胰腺钩突肿瘤或肿瘤侵袭门静脉及肠系膜上静脉的病例,采用前入路静脉优先,分离显露难度较高,难以直接分离肿瘤与血管之间的粘连。同时,难以清楚显露肠系膜上动脉,导致肠系膜上动脉及其主要血管分支容易被损伤,也难以做到肠系膜上动脉右侧 180°的骨骼化,廓清其神经纤维组织,达到 R0 切除。

因此,前入路静脉优先适用于胰腺钩突较短小,或肿瘤境界清楚、无血管侵袭的病例。

2. 动脉优先入路　最早由 Pessaux[10] 在 2006 年提出,强调优先游离肠系膜上动脉,继而完成胰腺钩突的分离和完整切除,先探查肠系膜上动脉,评估肿瘤可切除性,同时廓清肠系膜上动脉右侧 180° 的淋巴结及神经、结缔组织,可提高 R0 切除率。有研究报道[11],与标准胰十二指肠切除术相比,虽然围手术期并发症的发生率和病死率没有显著性差异,但动脉优先入路可显著减少术中出血量和缩短手术时间。其他研究表明[12],与标准胰十二指肠切除术相比,动脉优先入路能降低局部复发率,延长术后生存时间[10],降低术后并发症的发生率,缩短住院时间。

（1）动脉优先常用入路:主要有右后入路、左后入路、内侧入路、上方入路、前方入路和肠系膜入路等。在几种手术入路中,左后入路经左侧十二指肠悬韧带分离显露肠系膜上动脉,分离范围较广,但可能清扫肠系膜上动脉 360° 的神经纤维组织[13]导致顽固性腹泻;上方入路操作顺序由头侧向足侧,因此不适合在腹腔镜下操作,且很难显露低位发出的肠系膜上动脉;前方入路常需早期离断胃和胰颈以更好地暴露肠系膜上动脉[14-15];肠系膜入路对高位发出的肠系膜上动脉显露困难;内侧入路对替代肝右动脉难以早期探查[16]。

（2）右后入路动脉优先的优点:①大多数胰腺外科医师更熟悉右后入路动脉优先,在扩大科赫尔切口游离的同时进一步深入分离肠系膜上动脉,解剖入路更为熟悉,更容易掌握;②右后入路动脉优先也更符合腹腔镜下的操作角度,分离也更为容易和熟悉;③右后入路动脉优先可在离断胰颈之前,先探查是否侵袭肠系膜上动脉,同时可沿肠系膜上动脉血管鞘廓清其右侧 180° 的神经纤维组织,达到 R0 切除;④对起源于肠系膜上动脉的肝动脉变异可早期辨认,避免损伤。

（3）右后入路动脉优先的缺点:①对伴有肥厚或长的胰腺钩突、胰腺钩突肿瘤、慢性胰腺炎胰周紧密粘连或肿瘤侵袭门静脉及肠系膜上静脉的病例,在离断胰颈之前单纯采用右后入路动脉优先难以完全游离钩突,一旦出血,常难以控制,可能导致中转开腹手术;②未先解剖分离胰腺上下缘及其主要血管,对肿瘤位于胰头前方,肿瘤侵袭肝总动脉、胃十二指肠动脉、门静脉及肠系膜上静脉,以及肝总动脉变异等情况无法进行早期探查。

因此,右后入路动脉优先适用于胰腺钩突较短小,或肿瘤境界清楚、未侵袭门静脉及肠系膜上静脉的病例。

（三）前入路静脉优先联合动脉优先入路切除胰腺钩突的优点

笔者根据前入路静脉优先和不同动脉优先入路的优缺点,总结了前入路静脉优先联合动脉优先入路切除胰腺钩突的经验[9,17-18]（图 9-2-5）。

1. 前入路静脉优先联合右后入路动脉优先切除胰腺钩突

（1）手术流程

1）以门静脉、肠系膜上静脉为轴,采用前入路静脉优先由前往后、由下往上游离胰腺钩突,分离门静脉、肠系膜上静脉右侧壁（图 9-2-6A）。

2）继续右后入路动脉优先扩大游离肠系膜上动脉,肠系膜上动脉在根部发出 2~3cm 无主要分支,可大胆游离（图 9-2-6B）。

3）向肠系膜上动脉远端分离,找到并结扎胰十二指肠下动脉,由后往前分离肠系膜上动脉与钩突,使胰腺钩突薄层化,并清扫肠系膜上动脉右侧 180° 的神经纤维组织。

4）完成右后入路的游离后,将胰头和十二指肠向右上方牵拉,逆时针旋转 45°~60°,此时可使肠系膜上动脉移至肠系膜上静脉的右后方。这样可清楚显露肠系膜上动静脉,可采用前后入路结合的方式、由下往上逐步分离胰腺钩突组织（图 9-2-6C）。

5）在完成大部分的钩突游离工作后,将胰头和十二指肠复位,继续向上游离,结扎胰十二指肠上静脉,清扫区域淋巴结,完成 en-bloc 切除（视频 9-5）。

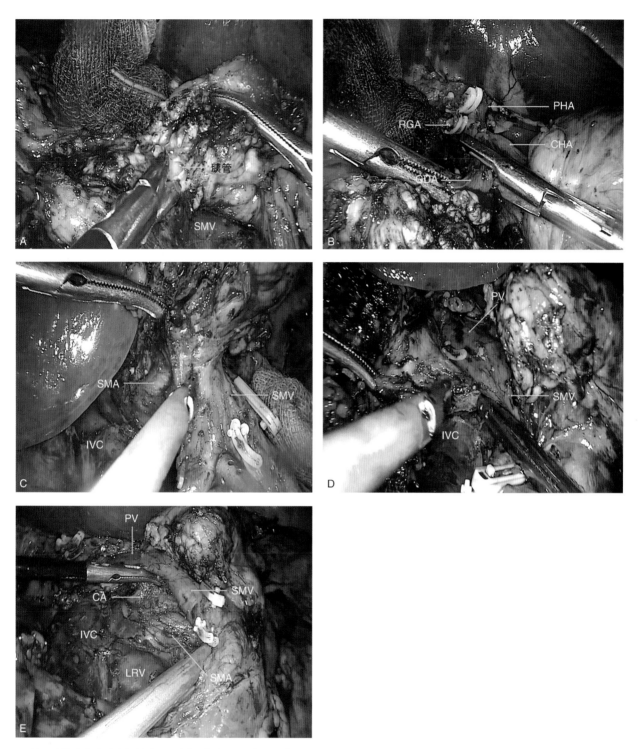

A. 前入路静脉优先游离门静脉、肠系膜上静脉，贯通胰后间隙，自下而上离断胰颈；B. 离断胰颈后结扎胃十二指肠动脉；C. 右后入路动脉优先游离肠系膜上动脉，由后往前分离胰腺钩突；D. 将胰头和十二指肠复位，继续前入路游离胰腺钩突；E. 标本移除后主要血管解剖。
PV. 门静脉；SMV. 肠系膜上静脉；SMA. 肠系膜上动脉；CHA. 肝总动脉；GDA. 胃十二指肠动脉；RGA. 胃右动脉；PHA. 肝固有动脉；IVC. 下腔静脉；LRV. 左肾静脉；CA. 腹腔干。

图 9-2-5 前入路静脉优先联合右后入路动脉优先切除钩突手术图

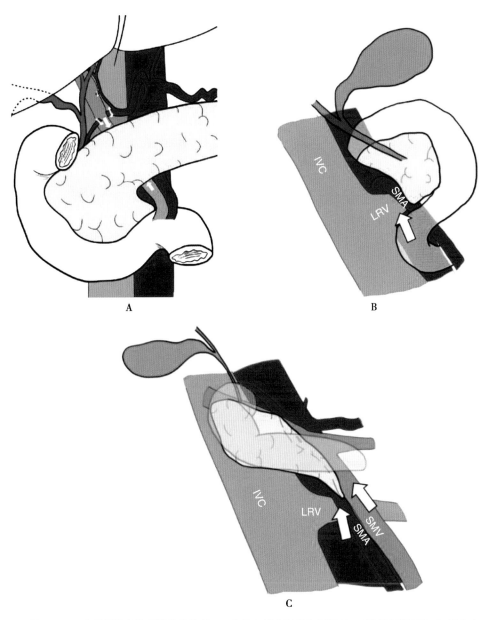

A. 以 PV、SMV 为轴行前入路静脉优先游离；B. 右后入路动脉优先解剖 SMA，游离胰腺钩突；C. 联合入路切除胰腺钩突。SMV. 肠系膜上静脉；SMA. 肠系膜上动脉；IVC. 下腔静脉；LRV. 左肾静脉。

图 9-2-6　前入路静脉优先联合右后入路动脉优先切除钩突示意图

视频 9-5　前入路静
脉优先联合右后入路
动脉优先切除钩突

（2）优点：联合入路不仅继承了前入路静脉优先和右后入路动脉优先的所有优点，同时还具有以下优点。

1）明显减少胰腺钩突切除的出血量。前入路静脉优先离断胃十二指肠动脉，即阻断了胰十二指肠上前、上后动脉血流，离断胰腺时可离断胰背动脉右支来源的钩突动脉环，右后入路动脉优先离断了肠系膜上动脉发出的胰十二指肠下动脉，两者结合即阻断了胰头区的主要血供——胰十二指肠动脉弓；此外，采用联合入路的情况下，能清楚地显示胰腺钩突的重要分支血管，如胰十二指肠上、下静脉，且在直视下可清楚给予处理，避免盲目钳夹。

2）离断胰颈前可充分探查门静脉及肠系膜上血管，确定肿瘤的可切除性。前入路静脉优先可解剖门静脉及肠系膜上静脉的走行，探查其前壁，右后入路动脉优先可清楚显露肠系膜上动脉根部；即使肿瘤侵袭门静脉及肠系膜上静脉右侧壁，采用联合入路在离断胰颈、完整游离胰腺钩突后仅剩肿瘤与受侵袭的血管部分需要处理，此时可较容易地完成肿瘤切除和血管重建。对肿瘤侵袭门静脉及肠系膜上静脉的病例，可优先游离、悬吊肠系膜上静脉及门静脉远近端，并对肝总动脉、肠系膜上动脉等进行游离，即使术中出血，也可及时阻断，有利于控制出血及血管重建。

3）前入路静脉优先探查胰腺上、下缘肝总动脉、门静脉、肠系膜上静脉等主要血管，右后入路动脉优先可探查肠系膜上动脉，故联合入路可充分辨认血管走行和血管变异情况，特别是肝动脉变异情况，有利于离断重要血管，避免误伤。

4）联合入路可明显增加胰腺钩突的暴露程度，使钩突切除更加精准，特别适用于伴肥厚或长胰腺钩突，或胰腺钩突肿瘤的病例；同时，能更加清楚辨识肠系膜上动脉，在减少血管损伤的同时提高 R0 切除率，降低局部复发的概率。

5）优先离断胰周血管，可减少对肿瘤的挤压，更符合肿瘤的无接触原则。

2. 前入路静脉优先联合不同入路动脉优先切除胰腺钩突　对部分困难病例，若钩突肿瘤或肿瘤侵袭门静脉及肠系膜上静脉，可在前入路静脉优先联合右后入路动脉优先的基础上，联合应用不同的动脉优先入路，有助于解剖分离，符合"easy first"策略，将最复杂、最困难的部分留在最后。在此基础上联合应用前入路动脉优先的方法，在肠系膜上静脉左侧解剖分离出肠系膜上动脉，沿动脉纵行解剖，分离肠系膜上动脉右侧组织。如单纯行前入路动脉优先时，常需悬吊或离断脾静脉才能清扫"海德堡三角"的神经及淋巴组织。而采用多种联合入路，如在右后入路时游离肠系膜上动脉根部，在前入路游离肠系膜上动脉近端，可以很好地清扫肠系膜上动脉右侧 180° 及"海德堡三角"的神经及淋巴组织，而无须离断脾静脉。此外，通过前入路的游离后，再行右后入路游离时，可使钩突薄层化，清楚显露肠系膜下动脉，贴近血管根部处理反而更加确切、更加安全。当然，在特殊情况下也可联合应用内侧入路或左后入路进行钩突的解剖、分离。不管联合应用何种解剖入路，钩突切除的核心主要在于钩突薄层化，增加钩突切除的暴露程度，使解剖更加清晰，处理更加简单化，从而减少术中出血量。

（四）国内不同动脉优先入路现状

国内多位学者也总结了不同的腹腔镜胰十二指肠切除术动脉优先入路。秦仁义[19]倡导腹腔镜胰十二指肠切除术优先游离肠系膜上动脉和腹腔干，采用右后入路从肠系膜上动脉根部前方、右侧、后方向远端游离，并离断由肠系膜上动脉发出或与第一空肠动脉共干的胰十二指肠下动脉，随后在腹腔干的下侧、右侧、上侧游离，达肝总动脉根部。此入路优先离断胰腺的钩突系膜，有利于钩突与肠系膜上静脉之间的分离，可减少标本切除时的出血量；也较容易控制由肠系膜上静脉主干及其分支撕裂导致的大出血。戴梦华[20]等结合了开腹手术小肠系膜"解旋转"技术的动脉优先入路，结合腔镜视野角度优势，提出了胰头半旋转肠系膜上动脉优先入路的腹腔镜胰十二指肠切除术。离断胰颈前，先离断近端空肠和胆道，游离十二指肠及胰头左右侧，将胰头和十二指肠顺时针旋转 90°，使肠系膜上动脉于肠系膜上静脉右侧显露,沿肠系膜上动脉走行分离胰头钩突,离断胰十二指肠下动脉和空肠静脉第一支入钩突分支,于胰头后方显露、结扎胰十二指肠上静脉和胃结肠干,最后游离胰腺下缘、离断胰颈。王巍等[21-22]通过对胰头钩突部位动脉解剖研究,构建胰腺血管三维模型,指出钩突是由胰十二指肠动脉弓及胰背动脉右支来源的钩突动脉环供血;并提出在腹腔镜胰十二指肠切除术采用动脉优先入路处理胰腺钩突使钩突系膜薄层化的处理策略。刘亚辉等[23]应用"结肠后入路 - 钩突先行"技术,将手术总结为胰头及十二指肠后方游离、肠系膜上静脉游离、后入路 - 钩突先行及常规腹腔镜胰十二指肠切除术操作等四个模块,取得满意的临床效果。彭兵等[15]对部分需行腹腔镜下静脉切除重建的病例采用前入路动脉优先,可显著缩短血管阻断时间和手术时间,同时更符合肿瘤的无接触原则。

以上入路与笔者的联合入路有异曲同工之处,主要目的均在于早期解剖探查肠系膜上动脉,离断胰周血管,减少术中出血。然而,对部分手术难度较大的腹腔镜胰十二指肠切除术,应采用个体化入路,特别是当肿瘤巨大、解剖暴露困难,侵袭门静脉及肠系膜上静脉,或胰周粘连严重时,一旦术中操作不当可能引起大出血。此时,应调整手术入路,安全为主,简单先行,即"easy first"策略[1],最后再分离血管粘连的部分或必要时取辅助小切口,以最大限度地降低腹腔镜和机器人胰十二指肠切除术的风险。

（五）出血控制和止血

出血控制和止血是腹腔镜和机器人胰十二指肠切除术的一大难点,也是手术能否成功、是否中转的关键因素。胰十二指肠切除术中需要解剖和处理的血管包括肝动脉、肠系膜上动脉及其主要分支,门静脉、肠系膜上静脉的主要分支等。一旦处理不当,可能增加术中、术后出血的风险。对困难病例,可解剖出肝总动脉、肠系膜上动脉、门静脉及肠系膜上静脉等重要血管,进行血管悬吊,必要时行血管阻断,利于术中分离、止血。术中除了血管夹夹闭之外,缝合是最确切、有效的止血措施。主要的缝合方法有以下几种。

1. 直接缝合 对小出血灶,在助手有效牵拉、吸引的协助下,清楚显露出血部位,使用 4-0 或 5-0 不可吸收缝线直接缝合止血。对重要血管主干上的出血,可使用 4-0 或 5-0 不可吸收缝线缝合,可减少针眼渗漏。切忌在暴露不清楚的情况下大把盲缝,有可能损伤重要血管或使血管腔狭窄。

2. 钛夹暂时控制后再缝合 对显露不佳、进针角度不佳不好缝合的小出血灶,特别是钩突切除时显露困难,直接缝合困难的小出血灶,可使用钛夹暂时夹闭出血灶,后续使用血管缝线确切缝合止血。机器人胰十二指肠切除术时,因频繁更换手术器械延长手术时间,对小静脉分支或出血点可先使用钛夹夹闭,控制出血,待标本移除后,仔细检查各个潜在出血点,再进行缝扎止血。

3. 血管阻断后缝合 对静脉撕裂或者活动性出血者,或者肿瘤侵袭门静脉、肠系膜上静脉,强行分离可能导致大出血,可先对肝动脉、肠系膜上动脉、门静脉及肠系膜上静脉等重要血管进行悬吊,必要时阻断后再进行缝合止血。优先解剖悬吊血管,可避免大出血时措手不及,盲目操作,降低手术中转率。

（六）淋巴结清扫

《中国胰腺癌诊治指南（2021）》[24]中规定胰头癌标准的淋巴结清扫范围包括:幽门上及下淋巴结（No.5、No.6）,肝总动脉前方淋巴结（No.8a）,肝十二指肠韧带淋巴结（肝总管、胆总管及胆囊管淋巴结,No.12b）,胰十二指肠背侧上缘及下缘淋巴结（No.13a、No.13b）,肠系膜上动脉右侧淋巴结（部分 No.14）,胰十二指肠腹侧上缘及下缘淋巴结（No.17a、No.17b）。完整切除钩突,肠系膜上动脉右侧 180° 骨骼化。如何规范淋巴结清扫,达到标本、淋巴结一同 en bloc 切除,决定肿瘤的根治性切除效果。

1. No.8、No.12a 淋巴结 在胰腺上缘解剖分离 No.8a 淋巴结,显露肝总动脉,沿肝动脉走行向两侧分离淋巴结,左侧到胃左血管的右侧缘,悬吊肝总动脉,分离 No.8p 淋巴结,根部离断胃右动脉和胃十二指肠动脉,继续沿肝固有动脉走行清扫 No.12a 淋巴结,上达左、右肝动脉。

2. No.12b、No.12p 淋巴结 在肝动脉后方分离显露门静脉,切除胆囊后,离断肝总管,清扫肝总管后方淋巴结,保留胆管残端血供,避免过度裸化。沿门静脉走行向两侧分离淋巴结,将分离的 No.8、No.12a 淋巴结向后推拉,同 No.12b、No.12p 一起分离,将门静脉向前牵拉,由上往下将分离的淋巴结一同清扫,达到肝十二指肠韧带骨骼化。右后入路动脉优先游离出肠系膜上动脉,可很好地清扫肠系膜上动脉右侧 180°的淋巴结(部分 No.14),钩突切除向上分离时可达门静脉后方,与上方清扫的淋巴结汇合,完成区域淋巴结清扫。

3. No.16a2、No.16b1 淋巴结 指南并不建议常规清扫。在腹腔镜和机器人胰十二指肠切除术时,扩大科赫尔切口行右后入路动脉优先分离后,将胰头和十二指肠向左上方牵拉后可充分暴露该区域,清扫 No.16a2、No.16b1 淋巴结。此操作并不增加术后并发症的发生率,但其远期疗效有待于进一步评估。

三、肝动脉变异的辨认和处理

与胰十二指肠切除术关系密切的静脉变异类型主要有胃结肠干变异。胃结肠干通常由胃网膜右静脉、右结肠静脉、胰十二指肠上前静脉等组成。胃结肠干及其主要分支在胰十二指肠切除术中多被离断,因此,胃结肠干变异的重要性不如肝动脉变异。另外,术中需要特别注意胃左静脉的走行及汇入部位。胃左静脉常汇入门静脉或脾静脉,部分病例胃左静脉于肝总动脉后方汇入门静脉,术中若未辨识清楚,可能在清扫 No.8 或 No.12 淋巴结时误断胃左静脉。

与胰十二指肠切除术关系密切的动脉变异类型主要有肝动脉变异,术中需要特别注意。肝动脉是肝脏及胆管的营养血管,一旦损伤肝动脉,可能导致肝功能异常、肝缺血坏死、肝脓肿、胆管缺血、胆肠吻合口瘘等并发症。肝动脉变异中最常见的类型主要有替代肝右动脉起源于肠系膜上动脉、替代肝左动脉起源于胃左动脉等,均占 10% 左右[25-26]。其他类型少见,术前、术中若未发现肝动脉解剖变异情况,极易导致误伤。如肝总动脉起源于肠系膜上动脉或腹主动脉,虽然罕见(0.5%~2.5%),术中若未辨识清楚,一旦误伤,可能导致致命并发症。肝动脉变异会延长手术时间,增加术中出血量,延长住院时间。

对肝动脉变异的处理策略重在预防。术前可行薄层增强 CT+ 三维重建,既可明确肿瘤与门静脉、肠系膜上血管之间关系,判断肿瘤可切除性,又可明确肝动脉变异情况,避免术中损伤,但色彩较为单一。术前三维可视化技术通过对重建结构拆分、组合、透明化操作等,可充分显示肿瘤与周围血管的关系,判断血管变异情况,更准确地进行术前评估。

虽然部分常见肝动脉变异类型,如肝右动脉起源于肠系膜上动脉(图 9-2-7A、图 9-2-7B)、肝左动脉起源于胃左动脉(图 9-2-7C),可通过术前增强 CT 明确,但少数肝动脉变异类型需要通过三维重建进一步辨别。如肝右动脉与胃十二指肠动脉共干(图 9-2-7D),此种变异类型术前增强 CT 很难辨别,术前若未辨识清楚肝动脉变异类型,术中在分离肝总动脉后,很可能将肝右动脉和胃十二指肠动脉的共干离断,导致肝右动脉损伤。除了术前预判肝动脉变异类型外,术中还应进行充分探查,若怀疑肝动脉变异,不宜轻易离断重要血管,可采用结合入路的方法进行全面探查明确血管变异情况后再处理重要血管,以避免误伤变异肝动脉(视频 9-6、视频 9-7)。

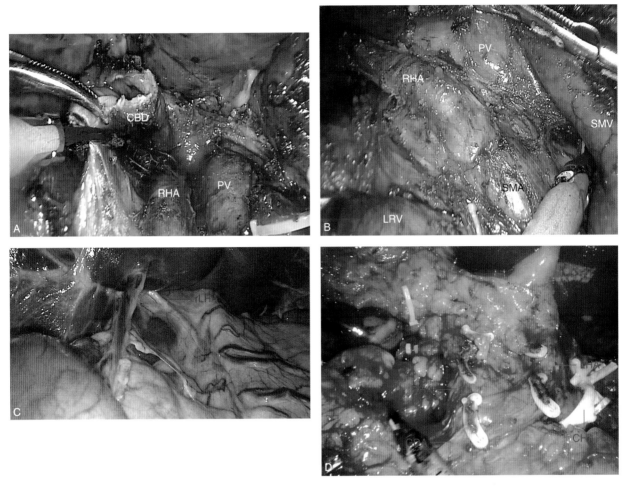

A. 替代肝右动脉位于胆总管后方,门静脉右侧;B. 替代肝右动脉起源于肠系膜上动脉;C. 替代肝左动脉起源于胃左动脉;D. 肝右动脉与胃十二指肠动脉共干。PV. 门静脉;SMV. 肠系膜上静脉;SMA. 肠系膜上动脉;CHA. 肝总动脉;RHA. 肝右动脉;LHA. 肝左动脉;GDA. 胃十二指肠动脉;LRV. 左肾静脉;CBD. 胆总管;r. 替代。

图 9-2-7 肝动脉变异图

视频 9-6 肝动脉变异 1——替代右肝动脉起源于腹腔干

视频 9-7 肝动脉变异 2——替代肝总动脉起源于肠系膜上动脉

四、胰肠吻合的难点和努力

胰瘘是胰十二指肠切除术最严重的术后并发症之一,若发生不仅使术后恢复时间明显延长,更重要的是被激活的胰液会导致腹腔大出血、腹腔感染、菌血症、多脏器功能不全等严重并发症,因此胰瘘成为胰十二指肠切除术术后死亡的主要原因之一。术后胰瘘的影响因素分为非手术相关类和手术相关类,非手术相关类因素包括年龄、性别、黄疸程度、营养状况、原发疾病、胰腺质地、胰管直径等,手术相关类因素包括手术时间、术中失血量、术中输血量、胰肠吻合方式、手术医师的经验与技术等。胰肠吻合方式是胰瘘的重要因素,因此选择合适的胰肠吻合方式极为重要。专业的胰腺外科医师,选择熟练的术式和高质量吻合是降低胰瘘发生率的关键[27]。胰管空肠黏膜吻合或其改良方法仍是目前腹腔镜胰十二指肠切除术中胰肠吻合的主要方法,根据术者经验选择一种成熟的、可熟练掌握的胰肠吻合方式至关重要,可明显降低术后胰瘘及其他并发症的发生率。

(一)胰腺吻合前准备

离断胰腺时注意避免使用超声刀直接凝闭胰管,宜使用剪刀剪断胰管,有利于后续胰管空肠黏膜吻合。离断胰腺时胰腺断面应呈斜形(下左、上右),胰腺上缘通常较短,左侧贴近胃左血管,胰腺下缘游离也较容易。上缘更靠右,下缘更靠左,在吻合时显露更方便,有利于胰肠吻合。胰肠吻合前应确定胰管位置、了解胰管直径,并选择合适大小的胰管内支架管。若胰管较细,为避免再次插入内支架管困难,可在吻合前直接插入内支架管,并用可吸收缝线固定。胰腺残端常需向远端游离1cm,便于后续吻合。胰肠吻合前需再次检查胰腺断缘是否出血,电凝止血后仍有可能再次出血,必要时可缝扎确切止血。置入胰管内支架管再缝合胰腺断端可避免直接缝闭胰管。

(二)改良双层胰管空肠黏膜吻合

传统开腹手术胰肠吻合主要包括套入式、捆绑式胰肠吻合及胰管空肠黏膜吻合等[28-29]。套入式、捆绑式胰肠吻合法并不适合在腹腔镜下操作。常用的腹腔镜下胰腺-消化道重建方式包括胰肠吻合、胰胃吻合等,以胰肠吻合为主。不管是开放或腹腔镜胰十二指肠切除术,胰管空肠黏膜吻合仍是胰腺消化道重建的主流术式,其更符合解剖关系,能减少胰酶激活;但其主要缺点在于仅对合胰管和空肠孔,容易存在潜在死腔导致胰液潴留,并且胰管细小壁薄,腹腔镜下操作容易撕裂,导致吻合困难。

笔者中心结合开放胰十二指肠切除术胰肠吻合的经验,将胰管空肠黏膜吻合进行了改良。胰肠吻合方式为改良的双层胰管空肠黏膜吻合(图9-2-8),常规留置内支架管。先游离胰腺断缘1.0cm,保证胰腺残端平整,彻底止血。根据胰管大小选择合适管径的内支架管。先行胰肠吻合后壁连续缝合,即距边缘0.5cm的胰腺残端后壁实质和空肠浆肌层用4-0不可吸收缝线自上而下行连续缝合,缝线收紧打结。在

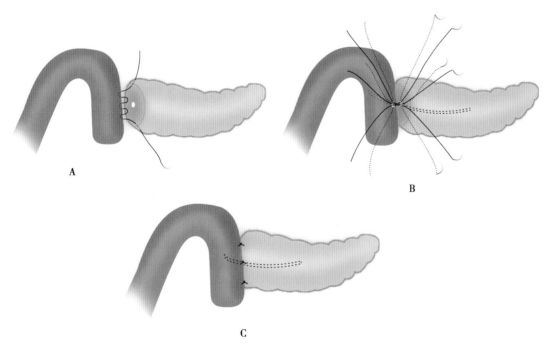

A. 后壁连续缝合;B. 胰管空肠黏膜吻合;C. 前壁连续缝合。

图9-2-8 改良双层胰肠吻合示意图

胰管对应的空肠对系膜缘切开一个与胰管直径相似的小孔,需确保切开空肠黏膜层,以行改良的胰管空肠黏膜吻合(图 9-2-9)。胰管空肠黏膜吻合缝合针数视胰腺残端及胰管直径大小而定。对直径 2~5mm 的胰管,一般缝合 6 针左右,分别在 2、4、6、8、10 和 12 点钟方向。从胰管进针,胰腺残端实质边缘出针,再从胰腺实质边缘针眼对应的空肠处进针,从空肠孔出针。先缝合 4、6、8 点钟方向暂不打结,3 针缝合结束后再一并打结,并利用 6 点钟方向的缝线固定内支架管,然后再完成 10、12 和 2 点钟方向的缝合,同样缝合结束一并收紧缝线打结。胰管 >5mm 者,可不置入内支架管。完成胰管空肠黏膜吻合后,再行胰肠吻合前壁连续缝合,缝合方法同后壁吻合,使空肠浆肌层覆盖整个胰腺残端。《胰腺手术缝合技术与材料选择专家共识(2018 版)》推荐胰肠吻合使用 4-0 或 5-0 的慢吸收缝线或不可吸收缝线[30]。

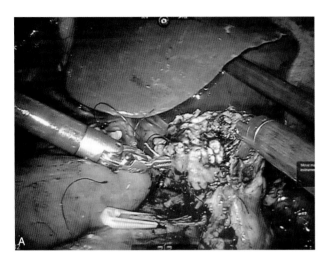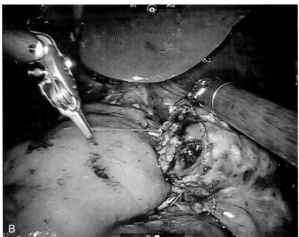

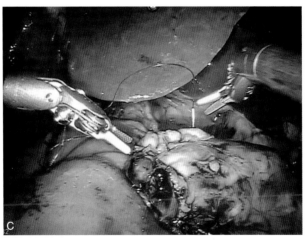

A. 后壁连续缝合;B. 胰管 - 空肠黏膜吻合;C. 前壁连续缝合。

图 9-2-9　改良双层胰肠吻合手术图

改良后的胰管空肠黏膜吻合为双层吻合,前后壁均为距边缘 0.5cm 的胰腺残端后壁实质和空肠浆肌层的连续缝合,并将胰管空肠黏膜吻合改良为全层式吻合,即从胰管进针,胰腺边缘的实质出针,再从胰腺实质针眼对应的空肠处进针,从空肠孔出针。缝合针数视胰腺残端及胰管直径大小而定,一般缝合 6 针左右。改良后的胰肠吻合方式其优点在于:①扩大缝合范围,使胰腺残端与空肠浆肌层面紧密贴合,消除潜在死腔;②避免吻合时胰管撕裂或吻合不牢靠;③使胰腺残端与消化液隔离,减少胰酶激活;④胰管与空肠准确对接,内置支架管,通畅引流;⑤减少缝合针数,防止缝线对胰腺切割伤及减少针眼漏(视频 9-8)。

视频 9-8
机器人改良
双层胰肠吻
合

（三）改良 Blumgart 胰肠吻合方法

Blumgart 对胰管空肠黏膜吻合进行了改良，通过贯穿胰腺全层与空肠浆肌层进行 U 形缝合，封闭了胰腺残端的细小胰管，并使胰腺创面与空肠浆膜紧密贴合。Blumgart 及其改良术式适用于所有类型胰腺残端的重建，可有效降低胰瘘的发生率，在腹腔镜胰肠吻合中得到越来越广泛的应用。

笔者对 Blumgart 胰肠吻合进行了改良（图 9-2-10）。同样采用 4-0 不可吸收缝线进行胰腺残端全层贯穿缝合（图 9-2-11A），将空肠后壁浆肌层牢靠贴紧在胰腺残端后方，贯穿胰腺缝合邻近胰管时注意避免缝闭主胰管；对第二层的胰管空肠黏膜吻合，采用 5-0 不可吸收缝线行胰管空肠黏膜后壁 "8" 字缝合（图 9-2-11B），确保后壁可靠性；常规置入胰管内支架管，同样采用 5-0 不可吸收缝线行胰管空肠黏膜前壁连续缝合（图 9-2-11C），完成胰管空肠黏膜吻合，很好地恢复胰管空肠黏膜的连续性；最后，对胰腺前壁、空肠浆肌层前壁进行间断缝合（图 9-2-11D），缓慢收紧缝线并均匀用力打结，使空肠浆膜面 C 形包绕胰腺残端，完成胰肠吻合（视频 9-9）。

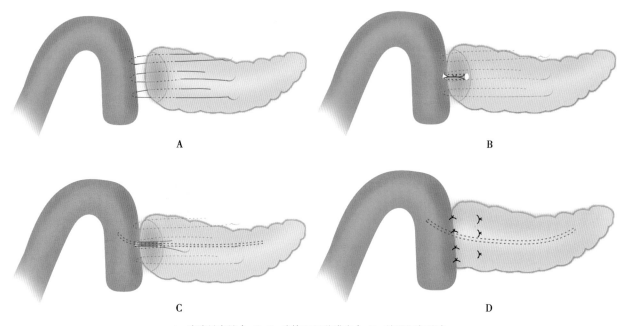

A. 胰腺贯穿缝合；B、C. 胰管空肠黏膜吻合；D. 前壁间断缝合。

图 9-2-10　改良 Blumgart 胰肠吻合示意图

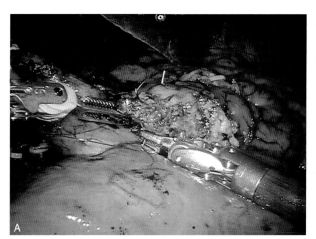
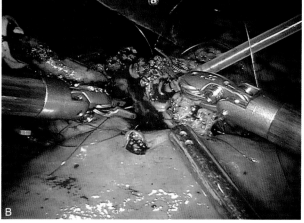

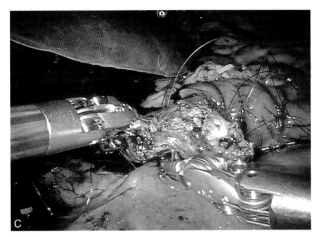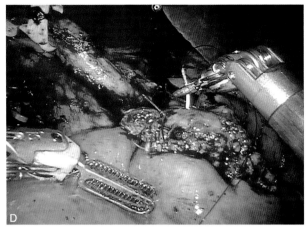

A. 胰腺贯穿缝合；B. 胰管空肠黏膜吻合（后壁"8"字缝合）；C. 胰管空肠黏膜吻合（前壁连续缝合）；D. 前壁间断缝合。

图 9-2-11 改良 Blumgart 胰肠吻合手术图

视频 9-9 机器人改良
Blumgart 胰肠吻合

（四）国内各种胰肠吻合方法简介

目前，许多胰腺中心也总结了不同的腹腔镜下胰肠吻合方法。秦仁义等根据胰腺质地和胰管直径将胰腺分为 3 类，并针对每种类型设计了 3 种不同的吻合方法：①对胰管直径大于 3mm、胰腺质地硬或韧的 Ⅰ 类胰腺，采用固定式胰管空肠吻合；②对胰管直径小于 3mm、胰腺质地硬或韧的 Ⅱ 类胰腺，采用置入式胰管空肠吻合；③对质地脆不能缝合打结或胰管太细找不到胰管的 Ⅲ 类胰腺，采用结扎式胰胃吻合。彭兵等[31]提出"兵式吻合"，即外层胰腺与空肠浆肌层连续缝合及内层胰管对空肠全层连续缝合，并置入胰管内支架管，术后临床相关胰瘘（B 级 +C 级）发生率约 3.8%。陈孝平院士提出了陈氏贯穿纵向 U 形胰肠吻合术，该术式通过全层贯穿胰腺实质和肠壁的间断交锁 U 形缝合或连续缝合，将胰腺断缘的主胰管、副胰管、小叶导管引流的胰液全部无遗漏地引流入肠腔内，该吻合方式同样适用于腹腔镜胰十二指肠切除术[32]。洪德飞等[33]提出"洪氏一针法"行胰肠吻合，具有操作简便、时间短、术后胰瘘发生率低等优点。

在机器人胰十二指肠切除术胰肠吻合方面，彭承宏等采用外圈胰腺空肠浆肌层紧贴吻合 + 内圈胰管空肠黏膜吻合的方式行胰腺空肠吻合[34]。刘荣等[35]采用的是"301 式吻合法"。首先，胰管内置入硅胶管，5-0 可吸收缝线缝合固定 1 针，4-0 不可吸收缝线 U 形缝合胰腺断缘 2 针，以控制胰腺断面出血及细小分支胰管的渗漏，这 3 针胰腺创面的预处理称之为"3"；其次，以 1 根 4-0 不可吸收缝线行胰腺断缘全层、空肠浆肌层连续缝合，称之为"1"；此缝线自上而下，尽量使胰腺断缘与空肠壁间紧密贴合，不留下任何腔隙，称之为"0"；此法简单快捷，机器人下操作极为方便，术后胰瘘发生率与其他方法无明显区别。

五、胆肠吻合难点和处理方法

胆肠吻合的近期、远期并发症主要有胆瘘、胆肠吻合口狭窄等。除了关注胆瘘外，胆肠吻合口狭窄发生率虽然不高，但也不容忽视。文献报道，胰十二指肠切除术后胆肠吻合口狭窄的发生率 2.6%~8%[36-37]。

胆肠吻合口狭窄的主要危险因素包括胆管直径、缝合方式、术后胆瘘、胰瘘、术后辅助放疗等。相比间断缝合，连续缝合可增加胆肠吻合的密封性，降低胆肠吻合口出血和胆瘘的风险[37]，并可减少胆肠缝合的费用，缩短胆肠吻合时间[38]。然而，连续缝合也增加了术后胆肠吻合口狭窄的风险。Duconseil 等[39]研究表明，胆管直径 <5mm 是术后胆瘘、胆肠吻合口狭窄的危险因素。对较细胆管吻合，传统开腹手术可采用"降落伞"式间断缝合。腹腔镜和机器人术野较小，空间有限，术中预留缝线较多常干扰胆肠吻合。因此，术中需加强预留缝线管理，缝合时注意针距、边距，避免遗漏。采用连续、间断缝合结合的方式进行胆肠吻合，即后壁连续缝合、前壁间断缝合，也是不错的选择。Javed 等[40]指出，腹腔镜手术也是术后胆肠吻合口狭窄的危险因素之一。分析其原因系所纳入研究对象包含了早期开展腹腔镜胰十二指肠切除术的病例。在各中心，早期开展腹腔镜胰十二指肠切除术，出于手术安全性考虑，更多地纳入良性肿瘤的病例。该部分病例中，胆总管多无扩张，因此术后胆肠吻合口狭窄发生率稍高。由于机器人在重建方面的巨大优势，机器人下行胆肠吻合可显著降低术后胆瘘、胆肠吻合口狭窄的风险。

（一）胆总管扩张

胆肠吻合可采用连续缝合、间断缝合及连续与间断缝合相结合的方法（图 9-2-12）。胆肠缝合时应注意，胆管断端不应游离过多，应避免胆管过度裸化。离断胆管时尽量使用剪刀，同时胆管断端避免过多的电凝止血，以免血供不佳。对胆管扩张的病例，可采用连续缝合或后壁连续缝合、前壁间断缝合的方法完成胆肠吻合。

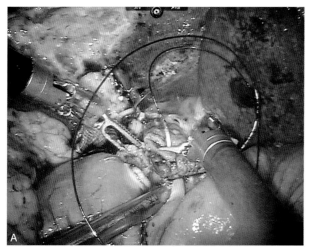
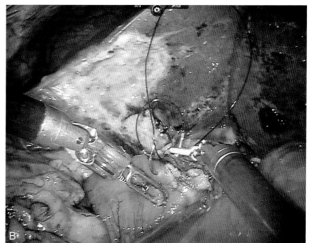
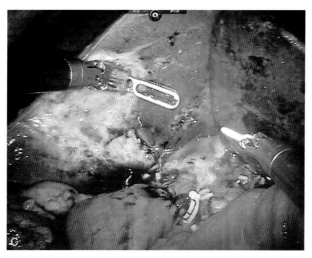

A. 后壁连续缝合；B. 前壁连续缝合；C. 完成胆肠吻合。

图 9-2-12　机器人胆肠吻合术

（二）胆总管无扩张

对胆管纤细的病例，可先将胆管进行整形，再与空肠吻合。胆管直径≤5mm的病例，目前并无专家指南或共识推荐放置内支架管或T管。笔者中心经验对胆管直径≤5mm的病例，可选择放置内支架管或T管以预防胆瘘和远期胆道狭窄；留置T管可明显减少胆肠、胰肠吻合口的压力，也可降低术后胃排空障碍的发生率。T管留置时间一般约为3个月，拔除前行胆道造影明确是否存在胆肠吻合口狭窄。

（三）胆肠吻合缝线选择

胆肠吻合推荐用4-0或5-0可吸收缝线，缝合线结应在胆管外。不建议使用不可吸收缝线，其作为异物可持续刺激成纤维细胞增生瘢痕形成，导致远期的胆肠吻合口狭窄（视频9-10）。

视频9-10
机器人胆肠
吻合

六、胃空肠吻合难点和处理方法

（一）防止胃空肠吻合狭窄和出血

胃空肠吻合可采用结肠前吻合方式，距胆肠吻合口45~50cm处在结肠前行胃后壁空肠侧侧吻合；也可采用结肠后吻合方式，距胆肠吻合口40cm处在结肠后、结肠上区行胃后壁空肠侧侧吻合。

1. 器械吻合　在预定吻合位置的空肠浆肌层与胃大弯后壁浆肌层间断缝合固定2~3针便于后续直线切割吻合器吻合。用超声刀将胃和空肠各切开约1cm的小孔，用60mm直线切割吻合器行胃后壁空肠侧侧吻合（图9-2-13A），压迫15~30秒后再激发直线切割闭合器，可降低术后胃空肠吻合口出血的发生率。

2. 非器械吻合　可在距胆肠吻合口45~50cm处行十二指肠空肠端侧吻合或胃后壁空肠侧侧吻合，推荐使用4-0可吸收缝线或倒刺线进行双层连续缝合。

不管器械吻合或非器械吻合，均应在直视下确认吻合口无出血，若有局部活动性出血宜电凝或缝扎止血，可明显减降低后吻合口出血的发生率。最后用4-0可吸收缝线或倒刺线连续缝合关闭胃肠吻合的进械口（图9-2-13B）。吻合结束时应检查吻合口血供、通畅情况，是否存在张力（图9-2-13C）。

（二）预防术后胃排空延迟

术后胃排空延迟（delayed gastric emptying, DGE）是腹腔镜和机器人胰十二指肠切除术后常见的并发症之一。一项美国外科医师协会NSQIP项目的回顾性研究[41]，纳入2014—2016年10 249例患者，研究表明胰十二指肠切除术后DGE的发生率约16.6%。术后胃排空延迟的主要影响因素包括胰瘘、腹腔感染、出血、消化道重建方式等。

目前已有许多研究关于手术方式对于术后DGE发生率的影响。Hanna等[42]研究表明，结肠前吻合及保留次全胃的胰十二指肠切除术术后DGE发生率较低。Miyazaki等[43]在胰十二指肠切除术中切除幽门，保留90%胃，并采用结肠后胃空肠端侧吻合，吻合口位于横结肠系膜左侧下方，术后DGE发生率约13%。Müller等在胰十二指肠切除术中切除包括胃底的4/5胃，并行结肠前胃空肠吻合，其术后DGE发生率远低于保留幽门的胰十二指肠切除术（18% vs. 47%，P=0.027）。秦仁义等[44]研究发现在腹腔镜胰十二指肠切除术中保护好迷走神经肝支，可显著降低术后DGE发生率。笔者中心经验是术中切除1/5胃，切除部分胃大弯血管弓，并在胃大弯边缘用60mm直线切割吻合器行胃空肠侧侧吻合，输入袢位于右侧，输出袢位于左侧，并采用可吸收缝线连续缝合缝闭进械口。胃空肠吻合口输出袢为完全机械钉吻合，无须加固，同时站立位时可依靠重力使食物顺利进入输出袢。本组中采用此种方法，术后DGE发生率较低（视频9-11）。

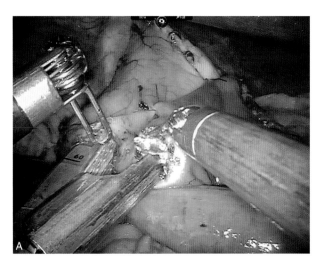
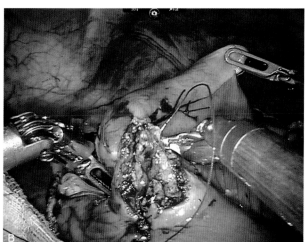

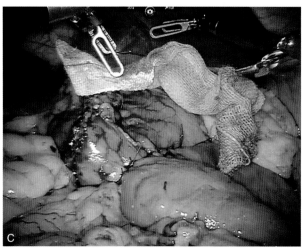

A. 胃空肠侧侧吻合；B. 缝闭进器械口；C. 完成胃肠吻合。

图 9-2-13 机器人胃肠吻合术

视频 9-11 机器人胃肠吻合

七、手术细节处理

术中注重细节的处理,可降低术中、术后并发症的发生率。

1. 结肠肝曲下移要充分,沿着 Toldt 筋膜和肾周筋膜之间游离,充分下降结肠肝曲,可在腹腔镜、机器人有限的视野下使十二指肠降部及水平部得到充分显露。

2. 在胰腺下缘显露肠系膜上静脉后优先处理胃结肠干及其分支胃网膜右静脉、右结肠静脉等,可避免在科赫尔切口游离十二指肠降部、胰头显露下腔静脉、左肾静脉时,过分牵拉撕裂胃结肠干,此步骤尽量游离至左侧,至少达腹主动脉前方。

3. 右后入路动脉优先入路时,应在腹主动脉前方、左肾静脉上方显露肠系膜上动脉根部至少3cm,为钩突薄层化做准备。

4. 钩突肥厚处理困难时,需先游离悬吊肠系膜上静脉,显露肠系膜上动脉左侧,如此处理钩突更安全;通过前入路静脉优先联合右后入路动脉优先游离胰腺钩突,使钩突处理更容易。

5. 离断胰腺时胰腺断面应呈斜形(下左、上右),便于胰腺下缘的游离;同时,在胰肠吻合时便于显露,有利于胰肠吻合。

6. 处理胃十二指肠动脉时尽量不要在根部,分离长些,与根部有距离更安全,术后如有出血,也为介入治疗留有余地。离断胃十二指肠动脉时先用丝线结扎,再用血管夹夹闭后离断,可降低术后假性动脉瘤的发生率。术中游离肝圆韧带包裹覆盖胃十二指肠动脉残端,可降低术后出血的发生率。

7. 腹腔镜胰十二指肠切除术术中处理近端空肠时可上提横结肠及其系膜,在横结肠下方进行操作。机器人手术不便于进行大范围操作,可在横结肠系膜上左侧建立通道,在上方处理近端空肠更容易,暴露更清晰。多数学者也是经横结肠系膜左侧通道上提空肠进行胰肠、胆肠吻合。此法同样适用于机器人胰十二指肠切除术。

8. 存在高危因素如脂肪胰时,在胰肠吻合后垫上大网膜或肝圆韧带,可降低术后胰瘘相关并发症的发生率[45]。

9. 标本切除后、吻合前要充分检查手术创面,仔细再仔细止血,可疑地方都要确切缝扎止血或上血管夹。术中麻醉医师暂时性升高血压可协助检查潜在的小出血点;也可短时间阻断门静脉,观察门静脉系统属支有无出血。

10. 应合理使用能量平台器械。分离时超声刀应小步快走,有时慢走。充分利用解剖层次精准分离,出血少,减少超声刀组织块残留和超声刀清洗次数。双极、血管闭合器具有不错的凝闭血管功能,对空肠系膜等较小的血管可直接凝闭,但对于钩突与肠系膜上血管之间的分支血管,建议用血管夹夹闭,必要时缝扎止血。

八、术中与术后并发症防治

为规范手术技术和流程,中华医学会外科学分会胰腺外科学组2017年发布了《腹腔镜胰十二指肠切除手术专家共识》[46],对手术的适应证、禁忌证、围手术期处理以及手术的主要步骤和流程均提出了推荐性的建议。其中,手术流程优化是手术时间缩短的关键,同时也应根据术中情况调整相应手术步骤和操作顺序。预防术中和术后并发症首先应充分把握腹腔镜胰十二指肠切除术的手术适应证及禁忌证,如肿瘤较大、侵袭重要血管,应考虑是否适合腹腔镜下手术。在胰周粘连明显、合并急性胰腺炎导致术中创面渗血明显,手术难度较大时,是否中转开腹手术,以及术中出现大量出血时,如何把握中转开腹的时机。若肿瘤侵袭门静脉、肠系膜上血管,先将受侵血管近远端游离出来,血管吊带悬吊,再采用结合入路的方式、"简单先行"的策略,尽量充分游离肿瘤周边,最后处理血管受侵部分,此时如有把握可行腹腔镜下血管重建,或取辅助小切口切除肿瘤、完成血管重建。

术中引流管的放置及术后引流管的管理至关重要。术后3天、术后7天常规查引流液淀粉酶。有研究表明,如术后第1天引流液淀粉酶≤5 000U/L,可早期(≤3天)拔除引流管[47]。如引流液出现浑浊,应送检细菌培养,并根据培养结果调整抗生素使用。笔者中心一项RCT研究表明,在胰肠吻合口旁放置多功能管低负压冲洗,与单纯引流相比,虽不能降低胰瘘的发生率,但可降低腹腔感染的发生率。术后5~7天常规复查腹部CT,如有腹腔包裹性积液可行超声、CT引导下穿刺置管引流。

第三节　腹腔镜和机器人胰十二指肠切除术对比

腹腔镜操作以腹壁 trocar 为支点,存在明显的"筷子效应",且腹腔镜器械没有关节,缺乏灵活性,腹腔镜消化道重建难度较大,对术者要求极高,需要具备丰富的腹腔镜手术和吻合经验。机器人手术操作系统的优势在于可提供高清三维立体视野,局部放大 10~15 倍,动作缩放比例技术、手术震颤过滤系统及无死角操作机械臂,使其在操作精细、空间狭小、重建复杂和涉及血管操作的手术中优势明显,完美弥补了腹腔镜"筷子效应"的缺陷,也最大限度地降低了腹腔镜消化道重建的技术难度,特别适用于胰肠吻合、胆肠吻合等。然而,其也有自身的劣势,除了费用昂贵、维护成本高外,其主要缺点还包括装机时间长、术中不可随意变动体位、缺乏力反馈、更换操作器械不便、机械臂在移动范围大时可能互相干扰等。同时,胰十二指肠切除术术中所需解剖分离较多,操作区域广,涉及左右上腹和左中腹,步骤烦琐复杂。因此,机器人胰十二指肠切除术的开展受到以上诸多因素的影响。如何淡化机器人手术系统在胰十二指肠切除术应用的劣势,发挥其优势,显得尤为重要。腹腔镜和机器人胰十二指肠切除术在主要手术步骤和流程上相似,但在技术特点上仍存在些许差异。

一、学习曲线

(一)腹腔镜和机器人胰十二指肠切除术学习曲线

腹腔镜胰十二指肠切除术学习曲线长,手术、麻醉风险较高,术中、术后并发症的发生率较高。笔者中心参与秦仁义教授团队的一项多中心回顾性研究[48],共纳入 16 家中心 1 029 例腹腔镜胰十二指肠切除术,结果显示腹腔镜胰十二指肠切除术的早期学习曲线为 40 例,成熟应用腹腔镜胰十二指肠切除术的学习曲线为 104 例。Boone 等[49]研究表明,完成 80 例机器人胰十二指肠切除术后,可显著缩短手术时间、减少术中出血量、降低中转率等。

目前已有许多关于开展机器人胰十二指肠切除术学习曲线的研究。邓侠兴等[34]表明,在熟练掌握开放胰十二指肠切除术基础上,经过规范的机器人手术培训及系统适应,20 例机器人胰十二指肠切除术后即可显著缩短手术时间、降低术中出血量及降低术后并发症的发生率。因此,机器人胰十二指肠切除术的学习曲线短于腹腔镜胰十二指肠切除术。即使没有腹腔镜胰十二指肠切除术的基础,也可开展机器人胰十二指肠切除术。刘荣团队[50]报道了单一术者 100 例机器人胰十二指肠切除术,其学习曲线为 40 例,学习曲线后手术时间、出血量及术后并发症显著减少。施昱晟等[51]回顾了 450 例机器人胰十二指肠切除术,指出开展超过 100 例才算越过学习曲线,手术并发症的发生率明显降低,而 250 例后手术及肿瘤学预后可明显改善。

综上所述,腹腔镜和机器人胰十二指肠切除术在手术流程上相似,在成熟开展腹腔镜胰十二指肠切除术的基础上开展机器人胰十二指肠切除术,可大大缩短学习曲线[52]。

(二)腹腔镜联合达芬奇机器人胰十二指肠切除术的意义

腹腔镜联合达芬奇机器人胰十二指肠切除术是指腹腔镜下行胰十二指肠切除,再应用达芬奇机器人进行消化道重建,最大限度地发挥腹腔镜和达芬奇机器人技术上的特点和优势。标本切除阶段应用腹腔镜,避免达芬奇机器人大范围移动术野及操作范围,以及避免频繁更换手术器械及缺乏力反馈这一弊端;消化道重建阶段利用达芬奇机器人在胰肠吻合、胆肠吻合等精细缝合上的优势,保证吻合质量、缩短手术时间。

笔者中心经历了从开放、腹腔镜胰十二指肠切除术,到早期开展的腹腔镜联合达芬奇机器人胰十二指肠切除术,最后再到完全机器人胰十二指肠切除术的过程。腹腔镜联合达芬奇机器人胰十二指肠切除术可帮助术者从腹腔镜胰十二指肠切除术过渡至完全达芬奇机器人胰十二指肠切除术。

因此,腹腔镜联合达芬奇机器人胰十二指肠切除术是腹腔镜到机器人胰十二指肠切除术转变的一个很重要的阶段,有利于缩短学习曲线,提高手术安全性。

(三)新一代胰腺外科医师学习曲线大大缩短

目前,国内多数高流量微创胰腺中心均摸索出一套标准化手术流程。各中心对比手术步骤相同,流程相似,在手术细节处理方面具有各中心特色,使复杂的步骤简单化、安全化,最终目的是优化手术流程、缩短手术时间、减少术中出血量及降低术后并发症的发生率,从而保证手术安全性,使患者最终受益。手术流程化、标准化将缩短新一代胰腺外科医师学习曲线。此外,不管是腹腔镜或机器人胰腺手术,均有配套的系统模拟器学习,熟练掌握模拟器操作有助于缩短学习曲线。同时,青年胰腺外科医师可通过手术视频学习各大胰腺中心的手术特色和经验,在前辈经验基础上开展腹腔镜和机器人胰十二指肠切除术可大大缩短学习曲线。Rice 等[53]对比了三代胰腺外科医师开展机器人胰十二指肠切除术的情况,发现第三代胰腺外科医师开展机器人胰十二指肠切除术的手术时间、术中出血量及中转率等均显著优于第一代胰腺外科医师,这也印证了笔者的想法。

二、trocar 布局

腹腔镜胰十二指肠切除术 trocar 布局多采用五孔法。机器人胰十二指肠切除术 trocar 布局由各中心各手术医师经验而定。许多研究报道了机器人胰十二指肠切除术需要 6~7 个 trocar,其中包括 2 个辅助操作孔[54-55]。笔者中心的机器人胰十二指肠切除术 trocar 布局与腹腔镜胰十二指肠切除术类似,但仅需一个 12mm 的辅助操作孔。Giulianotti 等[56]提出了机器人胰十二指肠切除术的标准化"十七步法",并提出在切除钩突时左中腹助手孔与 R1 臂辅助孔相互交换,更符合超声刀操作角度,便于钩突切除。笔者中心的 trocar 分布在钩突切除时无须临时更换机械臂,可减少更换器械时间。同时,辅助操作孔位于右锁骨中线脐水平,有利于右后入路的解剖暴露,在切除钩突时与肠系膜上血管夹角较小,便于上血管夹,而无须使用机器人专用血管夹,可减少耗材费用,并且能以较好的角度用直线切割吻合器行胃后壁空肠侧侧吻合。对肥胖或困难病例,笔者中心也使用 2 个助手辅助孔。2 个助手辅助孔可以同时吸引、牵拉、暴露,可显著增加切除钩突时的暴露程度,更好地显露、分离肠系膜上血管,进而减少手术时间和术中出血量,提高手术安全性。

三、手术流程

关于腹腔镜胰十二指肠切除术,国内已有多位学者提出优化的手术流程。牟一平等[57]提出基于五孔法套管分布优化的腹腔镜胰十二指肠切除术手术流程,以门静脉、肠系膜上静脉为轴,从左到右、从前到后、从足端至头端,即"no back"路径。若肿瘤巨大、显露困难,或与门静脉、肠系膜上静脉等血管粘连,应改变腹腔镜胰十二指肠切除术手术入路,安全为主,简单先行,受粘连的门静脉及肠系膜上静脉远、近端预先置入血管阻断带,使术中出血变为可控,必要时可行小切口辅助,即"easy first"策略[58]。彭兵等[59]在流程优化腹腔镜胰十二指肠切除术中采用"双主刀"模式,切除、重建等步骤都遵从逆时针的操作顺序,从左至右、由浅入深循序渐进地进行,也充分发挥助手的主动性,使腹腔镜下止血和缝合操作更容易。谭志健提出原位腹腔镜胰十二指肠切除术的手术流程,在手术策略中,先不进行科赫尔游离,不翻转、不牵拉胰头及十二指肠区域,通过中间和左后侧结合入路,优先原位解剖、离断入胰和出胰血管,离断淋巴管,隔绝肿瘤,最后才移动胰头及十二指肠区域,进行整体切除,更符合肿瘤的无接触原则[60]。

在机器人胰十二指肠切除术手术流程方面,刘荣等[61]提出了LR式机器人胰十二指肠切除术,手术入路采用动脉优先或钩突优先入路,并通过横结肠系膜右侧孔(R孔)(右侧横结肠系膜无血管区、中结肠动脉右侧)入路游离十二指肠降部及水平部,内侧至肠系膜上静脉,通过横结肠系膜左侧孔(L孔)(左侧横结肠系膜无血管区、中结肠动脉左侧)行胃肠吻合。此外,彭承宏等[51]在总结250例机器人胰十二指肠切除术经验后提出了"十步法"、Giulianotti等[56]提出的标准化"十七步法",都是各个胰腺中心通过反复推敲、总结提炼的手术流程。

笔者中心体会,机器人胰十二指肠切除术手术步骤及流程同腹腔镜胰十二指肠切除术,可使用改良的腹腔镜胰十二指肠切除术的几个关键技术,根据壶腹周围肿瘤与血管的关系选择不同的方法离断胰颈[8],采用前入路静脉优先结合右后入路动脉优先切除钩突[62],并可采用改良的双层胰腺空肠端侧吻合或改良Blumgart胰肠吻合法进行胰肠吻合[63]。

四、操作习惯

腹腔镜胰十二指肠切除术主要操作孔在右锁骨中线平脐水平,机器人胰十二指肠切除术主要操作手臂在左锁骨中线平脐水平,因此两者在操作习惯上略有不同。腹腔镜胰十二指肠切除术主操作孔在右侧,便于右后入路动脉优先游离,机器人胰十二指肠切除术主操作臂在左侧,因此进行右后入路动脉优先游离时需先充分下降结肠肝曲,离断胃结肠干后进一步游离十二指肠水平部,可获得较大的操作空间和较好的操作角度,继而进行右后入路动脉优先游离,及后续钩突切除。此外,机器人并不适合太大范围空间分离操作,因此在分离十二指肠悬韧带及近端空肠时,可通过向左侧进一步游离十二指肠水平部和升部,分离十二指肠悬韧带粘连,将十二指肠及近端空肠整体拉至右上腹结肠上区进行离断,这样可避免较大范围地移动机器人操作视野。也可在横结肠系膜上左侧建立通道,在上方处理近端空肠更容易,暴露更清晰。多数学者也经横结肠系膜左侧通道上提空肠进行胰肠、胆肠吻合。此法同样适用于腹腔镜胰十二指肠切除术。综上所述,手术流程的优化有利于扬长避短,充分发挥机器人的优势。

五、出血控制

在肝总动脉、门静脉、肠系膜上血管等主要血管解剖、悬吊等方面,机器人操作更加稳定、轻柔、精准,且其操作器械可360°活动,使血管解剖、悬吊更加简单、安全,因此更有优势。此外,机器人手术解剖操作时右手主操作臂使用超声刀,左手机器臂使用双极钳,若有小出血可随时凝闭,止血效果确切。当发生出血时,如何清楚、有效显露出血点是止血的关键,而确切缝扎止血是最可靠的处理措施。腹腔镜胰十二指肠切除术在分离门静脉、肠系膜上静脉时,如主干或主要分支出血导致活动性出血,常需主刀及助手较高默契配合,对助手要求较高。主刀使用无损伤钳暂时夹闭出血点,助手使用吸引器及时吸去出血,暴露出血点,以便主刀对出血点进行精确缝扎止血;有时主刀需使用单手缝合,常需要助手拔针、扶针等配合。缝合时若未显露清楚,或操作粗暴,有可能撕裂血管壁,导致大出血,中转开腹手术。而机器人手术时,如有出血,可用牵拉机械臂(卡地尔钳)进行稳定、清楚地暴露,左手双极钳夹出血点,同时助手使用吸引器吸去出血,增加暴露,即使用右手主操作臂单手缝合,也可很好地进行缝扎止血。整体操作宜轻柔、稳定,避免缝合时撕裂血管壁。对肥胖或困难病例,可使用2个助手辅助孔。2个助手辅助孔可以同时吸引、牵拉、暴露,可以显著增加钩突切除时的暴露程度,更好显露、分离肠系膜上血管,进而减少手术时间和术中出血量,提高手术安全性。因此,机器人缝合操作较腹腔镜更为简单,可明显减少术中出血量。

六、消化道重建

机器人手术操作系统的裸眼三维视野、局部放大作用,使缝合更加精细,有利于消化道重建,特别是更有利于胰管、胆管细小的病例进行胰肠吻合、胆肠吻合。同时,机器人手术缝合更为精准,且操作轻柔,不易撕裂细小的胰管、胆管。此外,腹腔镜胰十二指肠切除术缝合时在其主操作孔即患者右侧进行,而机器人胰十二指肠切除术缝合时在患者左侧进行。机器人操作灵活、无死角,因此在缝合习惯上稍适应即可,但因缺乏力反馈,应注意通过视觉力反馈来反复体验操作力度。在腹腔镜胰十二指肠切除术行胰肠吻合时,经常需要交替使用左右侧锁骨中线脐水平两个操作孔,反复调针,以进行不同角度的缝合。而机器人在胰肠吻合时采用双针持缝合更为便利,左右开源,能以最佳角度进行缝合,保证胰肠吻合的质量。当然,在保证胰肠吻合质量的前提下,个体化选择胰肠吻合的技术和方法仍是目前最好的办法。对胃肠吻合,腹腔镜在术野和操作空间上较机器人更有优势。胃肠吻合主要在左上腹,机器人主操作臂在患者左侧,操作起来较为不便。此时,应将胃肠吻合口牵拉至中上腹,便于机器人下缝合。

七、从腹腔镜到机器人胰十二指肠切除术

由于机器人手术操作系统的自身特点,从腹腔镜到机器人胰十二指肠切除术需适应以下改变,并作出相应调整。

1. trocar 位置变化　trocar 位置及操作步骤与腹腔镜胰十二指肠切除术基本相似,但机器人整体 trocar 之间距离在 10~12cm,避免机器人机械臂互相干扰。

2. 视野变化　机器人虽有局部放大的三维效果,但视野有限,更适合局部视野下的精细操作,在大范围操作方面没有优势。腹腔镜胰十二指肠切除术主要操作范围在右上腹、左上腹以及左中腹。因此,机器人胰十二指肠切除术时可充分游离十二指肠水平部,并将近端空肠经横结肠系膜、肠系膜上动静脉后方拉至右上腹离断,或在横结肠系膜上左侧建立通道,在上方处理近端空肠,此时操作仅限于左右上腹,可部分弥补机器人视野的不足;另外,机器人手术观察孔偏右侧,有利于右后入路的游离及肠系膜上动脉的显露和解剖,弥补机器人视野的不足。

3. 操作习惯改变　行腹腔镜胰十二指肠切除术时,主操作孔位于右锁骨中线 trocar,标本切除时使用超声刀、血管夹及进行消化道重建时均经此 trocar 进行;而行机器人胰十二指肠切除术时,主要操作经主操作臂(患者左侧)进行,解剖及缝合与腹腔镜胰十二指肠切除术相比习惯改变程度较大,应注意克服。

4. 手术流程变化　不同于腹腔镜手术,机器人胰十二指肠切除术手术流程为装机—标本切除—标本取出—再装机—消化道重建,且术中可能需要频繁更换操作器械。缩短装机时间,减少更换操作器械的次数,可明显完善和优化手术流程,缩短手术时间。在熟练的一助配合下,机器人初装机、取完标本、再次装机时间一般 20~30 分钟可以完成。

总之,腹腔镜胰十二指肠切除术手术步骤复杂,切除和重建所需的技巧可谓集腹腔镜技术之大成。组织分离、淋巴结清扫、血管剥离、小血管止血的精准缝合、胰肠吻合及胆肠吻合所需的多角度调针等均是成功开展腹腔镜胰十二指肠切除术的必要条件[1]。机器人胰十二指肠切除术可使用腹腔镜胰十二指肠切除术的几个关键技术,并在后者的技术基础上结合机器人自身特点进行改进,明显缩短学习曲线,降低术中、术后并发症的发生率。充分认识腹腔镜和机器人胰十二指肠切除术技术上的特点及差异,合理利用其技术优势,取长补短,保证手术质量,提高手术的安全性,才能使患者最大限度地获益。

(林荣贵　黄鹤光)

参考文献

［1］金巍巍,陈科,牟一平. 再谈腹腔镜胰十二指肠切除术的现状与展望［J］. 中华外科杂志,2020,58 （1）:42-47.

［2］GAGNER M, POMP A. Laparoscopic pylorus-preserving pancreatoduodenectomy［J］.Surg Endosc. 1994, 8 （5）:408-410.

［3］GIULIANOTTI P C, MANGANO A, BUSTOS R E, et al. Operative technique in robotic pancreaticoduodenectomy （RPD）at University of Illinois at Chicago（UIC）: 17 steps standardized technique: lessons learned since the first worldwide RPD performed in the year 2001［J］. Surg Endosc, 2018, 32（10）: 4329-4336.

［4］NASSOUR I, WANG S C, CHRISTIE A, et al. Minimally invasive versus open pancreaticoduodenectomy: a propensity-matched study from a national cohort of patients［J］. Ann Surg, 2018, 268（1）: 151-157.

［5］YIN Z, JIAN Z X, HOU B H, et al. Surgical and oncological outcomes of laparoscopic versus open pancreaticoduodenectomy in patients with pancreatic duct adenocarcinoma［J］. Pancreas, 2019, 48（7）: 861-867.

［6］PODDA M, GERARDI C, DI SAVERIO S, et al. Robotic-assisted versus open pancreaticoduodenectomy for patients with benign and malignant periampullary disease: a systematic review and meta-analysis of short-term outcomes［J］. Surg Endosc, 2020, 34（6）: 2390-2409.

［7］黄鹤光,林荣贵. 腹腔镜胰腺手术的经验和技巧［J］. 中华腔镜外科杂志（电子版）,2019,12（1）: 35-37.

［8］林荣贵,黄鹤光,陈燕昌,等. 腹腔镜胰十二指肠切除术胰腺颈部离断的方法选择［J］. 中华外科杂志, 2017, 55（9）: 667-670.

［9］林荣贵,黄鹤光,陈燕昌,等. 腹腔镜胰十二指肠切除术行前入路静脉优先联合右后入路动脉优先切除钩突 35 例分析［J］. 中国实用外科杂志, 2018, 38（5）: 64-67.

［10］PESSAUX P, VARMA D, ARNAUD J P. Pancreaticoduodenectomy: superior mesenteric artery first approach［J］. J Gastrointest Surg, 2006, 10（4）: 607-611.

［11］DUMITRASCU T, DAVID L, POPESCU I. Posterior versus standard approach in pancreatoduodenectomy: a case-match study［J］. Langenbecks Arch Surg, 2010, 395（6）: 677-684.

［12］FIGUERAS J, CODINA-BARRERAS A, LOPEZ-BEN S, et al. Cephalic duodenopancreatectomy in periampullary tumours. Dissection of the superior mesenteric artery as aninitial approach. description of the technique and an assessment of our initial experience［J］. Cir Esp, 2008, 83（4）: 186-193.

［13］CHO A, YAMAMOTO H, KAINUMA O. Tips of laparoscopic pancreaticoduodenectomy: superior mesenteric artery first approach（with video）［J］. J Hepatobiliary Pancreat Sci, 2014, 21（3）: E19-21.

［14］HIROTA M, KANEMITSU K, TAKAMORI H, et al. Pancreatoduodenectomy using a no-touch isolation technique［J］. Am J Surg, 2010, 199（5）: e65-68.

［15］CAI Y Q, GAO P, LI Y B, et al. Laparoscopic pancreaticoduodenectomy with major venous resection and reconstruction: anterior superior mesenteric artery first approach［J］. Surg Endosc, 2018, 32（10）: 4209-4215.

［16］HACKERT T, BUCHLER M W. An Innovative technique for pancreatic head resection: the "uncinate first" approach［J］. Surg Technol Int, 2011, 21: 92-96.

［17］黄鹤光,林荣贵. 腹腔镜前入路静脉优先与右后入路动脉优先联合切除钩突的优势［J］. 中华普外科手术学杂志（电子版）,2018,12（4）: 279-282.

［18］黄鹤光,林荣贵.腹腔镜胰腺手术的经验和技巧［J］.中华腔镜外科杂志(电子版),2019,12(1):31-33.

［19］秦仁义.全腹腔镜胰十二指肠切除术路径选择和技术流程优化之我见［J］.中华外科杂志,2017,55(5):343-345.

［20］戴梦华.腹腔镜胰十二指肠切除术 R0 切除技巧［J］.中国实用外科杂志,2018,38(7):824-825.

［21］王巍,姜翀弋,陈寅涛,等.腹腔镜胰十二指肠切除术钩突部位动脉解剖研究［J］.中国实用外科杂志,2016,36(2):206-213.

［22］JIANG C Y, LIANG Y, WANG H W, et al. Management of the uncinate process via the artery first approach in laparoscopic pancreatoduodenectomy［J］. J Hepatobiliary Pancreat Sci, 2019, 26(9):410-415.

［23］陈庆民,刘松阳,刘亚辉,等."结肠后入路 - 钩突先行"在腹腔镜胰十二指肠切除术中应用研究［J］.中国实用外科杂志,2019,39(12):1321-1325.

［24］中华医学会外科学分会胰腺外科学组.中国胰腺癌诊治指南(2021)［J］.中华外科杂志,2021,59(7):561-577.

［25］MICHELS N A. Newer anatomy of the liver and its variant blood supply and collateral circulation［J］. Am J Surg, 1966, 112(3):337-347.

［26］HIATT J R, GABBAY J, BUSUTTIL R W. Surgical anatomy of the hepatic arteries in 1 000 cases［J］. Ann Surg, 1994, 220(1):50-52.

［27］中华医学会外科学分会胰腺外科学组.胰腺术后外科常见并发症诊治及预防的专家共识(2017)［J］.中华外科杂志,2017,55(5):328-334.

［28］黄鹤光,陈志耀,刘多谋.胰肠吻合术式百年变迁［J］.中国普外基础与临床杂志,2013,20(7):709-712.

［29］杨媛媛,黄鹤光,陈燕昌,等.胰腺空肠端侧套入式胰管空肠黏膜吻合 200 例经验［J］.中国普外基础与临床杂志,2013,20(7):724-727.

［30］中华医学会外科学分会.胰腺手术缝合技术与缝合材料选择中国专家共识(2018 版)［J］.中国实用外科杂志,2018,39(1):21-26.

［31］CAI Y Q, LUO H, LI Y B, et al. A novel technique of pancreaticojejunostomy for laparoscopic pancreaticoduodenectomy［J］. Surg Endosc, 2019, 33(5):1572-1577.

［32］陈勇军,尹新民,吴河水,等.陈氏贯穿纵向 "U" 型胰肠吻合术的理论与实践［J］.中国实用外科杂志,2021,41(6):668-672.

［33］洪德飞,刘亚辉,张宇华,等.腹腔镜胰十二指肠切除术中 "洪氏一针法" 胰管空肠吻合的临床应用［J］.中华外科杂志,2017,55(2):136-140.

［34］邓侠兴,翁原驰.机器人在胰十二指肠切除术中的应用［J］.中国普外基础与临床杂志,2019,26(4):392-394.

［35］赵之明,汪洋,刘荣.机器人胰十二指肠切除术的技术创新［J］.中国普通外科杂志,2020,29(3):255-259.

［36］HOUSE M G, CAMERON J L, SCHULICK R D, et al. Incidence and outcome of biliary strictures after pancreaticoduodenectomy［J］. Ann Surg, 2006, 243(5):571-576.

［37］ASANO T, NATSUME S, SENDA Y, et al. Incidence and risk factors for anastomotic stenosis of continuous hepaticojejunostomy after pancreaticoduodenectomy［J］. J Hepatobiliary Pancreat Sci, 2016, 23(10):628-635.

［38］TATSUGUCHI T, TAKAHASHI H, AKITA H, et al. Short- and long-term outcomes of choledochojejunostomy during pancreaticoduodenectomy and total pancreatectomy:interrupted suture versus continuous suture［J］. Langenbecks Arch Surg, 2018, 403(8):959-966.

［39］DUCONSEIL P, TURRINI O, EWALD J, et al. Biliary complications after pancreaticoduodenectomy: skinny bile ducts are surgeons' enemies［J］. World J Surg, 2014, 38（11）: 2946-2951.

［40］JAVED A A, MIRZA M B, SHAM J G, et al. Postoperative biliary anastomotic strictures after pancreaticoduodenectomy［J］. HPB（Oxford）, 2021, 23（11）: 1716-1721.

［41］SNYDER R A, EWING J A, PARIKH A A. Delayed gastric emptying after pancreaticoduodenectomy: a study of the national surgical quality improvement program［J］. Pancreatology, 2020, 20（2）: 205-210.

［42］HANNA M M, GADDE R, ALLEN C J, et al. Delayed gastric emptying after pancreaticoduodenectomy［J］. J Surg Res, 2016, 202（2）: 380-388.

［43］MIYAZAKI Y, ODA T, SHIMOMURA O, et al. Retrocolic Gastrojejunostomy after pancreaticoduodenectomy: a satisfactory delayed gastric-emptying rate［J］. Pancreas, 2019, 48（4）: 579-584.

［44］LI X, QIN T T, ZHU F, et al. Clinical efficacy of the preservation of the hepatic branch of the vagus nerve on delayed gastric emptying after laparoscopic pancreaticoduodenectomy［J］. J Gastrointest Surg, 2021, 25（8）: 2172-2183.

［45］李少栋, 鲁超, 牟一平, 等. 腹腔镜胰十二指肠切除术中网膜垫技术的应用［J］. 外科理论与实践, 2019, 24（3）: 268-270.

［46］中华医学会外科学分会胰腺外科学组. 腹腔镜胰十二指肠切除手术专家共识［J］. 中华外科杂志, 2017, 55（5）: 335-339.

［47］XOURAFAS D, EJAZ A, TSUNG A, et al. Validation of early drain removal after pancreatoduodenectomy based on modified fistula risk score stratification: a population-based assessment［J］. HPB（Oxford）2019, 21（10）: 1303-1311.

［48］WANG M, PENG B, LIU J H, et al. Practice patterns and perioperative outcomes of laparoscopic pancreaticoduodenectomy in China: a retrospective multicenter analysis of 1029 patients［J］. Ann Surg, 2021, 273（1）: 145-153.

［49］BOONE B A, ZENATI M, HOGG M E, et al. Assessment of quality outcomes for robotic pancreaticoduodenectomy: identification of the learning curve［J］. JAMA Surg, 2015, 150（5）: 416-422.

［50］ZHANG T, ZHAO Z M, GAO Y X, et al. The learning curve for a surgeon in robot-assisted laparoscopic pancreaticoduodenectomy: a retrospective study in a high-volume pancreatic center［J］. Surg Endosc, 2019, 33（9）: 2927-2933.

［51］SHI Y S, WANG W S, QIU W H, et al. Learning curve from 450 Cases of robot-assisted pancreaticoduocectomy in a high-volume pancreatic center: optimization of operative procedure and a retrospective study［J］. Ann Surg, 2021, 274（6）: e1277-e1283.

［52］GALL T M, PENCAVEL T D, CUNNINGHAM D, et al. Transition from open and laparoscopic to robotic pancreaticoduodenectomy in a UK tertiary referral hepatobiliary and pancreatic centre - early experience of robotic pancreaticoduodenectomy［J］. HPB（Oxford）, 2020, 22（11）: 1637-1644.

［53］RICE M K, HODGES J C, BELLON J, et al. Association of mentorship and a formal robotic proficiency skills curriculum with subsequent generations' learning curve and safety for robotic pancreaticoduodenectomy［J］. JAMA Surg, 2020, 155（7）: 607-615.

［54］GUERRA F, CHECCACCI P, VEGNI A, et al. Surgical and oncological outcomes of our first 59 cases of robotic pancreaticoduodenectomy［J］. J Visc Surg, 2019, 156（3）: 185-190.

［55］KIM A C, RIST R C, ZUREIKAT A H. Technical detail for robot assisted pancreaticoduodenectomy［J］. J Vis Exp, 2019,（151）.

［56］GIULIANOTTI P C, MANGANO A, BUSTOS R E, et al. Educational step-by-step surgical video about operative technique in robotic pancreaticoduodenectomy（RPD）at University of Illinois at Chicago（UIC）: 17 steps standardized technique-Lessons learned since the first worldwide RPD performed in the year 2001

［J］. Surg Endosc, 2020, 34（6）: 2758-2762.

［57］金巍巍,徐晓武,牟一平,等. 腹腔镜胰十二指肠切除术单中心 233 例临床经验总结［J］. 中华外科杂志, 2017, 55（5）: 354-358.

［58］任芳,金巍巍,鲁超,等. "Easy First" 策略行腹腔镜胰十二指肠切除术治疗可能切除胰腺癌的临床疗效［J］. 中华消化外科杂志, 2015, 14（8）: 644-647.

［59］李永彬,蔡云强,王昕,等. 流程优化的全腹腔镜胰十二指肠切除术的临床总结（附手术视频）［J］. 四川大学学报（医学版）, 2020, 51（4）: 446-452.

［60］谭志健,钟小生,沈展涛,等. 原位腹腔镜胰十二指肠切除术的临床应用经验［J］. 中华外科杂志, 2020, 58（10）: 782-786.

［61］赵之明,汪洋,刘荣. 机器人胰十二指肠切除术的技术创新［J］. 中国普通外科杂志, 2020, 29（3）: 255-259.

［62］LIN R G, LIN X C, LU F C, et al. Combination of anterior superior mesenteric vein-first and right posterior superior mesenteric artery-first approaches for uncinate process dissection in minimally invasive pancreaticoduodenectomy［J］. Gland Surg, 2020, 9（5）: 1396-1405.

［63］LIN R Q, LIN X C, PAN M E, et al. Perioperative outcomes of robotic pancreaticoduodenectomy: a single surgeon's experience with 55 consecutive cases［J］. Gland Surg, 2021, 10（1）: 122-129.

第十章

腹腔镜和机器人全胰腺切除术

全胰腺切除术(total pancreatectomy, TP),又称全胰十二指肠切除术(total pancreaticoduodenectomy, TPD),围手术期处理复杂,术后并发症发生率和病死率较高,因此全胰腺切除术的开展受到一定的限制。术后由于胰腺内、外分泌功能丧失,需终身补充胰酶及胰岛素替代治疗,可能降低患者的生活质量[1]。全胰腺切除术的主要适应证包括胰腺癌、多灶性胰腺癌、有胰腺癌家族史的胰腺癌、胰腺导管内黏液性乳头状瘤、慢性胰腺炎或多灶性胰腺神经内分泌肿瘤等[2-4]。对胰腺癌,出于根治肿瘤目的而行扩大切除术或全胰腺切除术以达到阴性切缘;此外,在特殊情况下为避免术后胰瘘及相关并发症,也可行全胰腺切除术[5]。

随着微创胰腺手术技术水平的提高,腹腔镜全胰腺切除术(laparoscopic total pancreatectomy, LTP)及机器人全胰腺切除术(robotic total pancreatectomy, RTP)在少数胰腺中心逐渐开展。一项研究表明[6],机器人全胰腺切除术与开放、腹腔镜全胰腺切除术的阴性切缘率、淋巴结清扫数相似;同时,与开放全胰腺切除术相比,腹腔镜、机器人全胰腺切除术术后住院时间更短,30天、90天病死率更低;三种手术方式中位生存期比较差异无统计学意义。翁原驰等[7]研究表明机器人全胰腺切除术比开放全胰腺切除术手术时间更短,保脾率更高;两组30天、90天病死率及术后生活质量相似。由于学习曲线较长,腹腔镜和机器人全胰腺切除术仍推荐在高流量胰腺中心开展。

目前,腹腔镜和机器人全胰腺切除术的报道较少,大多数为病例数较少的回顾性研究。本章将对腹腔镜和机器人全胰腺切除术的技术要点展开讨论。

第一节　腹腔镜和机器人全胰腺切除术详解

一、手术适应证

1. 胰头颈癌,胰腺切缘反复阳性、剩余胰腺难以完成胰肠吻合。
2. 胰颈体癌,胰头切缘难以达到R0切除。
3. 胰腺多发性神经内分泌肿瘤。
4. 胰腺导管内乳头状黏液瘤主胰管型或混合型,累及胰管全程。
5. 遗传性胰腺癌,可能为多灶性或累及全胰腺。
6. 慢性胰腺炎。

二、手术禁忌证

1. 严重心肺功能不全不能耐受气腹者。

2. 腹腔广泛严重粘连者。

3. 病变过大,影响腹腔镜下器官和重要组织结构的显露,腹腔镜下无法安全完成操作。

新辅助化疗后的交界可切除胰腺癌和局部进展期胰腺癌应视为相对禁忌证,由各胰腺中心自行决定。

三、术前准备

应常规完善上腹增强 CT 以判断门静脉、肠系膜上血管等与肿瘤的关系,明确肿瘤的可切除性。建议行三维血管重建评估,在术前明确有无变异血管类型。如有可疑肝转移,可行增强 MRI 或全身正电子发射计算机体层成像(positron emission tomography and computed tomography, PET/CT)进一步明确。如术前伴有较长时间的梗阻性黄疸、肝功能异常,可行 PTCD 术前减黄处理。其他术前处理包括纠正贫血、营养支持、调节血糖等。

四、麻醉及围手术期镇痛

1. 气管插管,静脉吸入复合全身麻醉;术中密切监测血糖变化。

2. 实施"多模式"镇痛方案,手术切口使用罗哌卡因局部浸润麻醉,或者由麻醉医师行腹横肌平面阻滞镇痛。

3. 若无禁忌,术后常规使用镇痛泵和氟比洛芬酯静脉滴注。

五、体位

患者取仰卧分腿位,头高脚低 20°~30°,腹腔镜全胰腺切除术如解剖胰头区域,可左侧卧 15°~30°,如解剖胰体尾、脾时,可右侧卧 15°~30°。机器人全胰腺切除术仅采用仰卧分腿位,头高脚低 20°~30°。

六、套管放置

1. 腹腔镜全胰腺切除术　按五孔法置入 trocar 套管(图 10-1-1A):脐下 12mm trocar 为观察孔,左、右腋前线肋弓下 5cm 各有 1 个 5mm trocar 孔,左、右锁骨中线平脐分别有 1 个 5mm 和 12mm trocar 孔,其中右锁骨中线 12mm trocar 孔为主操作孔。主刀术者站于患者右侧。

2. 机器人全胰腺切除术　一般采用五孔法(图 10-1-1B):脐下 8mm trocar 为观察孔,右肋缘下腋前线 8mm trocar 接机械臂(双极钳),左肋缘下腋前线 8mm trocar 接机械臂(卡地尔钳),左锁骨中线平脐 8mm trocar 接机械臂(超声刀),右锁骨中线平脐 12mm trocar 为助手操作孔。困难病例可采用六孔法,使用 2 个助手辅助孔。

七、手术步骤

(一)探查

先行腹腔镜探查有无肝脏、肠系膜及腹盆壁种植转移;切开胃结肠韧带探查胰腺和小网膜囊,明确肿瘤大小,是否侵袭门静脉、肠系膜上血管等重要血管及横结肠系膜根部等;机器人全胰十二指肠切除术同样先行腹腔镜探查,若未发现转移,再行机器人手术操作系统装机。

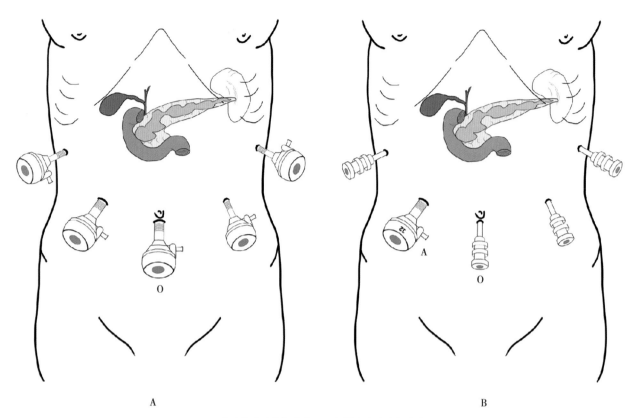

A. 腹腔镜全胰腺切除术；B. 机器人全胰腺切除术。

图 10-1-1　腹腔镜和机器人全胰腺切除术 trocar 布局

（二）游离胰体尾

离断胃网膜左血管及胃短血管；沿胰腺上缘解剖腹腔干分支，注意保护肝总动脉和胃左动脉，解剖脾动脉并于根部结扎；分离胰颈后方间隙，离断脾静脉；沿胰体尾下缘分离进入 Toldt 间隙（图 10-1-2A），充分游离胰体尾（图 10-1-2B）；离断脾肾韧带、膈脾韧带、脾结肠韧带，逆行法充分游离胰体尾及脾（图 10-1-2C、图 10-1-2D）；若术前拟保留脾，则保留胃网膜左血管及胃短血管，解剖脾动静脉，离断脾动静脉走向胰腺分支血管（图 10-1-2E），充分游离胰体尾，行 Kimura 法保脾；或在根部和近脾门处离断脾动静脉主干，保留胃网膜左血管及胃短血管，行 Warshaw 法保脾，注意观察保脾后脾血供，如血供不佳，应一并切除。

（三）游离胰十二指肠

1. 前入路静脉优先游离　于胰颈上缘解剖显露肝总动脉（图 10-1-2F），在根部结扎胃右动脉；于胰颈上缘、肝总动脉、胃十二指肠动脉围成的"胰上三角"处分离显露门静脉，在胰颈后方、门静脉及肠系膜上静脉前方分离（图 10-1-2G）、创建胰后间隙。于胰颈下缘解剖显露肠系膜上静脉，离断胃结肠干及其分支胃网膜右静脉及右结肠静脉，便于后续右后入路动脉优先游离；若未先离断胃结肠干直接解剖肠系膜上动脉根部，可能造成助手在牵拉胰头、十二指肠的过程中撕裂胃结肠干，导致该处活动性出血。

2. 右后入路动脉优先游离　游离结肠肝曲，使其下移，更好地暴露右侧腹膜后区域；切开十二指肠外侧后腹膜，沿科赫尔切口向内侧游离胰头和十二指肠，游离十二指肠水平部和升部。将十二指肠和胰头向左上方牵拉，游离显露下腔静脉、左肾静脉、右生殖静脉及腹主动脉；于左肾静脉上方、腹主动脉前方游离出肠系膜上动脉根部（图 10-1-2H、图 10-1-2I），可解剖肠系膜上动脉根部 3cm 左右。

2. 腹腔广泛严重粘连者。

3. 病变过大,影响腹腔镜下器官和重要组织结构的显露,腹腔镜下无法安全完成操作。

新辅助化疗后的交界可切除胰腺癌和局部进展期胰腺癌应视为相对禁忌证,由各胰腺中心自行决定。

三、术前准备

应常规完善上腹增强 CT 以判断门静脉、肠系膜上血管等与肿瘤的关系,明确肿瘤的可切除性。建议行三维血管重建评估,在术前明确有无变异血管类型。如有可疑肝转移,可行增强 MRI 或全身正电子发射计算机体层成像(positron emission tomography and computed tomography,PET/CT)进一步明确。如术前伴有较长时间的梗阻性黄疸、肝功能异常,可行 PTCD 术前减黄处理。其他术前处理包括纠正贫血、营养支持、调节血糖等。

四、麻醉及围手术期镇痛

1. 气管插管,静脉吸入复合全身麻醉;术中密切监测血糖变化。

2. 实施"多模式"镇痛方案,手术切口使用罗哌卡因局部浸润麻醉,或者由麻醉医师行腹横肌平面阻滞镇痛。

3. 若无禁忌,术后常规使用镇痛泵和氟比洛芬酯静脉滴注。

五、体位

患者取仰卧分腿位,头高脚低 20°~30°,腹腔镜全胰腺切除术如解剖胰头区域,可左侧卧 15°~30°,如解剖胰体尾、脾时,可右侧卧 15°~30°。机器人全胰腺切除术仅采用仰卧分腿位,头高脚低 20°~30°。

六、套管放置

1. 腹腔镜全胰腺切除术　按五孔法置入 trocar 套管(图 10-1-1A):脐下 12mm trocar 为观察孔,左、右腋前线肋弓下 5cm 各有 1 个 5mm trocar 孔,左、右锁骨中线平脐分别有 1 个 5mm 和 12mm trocar 孔,其中右锁骨中线 12mm trocar 孔为主操作孔。主刀术者站于患者右侧。

2. 机器人全胰腺切除术　一般采用五孔法(图 10-1-1B):脐下 8mm trocar 为观察孔,右肋缘下腋前线 8mm trocar 接机械臂(双极钳),左肋缘下腋前线 8mm trocar 接机械臂(卡地尔钳),左锁骨中线平脐 8mm trocar 接机械臂(超声刀),右锁骨中线平脐 12mm trocar 为助手操作孔。困难病例可采用六孔法,使用 2 个助手辅助孔。

七、手术步骤

(一)探查

先行腹腔镜探查有无肝脏、肠系膜及腹盆壁种植转移;切开胃结肠韧带探查胰腺和小网膜囊,明确肿瘤大小,是否侵袭门静脉、肠系膜上血管等重要血管及横结肠系膜根部等;机器人全胰十二指肠切除术同样先行腹腔镜探查,若未发现转移,再行机器人手术操作系统装机。

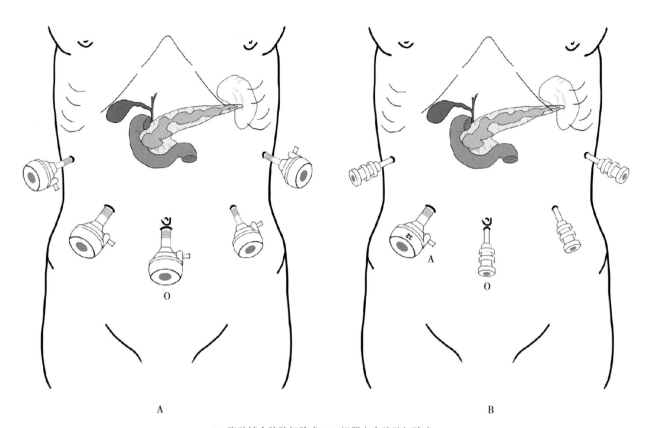

A. 腹腔镜全胰腺切除术；B. 机器人全胰腺切除术。

图 10-1-1　腹腔镜和机器人全胰腺切除术 trocar 布局

（二）游离胰体尾

离断胃网膜左血管及胃短血管；沿胰腺上缘解剖腹腔干分支，注意保护肝总动脉和胃左动脉，解剖脾动脉并于根部结扎；分离胰颈后方间隙，离断脾静脉；沿胰体尾下缘分离进入 Toldt 间隙（图 10-1-2A），充分游离胰体尾（图 10-1-2B）；离断脾肾韧带、膈脾韧带、脾结肠韧带，逆行法充分游离胰体尾及脾（图 10-1-2C、图 10-1-2D）；若术前拟保留脾，则保留胃网膜左血管及胃短血管，解剖脾动静脉，离断脾动静脉走向胰腺分支血管（图 10-1-2E），充分游离胰体尾，行 Kimura 法保脾；或在根部和近脾门处离断脾动静脉主干，保留胃网膜左血管及胃短血管，行 Warshaw 法保脾，注意观察保脾后脾血供，如血供不佳，应一并切除。

（三）游离胰十二指肠

1. 前入路静脉优先游离　于胰颈上缘解剖显露肝总动脉（图 10-1-2F），在根部结扎胃右动脉；于胰颈上缘、肝总动脉、胃十二指肠动脉围成的"胰上三角"处分离显露门静脉，在胰颈后方、门静脉及肠系膜上静脉前方分离（图 10-1-2G）、创建胰后间隙。于胰颈下缘解剖显露肠系膜上静脉，离断胃结肠干及其分支胃网膜右静脉及右结肠静脉，便于后续右后入路动脉优先游离；若未先离断胃结肠干直接解剖肠系膜上动脉根部，可能造成助手在牵拉胰头、十二指肠的过程中撕裂胃结肠干，导致该处活动性出血。

2. 右后入路动脉优先游离　游离结肠肝曲，使其下移，更好地暴露右侧腹膜后区域；切开十二指肠外侧后腹膜，沿科赫尔切口向内侧游离胰头和十二指肠，游离十二指肠水平部和升部。将十二指肠和胰头向左上方牵拉，游离显露下腔静脉、左肾静脉、右生殖静脉及腹主动脉；于左肾静脉上方、腹主动脉前方游离出肠系膜上动脉根部（图 10-1-2H、图 10-1-2I），可解剖肠系膜上动脉根部 3cm 左右。

3. 断胃 在完成门静脉及肠系膜上血管的解剖性探查、确定肿瘤的可切除性后,开始标本切除阶段。先用直线切割吻合器离断部分远端胃有利于胃后方胰腺暴露(图 10-1-2J),胃壁血供丰富,注意胃残端止血。如为保留幽门的腹腔镜胰十二指肠切除术,则离断十二指肠上缘血管分支,充分游离十二指肠,并在距幽门环 2~3cm 处用直线切割吻合器离断十二指肠。

4. 离断近端空肠 上提横结肠系膜,离断近端空肠(图 10-1-2K),游离空肠及十二指肠系膜,将游离的近端肠管经分离的横结肠系膜裂孔、肠系膜上血管后方推向右侧;也可由右向左充分游离十二指肠水平部和升部,离断十二指肠悬韧带,将近端空肠拉至右上腹区域操作,离断近端空肠及空肠系膜;也可切开横结肠系膜左侧无血管区,经此通道上提近端空肠,离断近端空肠及空肠系膜,暴露更为直观。

5. 切除胆囊 于胰颈上缘解剖胃十二指肠动脉,先用丝线结扎后再用血管夹夹闭后离断(图 10-1-2L),以避免术后假性动脉瘤形成。继而向上解剖肝十二指肠韧带,解剖胆囊三角,结扎胆囊动脉,逆行法切除胆囊。于胆囊管开口上方横断肝总管(图 10-1-2M),骨骼化肝十二指肠韧带,清扫区域淋巴结。

6. 联合入路切除胰腺钩突 将游离的胰体尾向右上方牵拉,离断脾动静脉后,以门静脉、肠系膜上静脉为轴,采用前入路静脉优先的入路由前往后、由下往上游离胰腺钩突,分离门静脉、肠系膜上静脉右侧壁;继续右后入路动脉优先扩大游离肠系膜上动脉,找到并结扎胰十二指肠下动脉;采用钩突入路由下往上游离胰腺钩突,联合入路由下往上、由后往前分离肠系膜上动脉与钩突之间组织,使胰腺钩突薄层化,并清扫肠系膜上动脉右侧 180° 的神经纤维组织。采用联合入路的方式,逐步分离胰腺钩突组织,完成标本整块切除(图 10-1-2N~ 图 10-1-2R,视频 10-1、视频 10-2)。

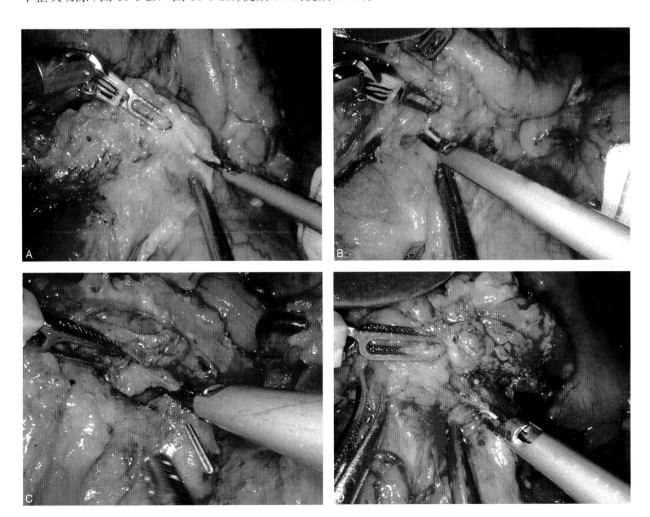

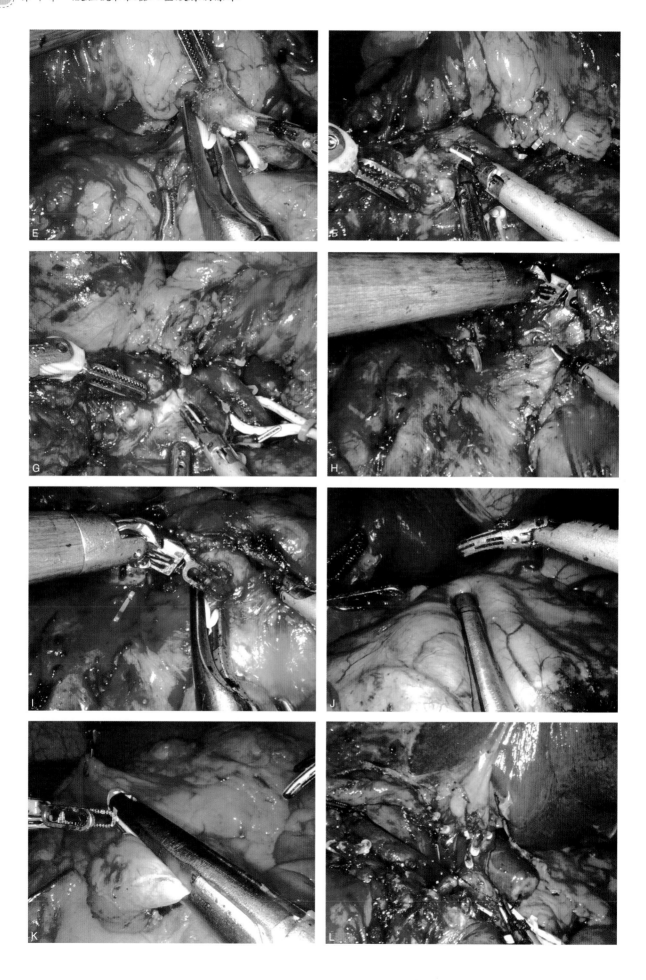

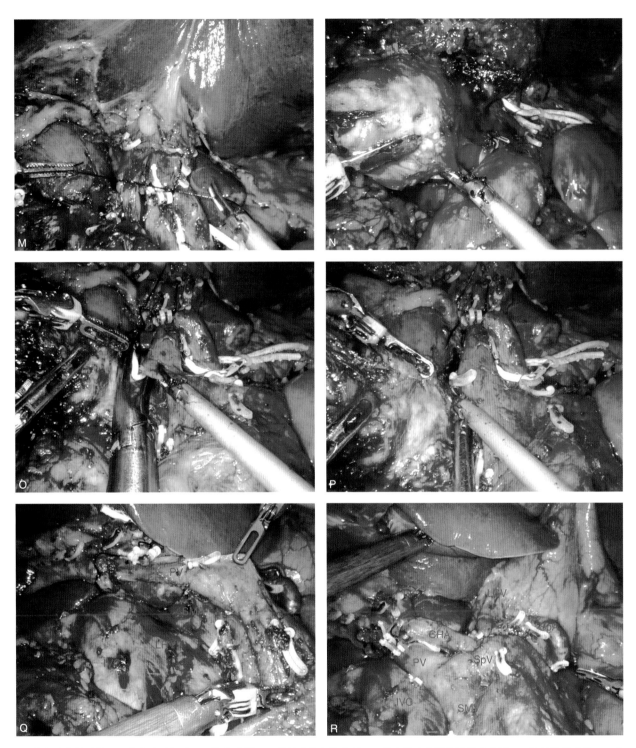

A. 游离胰体尾下缘；B. 分离胰后间隙；C. 游离胰尾；D. 逆行法游离胰体尾；E. 游离脾动静脉胰腺分支血管；F. 游离肝总动脉；G. 分离肿瘤与门静脉、肠系膜上静脉粘连；H. 游离肠系膜上动脉；I. 离断胰十二指肠下动脉；J. 断胃；K. 离断近端空肠；L. 离断胃十二指肠动脉；M. 离断胆总管；N. 切除钩突；O. 离断胰十二指肠上后静脉；P. 切除钩突；Q、R. 主要血管解剖。CHA. 肝总动脉；PV. 门静脉；SpV. 脾静脉；SpA. 脾动脉；SMV. 肠系膜上静脉；SMA. 肠系膜上动脉；IVC. 下腔静脉；LGV. 胃左静脉。

图 10-1-2　机器人全胰腺切除术（保脾）

视频 10-1 腹腔镜
全胰腺切除术

视频 10-2 机器人
全胰腺切除术

（四）消化道重建

1. 胆肠吻合 在结肠中血管左侧无血管区切开横结肠系膜,将近端空肠经此孔拖向行胆管空肠端侧吻合。胆肠吻合可采用连续缝合、间断缝合及连续间断相结合的方法。

2. 胃肠吻合 距胆肠吻合口 45~50cm 处行胃后壁空肠侧侧吻合。在预定吻合位置的空肠浆肌层与胃大弯后壁浆肌层间断缝合固定 2~3 针便于后续直线切割吻合器吻合。用超声刀将胃和空肠各切开约 1cm 的小孔,置入 60mm 直线切割吻合器行胃后壁空肠侧侧吻合,压迫 15~30 秒后再激发直线切割闭合器,直视下确认吻合口无出血,最后用 4-0 可吸收缝线或倒刺线连续缝合关闭胃肠吻合的进械口。

3. 留置引流管 于右腋前线 trocar 置入一根 28 号硅胶引流管,经胆肠吻合口、门静脉后方,引流管前端置于肝尾状叶后方;于脾窝留置一根 28 号硅胶引流管,经左上腹 trocar 引出;于胰床留置一根负压引流管,经左锁骨中线 trocar 引出。

（五）门静脉、肠系膜上静脉轴中间入路顺行全胰腺切除

对良性病变,在胰周炎症水肿、粘连明显分离困难的情况下,可采用中间静脉入路,顺行法切除全胰腺。以门静脉、肠系膜上静脉为轴,解剖胰颈上下缘主要血管后,在肠系膜上静脉前方离断胰颈,将手术流程分为胰十二指肠切除术和胰体尾切除术,分别完成胰头、十二指肠及胰体尾、脾游离,便于手术操作。若保脾,同样可采用 Kimura 法或 Warshaw 法。主要分离步骤和技巧同胰十二指肠切除术和胰体尾切除术,故不再赘述。

第二节 腹腔镜和机器人全胰腺切除术难点

全胰腺切除术包括计划性和非计划性全胰腺切除术。计划性全胰腺切除术指通过术前检查,制订手术计划,拟行全胰腺切除术。非计划性全胰腺切除术指术前制订手术计划,拟行常规胰十二指肠切除术,术中胰颈切缘阳性,继续向左侧切除 1~2cm 胰腺,再次或多次术中快速冷冻诊断切缘仍为阳性或重度不典型增生,遂行全胰腺切除术。也有部分学者术中行动脉重建,为预防术后胰瘘腐蚀动脉吻合口,导致致命性出血,行全胰腺切除术。胰腺广泛性外伤或胰肠吻合口瘘二次手术行全胰腺切除术等均不在下文讨论范畴。

一、钩突处理

对大多数恶性或潜在恶性病变的病例,离断胰颈后再分别行胰十二指肠切除术、胰体尾切除术并不符合肿瘤的无瘤原则。在胰十二指肠切除术中,离断胰颈后以门静脉、肠系膜上静脉为轴,采用前入路静脉优先由前往后、由下往上游离胰腺钩突,分离门静脉、肠系膜上静脉右侧壁;再联合动脉优先入路游离可以明显增加胰腺钩突的暴露程度,使钩突切除更加精准。而在不离断胰颈的情况下,钩突的处理显得

更加困难。

德国海德堡胰腺中心 Büchler 教授等[8]首先提出"钩突入路",提倡在胰十二指肠切除术中先切除胰腺钩突后再离断胰腺;应用该技术可在不离断胰颈的情况下行全胰腺切除术,故其优势在全胰腺切除术中更加明显[9]。通过先解剖肠系膜上血管,充分游离胰腺钩突,联合逆行法的胰体尾脾切除术分离入路,可保证胰腺连续性和整体标本完整性,避免离断胰颈,有可能造成肿瘤播散,有利于肿瘤 en bloc 切除。相对于开腹手术,腹腔镜和机器人下可以更好地暴露胰头后方区域,使钩突入路游离更好地显露,但仍需要丰富的开放胰十二指肠切除术及全胰腺切除术手术经验。

二、保脾术式的选择

由于脾有免疫功能,对良性或低度恶性胰腺肿瘤行全胰腺切除术时,可选择保脾,并根据术中情况选择合理的保脾术式。保脾的手术方式主要包括完整保留脾血管的 Kimura 法[10],以及离断脾动静脉主干、保留胃网膜左血管及胃短血管以保证脾血供的 Warshaw 法[11]。在保脾的手术方式中,Warshaw 法较易开展[12],但脾梗死的发生率较高,术后胃周静脉曲张出血风险较高[13]。一项研究表明高达 27% 的病例 Warshaw 法术后发生了胃周静脉曲张[14]。与 Warshaw 法相比,Kimura 法完整保留脾血管,远期并发症少,但手术难度较高。对保脾病例,笔者中心采用 Kimura 法优先的策略保脾,术中注意保留胃网膜左血管及胃短血管,若无法保留脾血管主干,可改为 Warshaw 法保脾;如术中快速冷冻诊断考虑胰腺恶性肿瘤或术中观察脾血供不足,则行脾切除术。

对拟行 Kimura 法或 Warshaw 法保脾的病例,可先解剖游离左侧胰体尾,将胰体尾完全游离后向右上方牵拉,可较好地暴露胰颈及解剖胰颈处的重要血管。游离的胰体尾体积较小,并不影响右侧手术操作,故剩余的手术操作基本同胰十二指肠切除术。

对不适于保脾者,在解剖胰体尾前先于根部结扎脾动脉,可减少胰体尾、脾游离时的出血量,有利于淋巴结清扫,还可明显减少脾血流,缩小脾体积;若采用胰体尾优先入路,将胰体尾脾向右侧牵拉后不至于占据腹腔太大空间,有利于暴露;逆行法游离胰体尾至脾静脉和肠系膜上静脉汇合处,结合创建胰后间隙,在充分暴露下容易处理脾静脉根部,分离解剖其后方肠系膜上动脉,也便于行中间入路动脉优先解剖游离。

三、手术入路的选择

(一)胰腺恶性肿瘤行全胰腺切除术

此种情况下在肠系膜上静脉前方离断胰颈不符合肿瘤的整块切除原则,有可能导致肿瘤播散。手术策略可采用联合入路的方式,右侧采用动脉优先入路或钩突入路,先解剖游离胰腺钩突系膜,充分游离胰头和十二指肠;再左侧分离胰体尾后方间隙,沿 Toldt 间隙游离胰体尾、脾,离断脾周血管;最后再集中精力处理胰颈及主要血管,完成标本整块切除。必要时可优先解剖、悬吊门静脉和肠系膜上血管,以避免术中大出血。

联合入路对门静脉及肠系膜上静脉受侵、需行血管切除重建的胰头颈、胰颈体肿瘤有明显优势。若胰腺肿瘤与门静脉、肠系膜上静脉、肠系膜上动脉关系密切,切勿强行分离胰后间隙导致大出血;可采用 "easy first" 策略,在腹腔镜下充分游离胰头、十二指肠,胰体尾、脾,最后集中精力处理中间血管粘连部分,必要时可取上腹正中辅助切口,将门静脉、肠系膜上静脉、肠系膜上动脉置于直视、可控状态。结合此前于胰腺上下缘分别用血管吊带悬吊门静脉、肠系膜上静脉,并在根部悬吊肠系膜上动脉,可较好地控制胰周血供;此时行血管解剖、分离,甚至重建,可最大限度地降低血管意外损伤和术中大出血的风险。

（二）胰腺良性病变行全胰腺切除术

可采用两侧入路的方法全胰十二指肠的游离,右侧采用动脉优先入路或钩突入路游离胰腺钩突,左侧充分游离胰体尾、脾,继而完成全胰十二指肠的游离。也可在肠系膜上静脉前方离断胰颈,将手术流程分为胰十二指肠切除术和胰体尾切除术,分别完成胰头、十二指肠及胰体尾、脾的游离,便于手术操作。

（三）术中胰腺切缘阳性行全胰腺切除术

手术流程同常规胰十二指肠切除术。胰颈切缘常规送术中快速冷冻诊断,如为阳性,则往胰腺远端切除1~2cm再次送术中快速冷冻切片诊断,如第2次切缘仍阳性或剩余胰腺难以行胰肠吻合,则行全胰腺切除术[15]。

四、手术流程的优化

全胰腺切除术的手术流程依各胰腺中心的经验而定。全胰腺切除术的主要手术步骤包括胰十二指肠切除术、胰体尾切除术（保脾或不保脾）及消化道重建（胆肠吻合、胃肠吻合）。对胰头颈恶性肿瘤,笔者建议通过动脉优先入路解剖胰腺钩突,既可充分判断肿瘤可切除性,将胰头、十二指肠从腹膜后游离,也有利于肿瘤的 en bloc 切除[16];对胰腺导管内黏液性乳头状瘤或胰体尾明显萎缩的病例,可优先解剖胰体尾、脾,创建胰后间隙,离断脾动静脉后再进行胰头、十二指肠游离及钩突切除;而对肿瘤与门静脉、肠系膜上静脉、肠系膜上动脉关系密切的病例,可采用联合入路依次进行胰头、十二指肠游离及胰体尾、脾游离,后续再集中处理血管粘连部分,保证手术安全性。

五、术中与术后并发症防治

（一）术中、术后出血的防治

全胰腺切除术手术步骤相当于胰十二指肠切除联合胰体尾、脾切除术,手术步骤烦琐,因此熟练掌握手术细节以降低术后并发症的发生率显得至关重要。胰腺切除,无须行胰肠吻合,也避免了胰腺术后胰瘘的发生率。术中解剖分离创面较大,术后出血是全胰腺切除术后最常见的并发症之一。因此,术中确切止血可显著降低术后出血的发生率。

合理使用能量平台器械可明显缩短手术时间,但在处理胰腺钩突与肠系膜上血管之间的细小分支血管时,建议使用血管夹夹闭或缝扎止血;在标本移除后,应仔细检查门静脉及肠系膜上血管,对可疑出血处,使用5-0血管缝线缝合止血。在进行钩突入路优先分离胰腺钩突与肠系膜上动脉前,建议先离断胃结肠干及其主要分支,避免过度牵拉导致血管撕裂出血;对胃十二指肠动脉残端的处理,在距根部1~1.5cm处离断,双重结扎、缝扎,可降低术后胃十二指肠动脉残端出血的风险。对肿瘤与门静脉、肠系膜上静脉、肠系膜上动脉关系密切的病例,切勿强行分离胰后间隙以避免导致术中大出血;先游离门静脉、肠系膜上静脉、肠系膜上动脉并进行悬吊,采用联合入路依次进行胰头、十二指肠游离及胰体尾、脾游离,后续再集中处理血管粘连部分。可行腔镜下血管重建,或取辅助小切口切除肿瘤、完成血管重建。

（二）术后腹泻防治和血糖控制

对胰腺恶性肿瘤病例,应适度、审慎清扫肠系膜上动脉神经丛,一般在肠系膜上动脉的动脉外膜层面解剖,周围保留一纤薄的神经纤维组织,以维持部分肠道神经分布,降低术后顽固性腹泻的发生率[17]。由于全胰腺切除,术中、术后血糖波动较大,需密切监测。术后早期全肠外营养时予胰岛素泵控制血糖,恢复饮食后予三餐前短效胰岛素、睡前中长效胰岛素控制血糖,密切随诊调节血糖。恢复饮食后,给予胰酶及消化酶替代治疗。

（三）手术创面感染和乳糜漏防治

不同于胰十二指肠切除术,全胰腺切除术后无胰瘘的风险,因此,如无胆瘘或腹腔感染征象,可早期拔除腹腔引流管。术后 5~7 天常规复查腹部 CT,如有腹腔包裹性积液可于超声引导下行穿刺置管引流。由于全胰腺切除术中创面大,清扫范围广,术中应仔细检查创面,是否有活动性出血或乳糜液渗出。术中对于较粗的淋巴管道应予以结扎,以降低术后乳糜漏的发生率。

六、术后规范化管理

近年来,随着手术、麻醉水平提高及围手术期管理加强,全胰腺切除术的并发症发生率及病死率已大幅降低,长期并发症也可通过药物治疗有效控制。

全胰腺切除术后最常见的并发症是新出现的糖尿病及慢性腹泻[18]。研究表明,全胰腺切除术后出现的糖尿病与 1 型糖尿病类似,可通过胰岛素替代治疗有效控制[19-20]。全胰腺切除术后第 1 年糖化血红蛋白水平升高,此后可控制在稳定的、可接受的水平[21]。术后难治性腹泻的主要原因可能是术中神经丛过分清除[21]。Watanabe 等[22]报道,即使术后给予胰酶替代治疗,仍有 32% 的全胰腺切除术后患者出现慢性腹泻。大部分慢性腹泻可通过药物治疗有效控制。

关于全胰腺切除术后生活质量结论不一。包括 17 个丹麦中心的 PANORAMA 研究表明,全胰腺切除术后患者的长期生活质量较普通人群略为降低[23]。Scholten 等[24]的一项回顾性研究,纳入 21 个研究 1 536 例全胰腺切除术的病例,平均随访时间为 28.6 个月,结果表明其术后生活质量较普通人群有一定降低（76% vs. 86%,P=0.004））。然而,Hartwig 等[21]对 81 例全胰腺切除术后病例采用欧洲癌症研究与治疗组织（European Organisation for Research and Treatment of Cancer, EORTC）生命质量测定量表 QLQ-C30（Core Quality of Life Questionnaire 30, QLQ-C30）进行评估,通过对年龄和性别进行匹配后发现,其生活质量与普通人群相似。

因此,术后患者教育及长期随访以调整胰酶及胰岛素用量对改善患者生活质量至关重要。

第三节　腹腔镜和机器人全胰腺切除术对比

一、体位及 trocar 布局

全胰腺切除术切除脏器多,切除范围相当胰十二指肠切除术加胰体尾联合脾切除术（或保脾）。消化道重建无须行胰肠吻合,仅需行胆肠吻合和胃肠吻合,重建难度低于胰十二指肠切除术。因此,腹腔镜和机器人全胰腺切除术所需术野及操作空间均较大。

腹腔镜全胰腺切除术按标准五孔法布局,可提供较大的术野和操作空间,术中可随时变化体位,胰十二指肠切除部分操作时采用头高右高体位,胰体尾、脾切除部分操作时采用头高左高体位,可利用术中体位变换获得更好暴露和操作空间;此外,主刀医师可随时改变操作位置,胰十二指肠切除部分操作时站于患者右侧,而游离胰体尾、脾部分时可站于患者左侧或两腿之间。

机器人全胰腺切除术时一般仅采用头高位,术中体位不易变动。机器人全胰腺切除术采用六孔法布局,常规采用 2 个辅助孔。2 个辅助孔可兼顾左右侧,便于左右上腹分离暴露;左侧辅助孔便于钩突分离时上血管夹及胃肠吻合时用直线切割吻合器行胃空肠侧侧吻合,右侧辅助孔便于胃短血管离断、近端空肠离断。

机器人全胰腺切除术主要优势在于局部视野下的精细操作,对需要大范围操作的手术优势不明显。但机器人在吻合上的优势明显,特别对无扩张的胆管行胆肠吻合,可有效降低术后胆瘘或远期胆肠吻合口狭窄的发生率。

二、出血控制

机器人在出血控制方面比腹腔镜具有明显优势。

1. 其局部可放大 10~15 倍的裸眼三维视野,可清楚判断细小血管分支,在缝合时视野清晰,更利于缝合。

2. 机器人震颤过滤系统可过滤术者的细小震颤,使其操作更加稳定、精准,尤其缝合门静脉及其属支或细小血管分支时,可避免进出针操作不当引起静脉撕裂,导致大出血。

3. 机器人操作器械的 7 个自由度可 360° 无死角活动,这一优势使其在特殊部位进针角度不佳时仍可以从容进针,游刃有余,特别是在处理肠系膜上动静脉分支或分离钩突时缝合优势明显。

4. 机器人手术术者左手双极电凝,右手超声刀,便于游离,有细小血管分支时可联合应用双极电凝和超声刀,将血管双极电凝凝闭后用超声刀离断,有助于术中保持清楚视野;机器人操作器械也可左右调换,左右方向操作,多角度变换,便于复杂病例分离解剖。

5. 机器人全胰腺切除术中双辅助孔可同时吸引、牵拉、暴露,可以显著增加暴露程度,更好地显露、分离门静脉及肠系膜上血管,从而减少手术时间和术中出血量,提高手术安全性。

综上所述,机器人手术下的精细操作,对创面出血的敏感性、精确性更高,止血操作更严密、及时,从而提高手术质量[25]。

三、保脾

鉴于脾的重要功能,特别是免疫功能,对肿瘤患者非常重要。因此,对需行全胰腺切除术的胰腺良性病变、交界性病变甚至部分低度恶性病变,笔者主张尽量保脾。而对胰腺恶性肿瘤,出于根治性切除目的,建议行联合脾切除。

保脾技巧和策略同胰体尾切除术,可采用 Kimura 法或 Warshaw 法保脾。对术前拟保脾的病例,可采用 Kimura 法优先的策略保脾。切开胃结肠韧带时注意保护胃网膜左血管和胃短血管。若采用 Warshaw 法保脾,胃左动脉的保留至关重要,在清扫 No.7、No.8、No.9 淋巴结时要特别谨慎,避免损伤。若胃左动脉损伤,必要时需联合全胃切除,避免术后胃缺血。

机器人在保脾方面优势明显,在处理脾动静脉走向胰体尾的细小血管分支时,可精细解剖、分离,特别是小静脉分支,血管夹夹闭可能会脱落,超声刀暂时夹闭仍有再出血的风险,建议使用不可吸收缝线确切缝合止血,机器人在缝合方面的优势可充分体现。对不保脾的病例,腹腔镜手术同样可以达到很好的清扫效果。

（林荣贵　黄鹤光）

参考文献

［1］STOOP T F, ATEEB Z, GHORBANI P, et al. Impact of endocrine and exocrine insufficiency on quality of life after total pancreatectomy［J］. Ann Surg Oncol, 2020, 27（2）: 587-596.

［2］POIRAUD C, E L AMRANI M, BARBIER L, et al. Total pancreatectomy for presumed intraductal papillary mucinous neoplasms: a multicentric study of the French Surgical Association（AFC）［J］. Ann Surg, 2018, 268（5）: 823-830.

［3］BELLIN M D, ABU-EL-HAIJA M, MORGAN K, et al. A multicenter study of total pancreatectomy with islet autotransplantation（TPIAT）: POST（prospective observational study of TPIAT）［J］. Pancreatology, 2018, 18（3）: 286-290.

［4］JANOT M S, BELYAEV O, KERSTING S, et al. Indications and early outcomes for total pancreatectomy at a high-volume pancreas center［J］. HPB Surg, 2010, 2010: 686702.

［5］DEL CHIARO M, RANGELOVA E, SEGERSVARD R, et al. Are there still indications for total pancreatectomy? ［J］. Updates Surg, 2016, 68（3）: 257-263.

［6］KONSTANTINIDIS I T, JUTRIC Z, ENG O S, et al. Robotic total pancreatectomy with splenectomy: technique and outcomes［J］. Surg Endosc, 2018, 32（8）: 3691-3696.

［7］WENG Y C, CHEN M M, GEMENETZIS G, et al. Robotic-assisted versus open total pancreatectomy: a propensity score-matched study［J］. Hepatobiliary Surg Nutr, 2020, 9（6）: 759-770.

［8］HACKERT T, WERNER J, WEITZ J, et al. Uncinate process first--a novel approach for pancreatic head resection［J］. Langenbecks Arch Surg, 2010, 395（8）: 1161-1164.

［9］钱祝银, 高文涛, 苗毅, 等. "钩突优先切除"在胰头和全胰十二指肠切除术中的应用［J］. 中华肝胆外科杂志, 2012, 18（9）: 684-687.

［10］KIMURA W, YANO M, SUGAWARA S, et al. Spleen-preserving distal pancreatectomy with conservation of the splenic artery and vein: techniques and its significance［J］. J Hepatobiliary Pancreat Sci, 2010, 17（6）: 813-823.

［11］WARSHAW A L. Conservation of the spleen with distal pancreatectomy［J］. Arch Surg, 1988, 123（5）: 550-553.

［12］WANG L, WU D, CHENG Y G, et al. Warshaw technique in laparoscopic spleen-preserving distal pancreatectomy: surgical strategy and late outcomes of splenic preservation［J］. Biomed Res Int, 2019, 2019: 4074369.

［13］KIM H S, PARK J S, YOON D S. True learning curve of laparoscopic spleen-preserving distal pancreatectomy with splenic vessel preservation［J］. Surg Endosc, 2019, 33（1）: 88-93.

［14］LOUIS D, ALASSIRI A, KIRZIN S, et al. Gastric bleeding risk following spleen preserving distal pancreatectomy with excision of the splenic vessels: a long-term follow-up［J］. HPB（Oxford）, 2017, 19（4）: 345-351.

［15］林荣贵, 黄鹤光, 陈燕昌, 等. 腹腔镜胰十二指肠切除术胰腺颈部离断的方法选择［J］. 中华外科杂志, 2017, 55（9）: 667-670.

［16］TAKAGI K, KOERKAMP B G. Robotic total pancreatectomy: a novel pancreatic head-first approach（with video）［J］. J Gastrointest Surg, 2021, 25（6）: 1649-1650.

［17］金钢, 郑楷炼. 全胰切除术治疗胰腺癌争议与共识［J］. 中国实用外科杂志, 2018, 38（7）: 746-749.

［18］MULLER M W, FRIESS H, KLEEFF J, et al. Is there still a role for total pancreatectomy? ［J］. Ann Surg, 2007, 246（6）: 966-974.

［19］CASADEI R, RICCI C, TAFFURELLI G, et al. Is total pancreatectomy as feasible, safe, efficacious, and cost-effective as pancreaticoduodenectomy? A single center, prospective, observational study［J］. J Gastrointest Surg, 2016, 20（9）: 1595-1607.

［20］WU W, DODSON R, MAKARY M A, et al. A contemporary evaluation of the cause of death and long-term quality of life after total pancreatectomy［J］. World J Surg, 2016, 40（10）: 2513-2518.

［21］HARTWIG W, GLUTH A, HINZ U, et al. Total pancreatectomy for primary pancreatic neoplasms: renaissance of an unpopular operation［J］. Ann Surg, 2015, 261（3）: 537-546.

［22］WATANABE Y, OHTSUKA T, MATSUNAGA T, et al. Long-term outcomes after total pancreatectomy:

special reference to survivors' living conditions and quality of life [J]. World J Surg, 2015, 39 (5): 1231-1239.

[23] SCHOLTEN L, LATENSTEIN AEJ, VAN EIJCK C, et al. Outcome and long-term quality of life after total pancreatectomy (PANORAMA): a nationwide cohort study [J]. Surgery, 2019, 166 (6): 1017-1026.

[24] SCHOLTEN L, STOOP T F, DEL CHIARO M, et al. Systematic review of functional outcome and quality of life after total pancreatectomy [J]. Br J Surg, 2019, 106 (13): 1735-1746.

[25] 陈梦闽, 王越, 孙长杰, 等. 机器人辅助全胰腺切除术的疗效分析 [J]. 腹腔镜外科杂志, 2018, 23 (9): 680-684.

第十一章

腹腔镜和机器人胰腺假性囊肿内引流术

胰腺假性囊肿常继发于急性胰腺炎、慢性胰腺炎或胰腺外伤。急性胰腺炎胰液外渗导致胰腺及胰周组织坏死、液化，以及急性胰周液体积聚；随着病程发展，急性胰周液体积聚大多可自行吸收，少数发展为胰腺假性囊肿；其实质是炎症刺激周围器官的脏腹膜及大网膜包裹，形成囊肿，其囊壁并无胰腺上皮覆盖，故无真正的包膜，称为假性囊肿。大部分胰腺假性囊肿可自行消退，而少部分胰腺假性囊肿无法自行吸收，因此需行胰腺假性囊肿外引流或内引流术。影响胰腺假性囊肿吸收的因素主要包括囊肿大小、数目、病程、病因及囊壁厚度等。胰腺假性囊肿直径 >6cm、病程 >6 周，囊壁厚度 >1cm，慢性胰腺炎、胰腺钙化、多发假性囊肿等自行吸收的可能性较小。

胰腺假性囊肿的主要治疗方法包括外引流术和内引流术。外引流术包括经皮穿刺置管引流术和手术外引流。内引流术主要包括超声内镜下引流术，开放、腹腔镜和机器人内引流术。内引流主要手术方式包括胰腺假性囊肿胃吻合术、胰腺假性囊肿空肠吻合术和胰腺假性囊肿十二指肠吻合术等。

多项研究表明腹腔镜胰腺假性囊肿内引流术较开腹手术优势明显。Khaled 等[1]对比了开放和腹腔镜胰腺假性囊肿胃内引流术，腹腔镜组手术时间更短、术后住院时间更短，因此推荐腹腔镜手术为胰腺假性囊肿内引流术的首选方法。Bansal 等[2]报道了 134 例腹腔镜胰腺假性囊肿内引流术，96.3% 行腹腔镜胰腺假性囊肿胃吻合术，术后并发症发生率低，成功率达 95.5%。相比于腹腔镜胰腺假性囊肿内引流术，机器人胰腺假性囊肿内引流术文献报道较少，多为个案报道[3-4]。

本章将详细介绍腹腔镜和机器人胰腺假性囊肿内引流术的手术细节和技术要点。

第一节 腹腔镜和机器人胰腺假性囊肿内引流术详解

一、手术适应证

1. 胰腺假性囊肿病程 >6 周，胰腺假性囊肿直径 >6cm。
2. 胰腺假性囊肿进行性增大，和 / 或胰腺假性囊肿与主胰管相通。
3. 伴有腹胀、腹痛、恶心、呕吐等明显症状。
4. 有压迫症状，如消化道梗阻、胆道梗阻、门静脉系统回流障碍等。
5. 厚壁胰腺假性囊肿。
6. 合并慢性胰腺炎、胰管狭窄。

二、手术禁忌证

1. 胰腺假性囊肿伴感染、内出血或破裂者。

2. 严重心肺功能不全不能耐受气腹者。

3. 腹腔广泛严重粘连者。

4. 病变过大,影响腹腔镜和机器人下器官和重要组织结构显露,腹腔镜和机器人下无法安全完成操作。

三、术前准备

应完善上腹增强 CT 或 MRI 明确胰腺假性囊肿大小、位置及数目,是否存在胰腺假性囊肿内出血、感染、假性囊肿破裂等征象,并判断最适合行胰腺假性囊肿内引流术的部位;必要时完善 MRCP 或 ERCP,明确胰腺假性囊肿与胰管之间的关系,明确有无胆道受压梗阻征象;必要时也可行上消化道造影明确消化道梗阻情况,是否存在胰源性门静脉高压症导致的胃底静脉曲张。其他术前处理包括纠正贫血、营养支持、调节血糖等。

四、麻醉及围手术期镇痛

1. 气管插管,静脉吸入复合全身麻醉。

2. 实施"多模式"镇痛方案,手术切口使用罗哌卡因局部浸润麻醉,或者由麻醉医师行腹横肌平面阻滞镇痛。

3. 若无禁忌,术后常规使用镇痛泵和氟比洛芬酯静脉滴注。

五、体位

患者取仰卧分腿位,头高脚低 20°~30°,若胰腺假性囊肿位于右中上腹,可左侧卧 15°~30°;如胰腺假性囊肿位于左中上腹,可右侧卧 15°~30°。

六、套管放置

1. 腹腔镜胰腺假性囊肿内引流术 采用五孔法(图 11-1-1A),脐下 12mm trocar 切口为观察孔,右锁骨中线平脐 12mm trocar 为主操作孔,左、右肋缘下腋前线以及左锁骨中线平脐 5mm trocar 为辅助孔。先腹腔镜探查腹腔、盆腔粘连情况及病变部位,因胰腺假性囊肿位置多变,应根据囊肿大小及部位调整主操作孔及其他操作孔位置。若拟在结肠下区吻合,可将全部 trocar 整体下移 3~5cm。主刀术者站于患者右侧,扶镜手站于患者两腿之间。

2. 机器人胰腺假性囊肿内引流术 一般采用五孔法(图 11-1-1B),脐下 8mm trocar 为观察孔,右肋缘下腋前线 8mm trocar 接机械臂(双极钳),左肋缘下腋前线 8mm trocar 接机械臂(卡地尔钳),左锁骨中线平脐 8mm trocar 接机械臂(超声刀),右锁骨中线平脐 12mm trocar 为助手操作孔。同样应根据囊肿大小及部位调整主操作孔及其他操作孔位置。

七、手术步骤

1. 探查 先充分探查腹腔、盆腔粘连情况及病变部位,分离腹腔可能存在的粘连,结合术前影像学资料充分显露胰腺假性囊肿,并确定其最低位置便于充分引流。机器人胰十二指肠切除术同样先行腹腔镜探查腹腔、盆腔粘连情况,再行机器人手术操作系统装机。

2. 确认胰腺假性囊肿 在胰腺假性囊肿最低位置先用腹腔镜穿刺针穿刺确认囊腔,胰腺假性囊肿

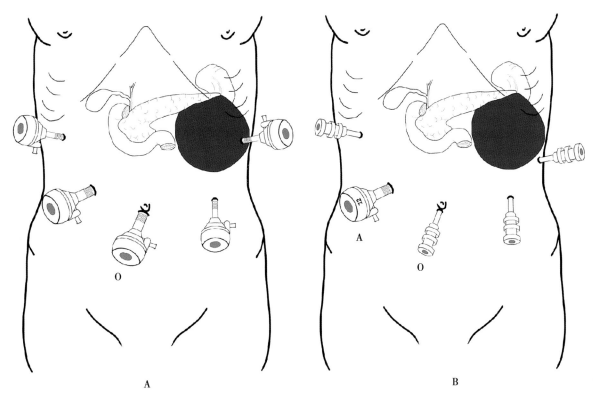

A. 腹腔镜胰腺假性囊肿内引流术；B. 机器人胰腺假性囊肿内引流术。

图 11-1-1　腹腔镜和机器人胰腺假性囊肿内引流术 trocar 布局

囊液多为褐色囊液，并取囊液送检淀粉酶、细菌培养及肿瘤标志物［如癌胚抗原（CEA）、糖类抗原 19-9（CA19-9）］测定。

3. 胰腺假性囊肿处理　吸尽囊液（图 11-1-2A），需注意是否存在多发性胰腺假性囊肿或囊肿内分隔的可能，适当探查囊腔，若胰腺假性囊肿内有分隔，则应去除分隔；切取部分囊壁组织送术中快速冷冻诊断，排除囊性肿瘤或恶性疾病；腹腔镜下夹除胰腺假性囊肿内易脱落的坏死组织；若穿刺液非血性或脓性，胰腺假性囊壁纤维化组织厚度足够，可考虑行内引流术。

4. 胰腺假性囊肿空肠内引流术　首选行胰腺假性囊肿空肠内引流术（视频 11-1、视频 11-2）。

（1）离断近端空肠：距十二指肠悬韧带 20cm 左右用 60mm 直线切割吻合器离断近端空肠（图 11-1-2B）。

（2）胰腺假性囊肿空肠侧侧吻合：空肠远侧端上提至胰腺假性囊肿处，用 60mm 直线切割吻合器行胰腺假性囊肿空肠侧侧吻合（图 11-1-2C），压迫 15~30 秒后再激发直线切割闭合器，直视下确认吻合口无出血，若有局部活动性出血可电凝或缝扎止血，可明显降低术后吻合口出血的发生率，最后用慢吸收线或不可吸收缝线连续法缝合进械口（图 11-1-2D、图 11-1-2E）。

（3）空肠 Roux-en-Y 吻合：距胰腺假性囊肿空肠吻合口 45~50cm 处行远近端空肠侧侧吻合（图 11-1-2F），完成 Roux-en-Y 吻合，可吸收缝线连续法缝合进械口（图 11-1-2G），缝合空肠系膜裂孔。

若采用手工缝合行胰腺假性囊肿空肠吻合（图 11-1-3），可先在胰腺假性囊肿空肠预吻合位置下缘行囊肿后壁空肠浆肌层连续缝合，再切开胰腺假性囊肿和空肠，采用倒刺线或慢吸收缝线行胰腺假性囊肿空肠后壁连续缝合；接着完成胰腺假性囊肿空肠前壁连续缝合，可再连续缝合胰腺假性囊肿前壁和空肠浆肌层，达到双层缝合，降低术后吻合口瘘的发生率。

5. 胰腺假性囊肿胃吻合　若为胰腺假性囊肿胃吻合，切开预吻合处胃后壁 0.5cm，用 60mm 直线切割吻合器行胰腺假性囊肿胃侧侧吻合，可吸收缝线连续法缝合进械口。采用手工缝合时，将胃后壁和胰腺假性囊肿切开 2~3cm 贯通后，采用倒刺线或慢吸收缝线行胃后壁 - 胰腺假性囊肿侧侧吻合术。

6. 留置引流管　于胰腺假性囊肿空肠（胃）吻合口旁留置一根 28 号硅胶引流管。

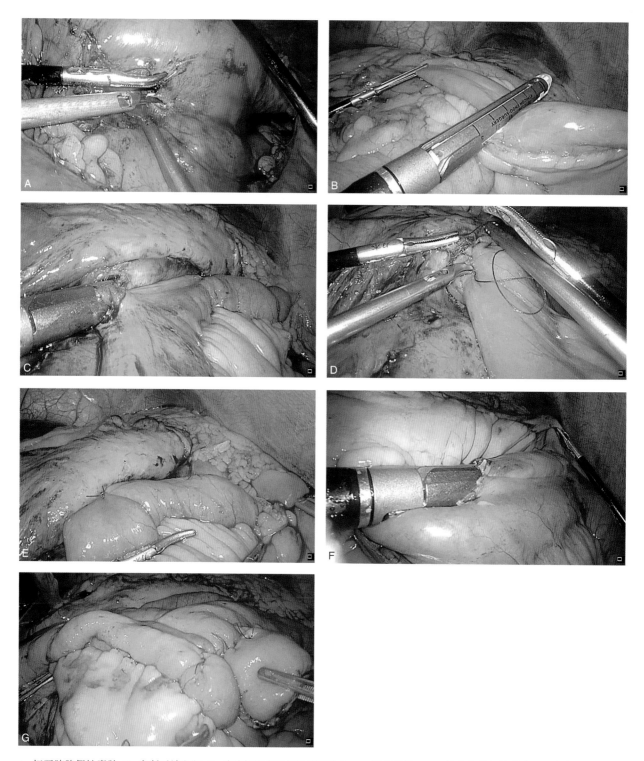

A. 切开胰腺假性囊肿；B. 离断近端空肠；C. 胰腺假性囊肿空肠侧侧吻合；D. 缝合进械口；E. 检查胰腺假性囊肿空肠吻合口；F. 空肠Roux-en-Y 吻合；G. 吻合完成。

图 11-1-2　腹腔镜胰腺假性囊肿内引流术

视频 11-1　腹腔镜胰腺假性囊肿内引流术

视频 11-2　机器人胰腺假性囊肿内引流术

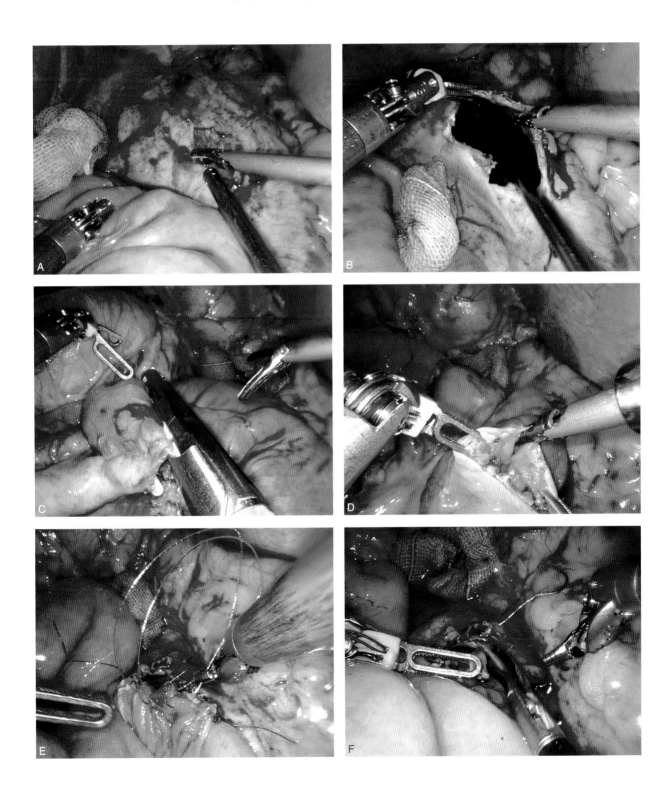

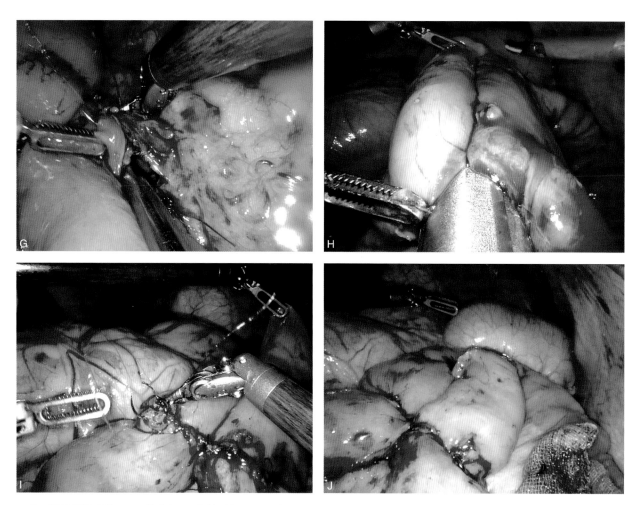

A. 切开胰腺假性囊肿；B. 吸尽囊液；C. 离断近端空肠；D. 切开空肠；E. 胰腺假性囊肿空肠吻合（后壁连续缝合）；F. 胰腺假性囊肿壁送术中快速冷冻诊断；G. 胰腺假性囊肿空肠吻合（前壁连续缝合）；H. 近远端空肠侧侧吻合；I. 缝合空肠进械口；J. 吻合完成。

图 11-1-3　机器人胰腺假性囊肿内引流术

第二节　腹腔镜和机器人胰腺假性囊肿内引流术难点

一、腹腔镜和机器人胰腺假性囊肿内引流术手术适应证探讨

应严格掌握腹腔镜和机器人胰腺假性囊肿内引流术的手术适应证。术前应完善腹部增强 CT、MRI 或 MRCP，评估胰腺假性囊肿的位置、大小，假性囊肿是否与主胰管相通，与邻近脏器的关系等。

若胰腺假性囊肿伴感染、内出血或破裂，则不建议行腹腔镜和机器人胰腺假性囊肿内引流术。若胰腺假性囊肿伴感染，囊肿位置、大小不适合行内引流术，可行外引流术；若病情危重，可选择 CT 或超声引导下穿刺置管引流术。

对部分胃后方的胰腺假性囊肿，超声内镜下经胃行胰腺假性囊肿引流也是不错的选择。Garg 等[5]的一项 RCT 研究，对比超声内镜下经胃胰腺假性囊肿引流和腹腔镜下胰腺假性囊肿胃吻合的临床疗效，两

者在成功率方面相似。

然而，超声内镜下经胃行胰腺假性囊肿引流也有缺点：①部分患者需要反复内镜治疗；②内镜组有内镜下经胃行胰腺假性囊肿引流所置入的支架，待胰腺假性囊肿吸收后，还需再次内镜下取出支架；③若胰腺假性囊肿大部分位于胃大弯下方时，由于重力影响，引流位置不在最低位，常导致引流效果不好；④部分医院缺乏超声内镜专业医师或医师经验不足。

因此，腹腔镜和机器人胰腺假性囊肿内引流术仍为首选方法。

二、腹腔镜和机器人胰腺假性囊肿内引流手术方式选择

胰腺假性囊肿内引流术主要包括胰腺假性囊肿空肠吻合术、胰腺假性囊肿胃吻合术和胰腺假性囊肿十二指肠吻合术等。手术方式的选择应根据胰腺假性囊肿部位而定，主要原则为：根据胰腺假性囊肿位置就近引流，消除胰腺假性囊肿内分隔，吻合口在胰腺假性囊肿最低位，保证吻合口大小，确保引流通畅。

（一）腹腔镜和机器人胰腺假性囊肿胃吻合术

是胰腺假性囊肿常用的内引流方式，主要适用于位置较高的胃后型胰体假性囊肿。主要手术方式有[6]：①经胃腔胰腺假性囊肿胃吻合术，切开胃前壁，切开胃后壁、囊肿前壁，行胰腺假性囊肿胃后壁吻合，最后缝合胃前壁；②胃腔外胰腺假性囊肿胃吻合术，主要适用于胃后假性囊肿和近脾门假性囊肿，切开胃结肠韧带后，行胃后壁胰腺假性囊肿吻合。胰腺假性囊肿胃吻合，术后食物容易进入胰腺假性囊肿腔，发生食物潴留，引起假性囊肿感染、吻合口溃疡出血或引流不畅。

（二）腹腔镜和机器人胰腺假性囊肿空肠吻合术

是目前最常用的内引流方式，可在胰腺假性囊肿最低位进行吻合，确保引流质量，且不会发生食物潴留，疗效确切。胰腺假性囊肿空肠吻合术适用于绝大多数的胰腺假性囊肿，特别是位于横结肠系膜根部、体积较大的胰腺假性囊肿。胰腺假性囊肿空肠吻合术，吻合位置首选结肠下区。胰腺假性囊肿最低位置常位于结肠下区，在横结肠系膜左侧孔（L孔）、十二指肠悬韧带上左侧位置吻合有利于囊液引流；结肠下区为无血管区，且无重要脏器毗邻，在此区域吻合安全性高；结肠下区的结肠系膜常增厚明显，在此区域行胰腺假性囊肿空肠内引流，吻合质量比较确切。相反，胰腺假性囊肿形成后，由于胃结肠韧带缩短，胃、结肠常紧密粘连，尽量贴近胃网膜血管弓切开胃结肠韧带进入小网膜囊，在结肠上区行胰腺假性囊肿内引流，此过程中可能损伤胃、结肠等。

（三）腹腔镜和机器人胰腺假性囊肿十二指肠吻合术

适用于胰头或钩突与十二指肠距离小于1cm的胰腺假性囊肿。此术式技术上有一定难度，且存在十二指肠瘘、胰瘘、胆瘘、出血等风险，因此，腹腔镜或机器人下应用受限，临床上极少应用。

三、腹腔镜和机器人胰腺假性囊肿内引流术难点

1. 行胰腺假性囊肿内引流术需首先排除胰腺囊性肿瘤，除术前影像学检查及肿瘤标志物检测外，术中可切除部分囊壁，送快速冷冻诊断，明确病变性质，避免将胰腺囊性肿瘤行消化道吻合。

2. 胰腺假性囊肿周围可能存在较重的炎症、粘连，术中不必过多游离胰腺假性囊肿，能行内引流术吻合即可。

3. 近端空肠可能与横结肠系膜紧密粘连，无法分离，可根据粘连情况调整空肠远近端肠管长度。

4. 部分胰腺假性囊肿患者病程较长，可能合并区域性门静脉高压症，术中要小心曲张的静脉侧支，防

止损伤。

5. 在切开胰腺假性囊肿后,若囊肿大小与术前影像学检查差异较大,应注意是否有内分隔的情况,去除内分隔,避免术后引流不畅。

6. 术中可清除部分易松动的坏死组织,难以清除的勿强行拔除,易致出血。

7. 清除坏死组织后,常可见较多血管裸露,注意轻柔操作,必要时缝扎止血。

8. 若切开胰腺假性囊肿后见血性囊液,注意囊腔内有无活动性出血;若为脓性囊液,说明囊肿感染,应改为胰腺假性囊肿外引流术,便于术后冲洗引流。

9. 吻合后需多检查胰腺假性囊肿空肠或胃吻合口,如有活动性出血,可用电凝或双极钳止血,必要时可间断缝合加固吻合口,确切缝闭吻合口,以降低术后胰瘘的发生率。

四、术中与术后并发症防治

胰腺假性囊肿空肠或胃吻合口出血是胰腺假性囊肿内引流术的常见并发症之一。吻合口出血重在预防,若使用直线切割吻合器,应选择合适厚度的直线切割吻合器钉仓,适当延长直线切割吻合器作用时间,吻合后需多检查胰腺假性囊肿空肠或胃吻合口,若有活动性出血,可用电凝或双极钳止血,必要时可缝合止血,降低术后吻合口出血发生率。采用手工缝合时,建议采用倒刺线连续缝合完成胰腺假性囊肿空肠或胃侧侧吻合,使吻合松弛度适宜,减少术后出血。

吻合口瘘是胰腺假性囊肿内引流术的常见并发症之一。由于胰腺假性囊肿周围炎症、粘连明显,假性囊肿壁厚薄不一,胰腺假性囊肿空肠或胃吻合质量可能不如胃肠道吻合。器械吻合后应仔细检查吻合口情况,必要时可间断缝合加固吻合口,最后采用倒刺线连续缝合关闭进械口,降低术后胰瘘的发生率。此外,应注意吻合口血供及肠管张力,必要时可行胰腺假性囊肿、肠管浆肌层间断缝合包埋,或在吻合口两侧间断缝合以减少吻合口张力。

胰腺假性囊肿空肠或胃吻合口旁常规留置引流管以保证通畅引流。术后3天、术后7天常规检查引流液淀粉酶。术后5~7天复查CT,如有腹腔包裹性积液可行超声、CT引导下穿刺置管引流。

第三节 腹腔镜和机器人胰腺假性囊肿内引流术特点对比

腹腔镜和机器人胰腺假性囊肿内引流术手术难度和风险仍较大,主要的手术并发症包括胰瘘和出血等。同腹腔镜胰腺假性囊肿内引流术相比,机器人胰腺假性囊肿内引流术手术步骤和流程、术后并发症的发生率相似。

由于胰腺假性囊肿常较大,相比机器人胰腺假性囊肿内引流术,腹腔镜胰腺假性囊肿内引流术整体术野更好,可以较好地显露胰腺假性囊肿和腹腔情况。但机器人胰腺假性囊肿内引流术在吻合方面较腹腔镜更有优势,其局部放大的三维术野、震颤过滤及精细操作使机器人在缝合方面更加从容,特别是在部分暴露欠佳或进针角度不佳的情况下。对不适合使用直线切割吻合器的部分胰腺假性囊肿,机器人下用倒刺线行胰腺假性囊肿内引流术可以确保吻合质量,降低术后胰瘘的发生率。

总之,腹腔镜和机器人胰腺假性囊肿内引流术手术时间短、出血量少,术后并发症少,微创、恢复快,是安全有效的治疗选择。

(林荣贵 黄鹤光)

参考文献

［1］KHALED Y S, MALDE D J, PACKER J, et al. Laparoscopic versus open cystgastrostomy for pancreatic pseudocysts: a case-matched comparative study［J］. J Hepatobiliary Pancreat Sci, 2014, 21（11）: 818-823.

［2］BANSAL V K, KRISHNA A, PRAJAPATI O P, et al. Outcomes following laparoscopic internal drainage of walled off necrosis of pancreas: experience of 134 cases from a tertiary care centre［J］. Surg Endosc, 2020, 34（11）: 5117-5121.

［3］NASSOUR I, RAMZAN Z, KUKREJA S. Robotic cystogastrostomy and debridement of walled-off pancreatic necrosis［J］. J Robot Surg, 2016, 10（3）: 279-282.

［4］FELSENREICH D M, QUINTERRO L A, KOO D C, et al. Robotic retrogastric cystogastrostomy for pancreatic pseudocyst - a video vignette［J］. J Hepatobiliary Pancreat Sci, 2020, 27（7）: 439-440.

［5］GARG P K, MEENA D, BABU D, et al. Endoscopic versus laparoscopic drainage of pseudocyst and walled-off necrosis following acute pancreatitis: a randomized trial［J］. Surg Endosc, 2020, 34（3）: 1157-1166.

［6］陶连元, 陈晴, 修典荣. 胰腺假性囊肿的腹腔镜治疗现状［J］. 中华外科杂志, 2018, 56（4）: 265-268.

第十二章

腹腔镜和机器人保留胰腺的十二指肠局部和节段切除术

十二指肠肿瘤可分为良性和恶性肿瘤,以十二指肠降部多见。十二指肠降部内有重要解剖结构——十二指肠乳头,是胆总管和胰管汇入十二指肠的途径。十二指肠乳头对手术方式影响较大,故十二指肠肿瘤又可分为十二指肠乳头区肿瘤和非乳头区肿瘤。

对恶性程度较高的十二指肠肿瘤,如十二指肠癌等,标准的手术方式为胰十二指肠切除术。而对良性、低度恶性肿瘤,包括腺瘤、胃肠道间质瘤[1]、中低级别神经内分泌肿瘤等,保留器官的功能性手术也是很好的选择。Busquets 等[2]报道了 35 例十二指肠切除术病例,其中部分切除 7 例,十二指肠水平部和升部切除 27 例,全切除 1 例,术后 Clavien-Dindo 分级≥Ⅲb 的并发症发生率约 14%。

保留胰腺的十二指肠切除术(pancreas-sparing duodenectomy, PSD)是保留器官的功能性手术,主要包括十二指肠局部切除术、十二指肠节段切除术和全十二指肠切除术等。其中,以壶腹部为界,十二指肠节段切除术还可分为近端十二指肠切除术(proximal duodenectomy)和远端十二指肠切除术(distal duodenectomy)。

目前腹腔镜和机器人十二指肠手术应用较成熟的术式主要有十二指肠局部切除术和十二指肠节段切除术。十二指肠局部切除术的最大优点在于完整保留了十二指肠解剖学连续性,术后对生理功能影响很小。十二指肠节段切除术保留了胰头、十二指肠乳头等重要解剖结构,避免行胰十二指肠切除术,最大限度地保留了腹腔脏器和功能。

目前,关于腹腔镜和机器人保留胰腺的十二指肠切除术的报道多为小宗病例研究。Kokosis 等[3]报道了 12 例腹腔镜下十二指肠切除术,包括 5 例节段切除术(取辅助切口行端端吻合)和 7 例楔形切除术。术后仅 1 例出现胆道狭窄,无其他严重并发症。

本章主要介绍腹腔镜和机器人十二指肠局部和节段切除术的难点、经验总结和术后并发症情况。

第一节 腹腔镜和机器人十二指肠局部和节段切除术详解

一、手术适应证

非乳头区的十二指肠良性、低度恶性肿瘤,主要包括腺瘤、胃肠道间质瘤、中低级别神经内分泌肿瘤等。

二、手术禁忌证

1. 严重心肺功能不全不能耐受气腹者。
2. 腹腔广泛严重粘连者。
3. 十二指肠肿瘤较大,伴区域淋巴结转移者。

三、术前准备

1. 胃镜及数字胃肠造影明确肿瘤位置、范围、性质,必要时完善超声内镜检查。
2. 上腹部增强 CT,评估病变性质、大小、位置、毗邻等,还应明确门静脉、肠系膜上静脉、肝动脉等主要血管的情况,术前制订详细的手术预案,以免术中改行胰十二指肠切除术措手不及。
3. 血清肿瘤标志物等检查。

四、麻醉及围手术期镇痛

1. 气管插管,静脉吸入复合全身麻醉。
2. 实施"多模式"镇痛方案,手术切口使用罗哌卡因局部浸润麻醉,或者由麻醉医师行腹横肌平面阻滞镇痛。
3. 若无禁忌,术后常规使用镇痛泵和氟比洛芬酯静脉滴注。

五、体位

患者取仰卧分腿位,头高脚低 20°~30°,左侧卧 15°~30°。

六、套管放置

1. 腹腔镜十二指肠局部和节段切除术 采用五孔法(图 12-1-1A),脐下 12mm trocar 为观察孔,左、右近腋前线肋弓下各有 1 个 5mm trocar 孔,左、右锁骨中线平脐分别有 1 个 5mm 和 12mm trocar 孔,其中右锁骨中线 12mm trocar 孔为主操作孔。主刀术者站于患者右侧,一助站于患者左侧,扶镜手站于患者两腿中间。
2. 机器人十二指肠局部和节段切除术 一般采用五孔法(图 12-1-2B)。脐下 8mm trocar 为观察孔,右肋缘下腋前线 8mm trocar 接机械臂(双极钳),左肋缘下腋前线 8mm trocar 接机械臂(卡地尔钳),左锁骨中线平脐 8mm trocar 接机械臂(超声刀),右锁骨中线平脐 12mm trocar 为助手操作孔。

七、手术步骤

1. 探查 先行腹腔镜探查有无肝脏、肠系膜及腹盆壁种植转移;机器人胰十二指肠切除术同样先行腹腔镜探查,若未发现转移,再行机器人手术操作系统装机。
2. 游离结肠肝曲 切开胃结肠韧带,充分游离、下移结肠肝曲,直至能充分显露十二指肠水平部。
3. 科赫尔切口游离 切开十二指肠外侧后腹膜,沿科赫尔切口向内侧游离胰头和十二指肠,显露下腔静脉、左肾静脉及腹主动脉。游离十二指肠水平部。若拟行十二指肠水平部及升部切除,应充分游离至十二指肠升部及近端空肠。

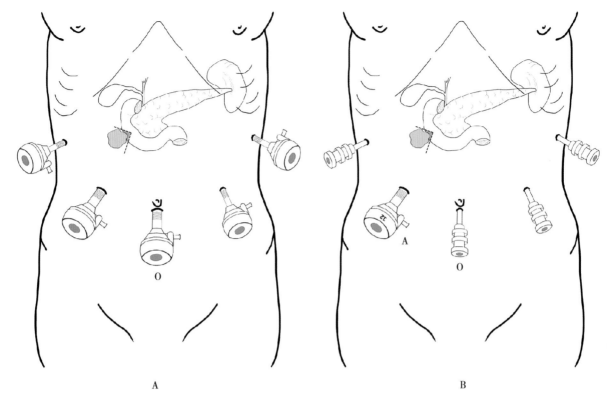

A

B

A. 腹腔镜十二指肠局部和节段切除术；B. 机器人十二指肠局部和节段切除术。

图 12-1-1 腹腔镜和机器人十二指肠局部和节段切除术 trocar 布局

视频 12-1 机器人十二指肠降部局部切除 + 空肠造瘘术

4. 局部切除 若十二指肠肿瘤较小，位于十二指肠外侧，呈外生性生长，可行局部切除（视频 12-1）。距肿瘤 0.5~1cm 边缘切除十二指肠肿瘤，用 4-0 倒刺线横向连续缝合十二指肠，浆肌层间断缝合包埋（图 12-1-2A~ 图 12-1-2F）。若十二指肠管腔较宽，预计使用直线切割吻合器切除不会导致十二指肠狭窄，可使用直线切割吻合器（白钉）切除十二指肠肿瘤。建议同期行空肠造瘘术（图 12-1-2G），以免术后胃排空障碍。

5. 十二指肠球部切除 一般联合胃大部切除（比尔罗特Ⅱ式吻合）。在预计胃离断线处结扎胃大、小弯血管弓，离断胃网膜右血管，于根部离断胃右血管，充分游离胃窦及十二指肠球部，用直线切割吻合器（白钉）于肿瘤远端离断十二指肠。距十二指肠悬韧带 20~30cm 近端空肠上提，用直线切割吻合器（蓝钉）行胃后壁空肠侧侧吻合，4-0 倒刺线连续缝合关闭进械口。

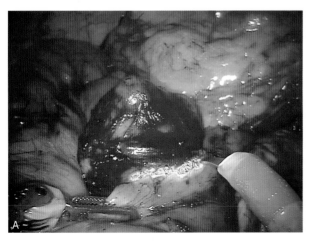

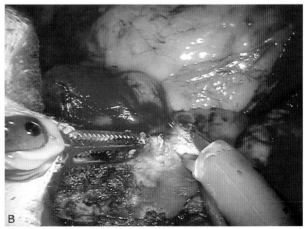

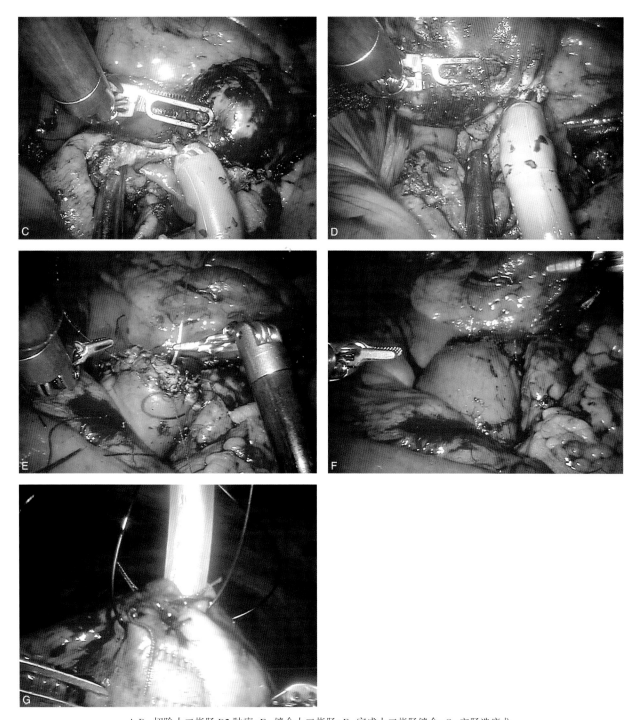

A-D. 切除十二指肠 D2 肿瘤；E. 缝合十二指肠；F. 完成十二指肠缝合；G. 空肠造瘘术。

图 12-1-2　机器人十二指肠降部局部切除 + 空肠造瘘术

6. 十二指肠水平部及升部切除　沿科赫尔切口向左侧扩大游离，充分游离十二指肠升部及近端空肠，将近端空肠拉至右上腹用直线切割吻合器离断，切断该部分小肠系膜。于肿瘤近端（一般在十二指肠降部及水平部交界处）用直线切割吻合器离断十二指肠，于胰头下方紧贴十二指肠离断其系膜，将标本完整切除。于横结肠血管右侧系膜孔上提近端空肠，用直线切割吻合器行十二指肠空肠侧侧吻合（图 12-1-3A～图 12-1-3H），4-0 倒刺线连续缝合关闭进械口（视频 12-2）。

7. 快速冷冻诊断　标本移除后应将十二指肠切缘送术中快速冷冻诊断，若为阳性，则扩大切除范围或更改手术方式。

视频 12-2　腹腔镜十二指肠水平部及升部切除术

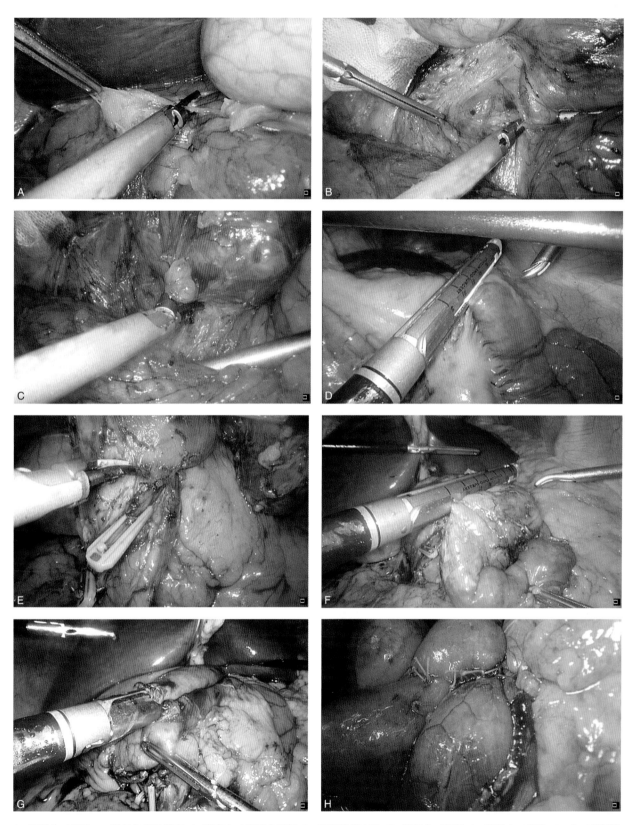

A. 显露十二指肠；B. 科赫尔切口游离；C. 游离十二指肠水平部；D. 离断近端空肠；E. 游离十二指肠；F. 离断十二指肠；G. 十二指肠降部 - 空肠侧侧吻合；H. 完成吻合。

图 12-1-3　腹腔镜十二指肠水平部及升部切除术

8. 空肠造瘘术　除行十二指肠球部切除联合胃大部切除（比尔罗特Ⅱ式吻合）外，考虑十二指肠局部或节段切除后，胃排空障碍发生率高，建议同期行空肠造瘘术。

距十二指肠悬韧带 30cm 或距十二指肠空肠吻合口 40~50cm 处空肠打孔，置入 14 号硅胶导尿管，用荷包针线在空肠孔左、右侧各预缝合一针，再将空肠拉至腹壁，将荷包针穿出腹壁、固定。

9. 留置引流管　于十二指肠吻合口旁留置一双套管（直径 8mm），备术后冲洗。若分离创面较广，可于胰头、十二指肠后方留置一负压球接闭式引流。

第二节　腹腔镜和机器人十二指肠局部和节段切除术难点

一、手术适应证把握

腹腔镜和机器人十二指肠局部或节段切除术的优点在于最大限度地保留了脏器及其功能，避免行胰十二指肠切除术，但其手术及术后并发症风险较大，因此应严格掌握手术适应证。

其适应证主要为非乳头区的良性或低度恶性肿瘤，术前影像学检查无周围淋巴结转移。对肿瘤较小，位于十二指肠前壁或外侧壁，呈外生性生长的病例，可首选行十二指肠局部切除术。对十二指肠癌或伴有淋巴结转移的恶性肿瘤等，则不建议行十二指肠局部或节段切除术。

二、术前和术中定位

十二指肠肿瘤的具体位置影响手术决策，腔镜下和机器人下无法通过触摸来确定肿瘤位置，因此术前和术中精确定位非常重要。

首先，可根据术前影像学检查定位，根据病变部位与腹腔内解剖结构或标志的关系确定相对位置。需注意部分外生性肿瘤可能具有一定的移动度，因此术前影像学检查可能存在一定程度的偏差。

其次，若术中探查无法确认肿瘤位置，可术中使用十二指肠镜协助确定病变位置和范围，然后在腹腔镜和机器人下完成切除。腹腔镜和十二指肠镜双镜联合可以更精确地判断肿瘤位置和切除范围，更重要的是判断是否会损伤十二指肠乳头。十二指肠镜下用染色剂标记肿瘤，有助于准确确定切除范围，避免过多切除十二指肠。十二指肠缝合或吻合后也可在内镜下检查十二指肠通畅程度。

三、十二指肠乳头保护

十二指肠乳头保护是手术能否成功的关键。术前十二指肠镜和 MRCP 有助于判断肿瘤与十二指肠乳头的关系。对部分病例，术前可在 ERCP 下置入胆管支架，术中协助辨识，防止损伤，但 ERCP 术后急性胰腺炎可能加重局部炎症，导致手术风险增高。术中若肿瘤邻近十二指肠乳头区域，局部切除时建议使用超声刀沿肿瘤边缘切除，因为直视下操作易于辨认，可避免盲目使用直线切割闭合器损伤十二指肠乳头。若肿瘤位于十二指肠内侧，术中难以判断肿瘤与胆总管、十二指肠乳头关系时，可切开十二指肠外侧壁，找到十二指肠乳头，置入胆总管支架管，以协助术中辨认。也有学者同期行胆囊切除，并经胆囊管行术中胆道造影，以判断胆总管下段通畅情况。

四、切除难点

腹腔镜和机器人十二指肠局部和节段切除术的切除难点与肿瘤位置、大小关系密切。

1. 行十二指肠局部切除时需注意周围重要解剖结构,如十二指肠乳头、胰头、胆总管等;缝合/闭合十二指肠时需注意十二指肠管腔是否狭窄;若局部切除后十二指肠缺损较大,难以缝合修补,可改行节段切除。

2. 若行十二指肠球部切除,可联合行胃大部切除术或保留幽门行胃空肠端侧吻合(图 12-2-1)。行胃大部切除术向右侧游离、离断十二指肠时注意勿损伤胃十二指肠动脉及肝门结构。

3. 对十二指肠降部肿瘤,胰管和胆管在十二指肠降部共同汇入十二指肠乳头,因此仅能行局部切除(图 12-2-2),不能行节段切除。需注意在切除和缝合过程中避免损伤十二指肠乳头。

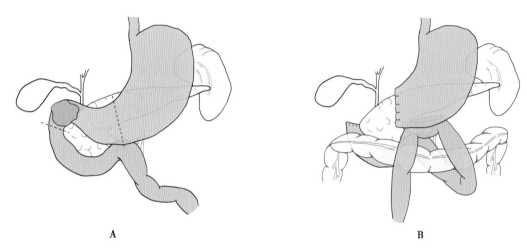

A. 十二指肠球部切除联合部分胃切除;B. 胃空肠吻合。

图 12-2-1 十二指肠球部切除术

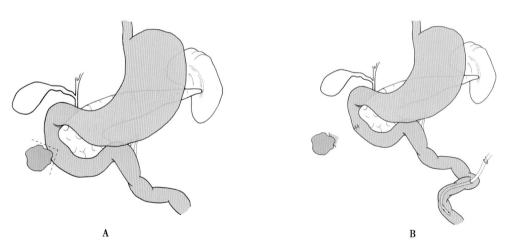

A. 十二指肠降部局部切除;B. 十二指肠降部局部切除联合空肠造瘘术。

图 12-2-2 十二指肠降部局部切除术

4. 行十二指肠水平部及升部切除时,需联合行部分近端空肠切除、十二指肠空肠吻合术(图 12-2-3)。操作同胰十二指肠切除术,游离十二指肠水平部、升部及近端空肠,离断近端空肠后紧贴小肠离断系膜,切勿走错解剖层次损伤胰十二指肠下血管。用直线切割吻合器闭合近端十二指肠时,要求肿瘤上缘距壶腹部至少 2cm,且需注意吻合器前端,切勿损伤十二指肠乳头。

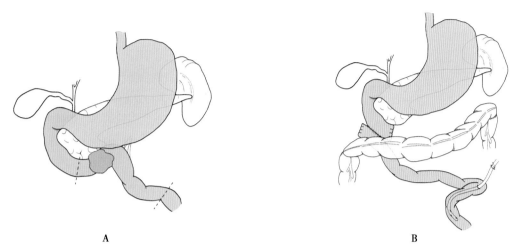

A. 十二指肠水平部及升部切除;B. 十二指肠降部空肠侧侧吻合。

图 12-2-3　十二指肠水平部及升部切除术

五、吻合难点

十二指肠节段切除术消化道重建方式包括十二指肠空肠吻合(端端、侧侧吻合)、胃空肠吻合(端侧、侧侧吻合)等。十二指肠大部分较固定,故十二指肠端端吻合难度大,应用极少。

笔者中心的消化道重建经验是近端十二指肠切除术采用联合胃大部切除 + 胃空肠侧侧吻合术,远端十二指肠切除术采用十二指肠空肠侧侧吻合。在此着重介绍十二指肠空肠吻合难点。

一般经横结肠系膜右侧孔(R 孔)上提近段空肠,行十二指肠空肠侧侧吻合,此路径更适合。上提空肠过程中,若空肠系膜较短,可能难以上提或导致吻合后张力较大。应适当裁剪空肠系膜,于根部离断1~2 根空肠血管,并保护空肠血管弓,同时注意近端空肠断端血供。这样可明显减轻十二指肠空肠吻合口张力,必要时吻合口上下缘各缝合两针固定,起减张作用。

十二指肠空肠可采用侧侧吻合、端端吻合或端侧吻合。腹腔镜和机器人下侧侧吻合方式更为实用。十二指肠空肠侧侧吻合时多采用 60mm 直线切割吻合器(白钉),两侧肠管打孔后由下往上进直线切割吻合器。应使直线切割吻合器前端的方向与十二指肠的方向平行,注意切勿损伤十二指肠乳头。十二指肠空肠吻合术野和操作空间有限,仅限于右上腹,吻合难度较大,吻合要求较高,需谨慎操作,以保证吻合质量。

六、术后并发症防治

(一)出血

不管是十二指肠局部切除或是十二指肠节段切除术,其吻合口 / 缝合口离十二指肠乳头很近,持续分泌的胆汁和胰液可能腐蚀吻合口,且十二指肠术后胃排空障碍发生率较高,胃液、胆汁和胰液常积聚在十二指肠段,增加吻合口张力,加重化学性腐蚀作用。

因此,术中应注意观察十二指肠创面或十二指肠空肠吻合口出血情况,若有活动性出血,先用慢吸收线缝扎止血,缝闭十二指肠创面时,建议采用倒刺线或慢吸收线连续缝合,因其止血及抗腐蚀效果较好。使用器械吻合时,建议适当延长直线切割吻合器压榨和激发时间,以达到较好的止血效果。

(二)胃排空障碍

十二指肠术后胃排空障碍发生率较高,一般为 B 级或 C 级,恢复周期较长,可能与十二指肠、腹膜后大范围游离或术后合并十二指肠瘘、腹腔感染等有关。若肿瘤较小,位于外侧,呈外生性生长,拟行十二指肠局部切除术,则只需保证局部切除,无须腹膜后大面积游离,这样可降低术后胃排空障碍的风险。

胃排空障碍难以避免,术后无法经口进食,长时间肠外营养费用昂贵,且并发症较多,因此,不管是十二指肠局部切除或是十二指肠空肠吻合术,均建议常规行空肠造瘘术,术后早期给予肠内营养。术后肠道功能恢复后,可改为全肠内营养。对于胃排空障碍、胃潴留,可留置鼻饲管行胃肠减压,较普通胃管耐受性好。同时,将胃肠减压的液体过滤后经空肠造瘘管回输,可帮助肠内营养消化,也可避免出现严重的水电解质紊乱。胃液大部分抽空后,使胃充分休息,可加速胃排空障碍恢复。

腹腔镜或机器人下行空肠造瘘术,在预定空肠造瘘处肠管两侧先用荷包针线分别缝合,肠管打孔,置入 14 号或 16 号硅胶导尿管作为肠内营养管,再将荷包针线和营养管一同引出体外固定。由于无法行隧道式包埋营养管,造瘘处空肠应与腹壁紧密贴合,以避免肠液外漏至腹腔。术后第 2 天即可早期行肠内营养。

需要注意的是,由于长时间禁食,恢复周期较长,患者心理、情绪常受到一定影响,要加强对患者的精神支持和心理辅导,必要时使用抗焦虑药。

(三)十二指肠瘘和腹腔感染

由于十二指肠较为娇嫩,愈合能力不如空肠;加上十二指肠术后胃排空障碍发生率较高,胃液、胆汁、胰液等易在十二指肠段积聚,导致十二指肠缝合口/吻合口张力较大,容易发生十二指肠瘘。一旦发生十二指肠瘘,自我愈合也比较缓慢。

因此,缝合十二指肠创口或十二指肠空肠进械口时需特别小心。建议使用慢吸收线或倒刺线连续缝合,可保证缝合张力均匀,缝合牢靠,也可确切止血。同时,可避免胃液、胆汁、胰液等化学性腐蚀液体加速吸收线降解,在一定时间内保持缝线的张力和有效性。建议十二指肠连续缝合后,再使用慢吸收线间断或连续缝合浆肌层起加固作用,以降低术后十二指肠瘘的发生率。

十二指肠瘘常合并腹腔感染,术中建议常规留置双套管,若有肠瘘,及时冲洗引流,十二指肠瘘和腹腔感染多可较快局限,并不需要长时间使用广谱抗生素治疗。通过禁食、持续胃肠减压、经空肠造瘘管行全肠内营养多可自愈。

(四)十二指肠狭窄

在缝合十二指肠创口时,应使用倒刺线横向缝合,而非纵向缝合,可避免术后出现十二指肠狭窄。此外,使用直线切割吻合器切除肿瘤时,同样应避免过多切除十二指肠,导致十二指肠管腔狭窄。若缝合或闭合后出现明显十二指肠狭窄,则改行十二指肠节段切除术或胰十二指肠切除术。术后十二指肠空肠吻合口狭窄同样值得关注。Choi 等[4]对 13 例位于壶腹下区的十二指肠间质瘤行十二指肠水平部、升部联合部分近端空肠切除,术中使用 60mm 直线切割吻合器行十二指肠空肠侧侧吻合术,术后 1 例出现吻合口狭窄,并指出吻合口血供和张力可能是主要影响因素。

第三节　腹腔镜和机器人十二指肠局部和节段切除术对比

腹腔镜和机器人十二指肠局部切除术和十二指肠节段切除术手术步骤并不复杂,手术流程相同。机器人手术系统视野相对集中,局部放大效应明显,更适合于局部区域的精细操作。机器人的立体视野及无死角操作使其在困难缝合的情况下凸显优势。因此,就十二指肠局部切除术和十二指肠节段切除术而言,机器人相比于腹腔镜具有明显的视野优势和缝合优势。

1. 对十二指肠局部切除术,机器人下放大的术野有利于对十二指肠肿瘤精准切除,避免过多切除导致十二指肠缺损较大,不宜行局部切除,而只能改为其他术式。同时,机器人的视野优势和缝合优势有利于精准缝合关闭十二指肠创口,避免出现十二指肠管腔狭窄。

2. 对十二指肠节段切除术,机器人下操作有利于十二指肠与胰头间的精细分离,可以很好地判断十二指肠离断线与壶腹部之间的距离,避免损伤十二指肠乳头。此外,由于十二指肠空肠吻合术野和操作空间有限,仅限于右上腹,吻合难度较大,吻合要求较高,机器人的应用可以较好地保证吻合质量,降低术后十二指肠空肠吻合口瘘的发生率。

总之,腹腔镜和机器人十二指肠局部切除术和十二指肠节段切除术都是安全有效的,其中机器人十二指肠局部切除术和十二指肠节段切除术更有优势。

（林荣贵　黄鹤光）

参考文献

[1] BUCHS N C, BUCHER P, GERVAZ P, et al. Segmental duodenectomy for gastrointestinal stromal tumor of the duodenum [J]. World J Gastroenterol, 2010, 16 (22): 2788-2792.

[2] BUSQUETS J, LOPEZ-DOMINGUEZ J, GONZALEZ-CASTILLO A, et al. Pancreas sparing duodenectomy in the treatment of primary duodenal neoplasms and other situations with duodenal involvement [J]. Hepatobiliary Pancreat Dis Int, 2021, 20 (5): 485-492.

[3] KOKOSIS G, CEPPA E P, TYLER D S, et al. Laparoscopic duodenectomy for benign nonampullary duodenal neoplasms [J]. Surg Laparosc Endosc Percutan Tech, 2015, 25 (2): 158-162.

[4] CHOI S H, PARK J, KANG C M, et al. Laparoscopic partial sleeve duodenectomy for the infra-ampullary gastrointestinal stromal tumors of the duodenum [J]. World J Surg, 2018, 42 (12): 4005-4013.